生活期の リハビリテーション 医学・医療テキスト

●監修

一般社団法人 **日本リハビリテーション医学教育推進機構**
一般社団法人 **日本生活期リハビリテーション医学会**
公益社団法人 **日本リハビリテーション医学会**

●総編集

久保　俊一 Toshikazu KUBO
日本リハビリテーション医学教育推進機構・理事長 / 日本リハビリテーション医学会・理事長 /
京都府立医科大学・特任教授

水間　正澄 Masazumi MIZUMA
日本生活期リハビリテーション医学会・代表理事 / 昭和大学・名誉教授

●編集

三上　靖夫　京都府立医科大学・教授
角田　亘　国際医療福祉大学・教授

●イラスト作画・編集

徳永　大作　京都府立城陽リハビリテーション病院・院長

医学書院

総編集者略歴

久保　俊一（くぼ　としかず）
1978 年京都府立医科大学卒業．1983 年米ハーバード大学，1993 年仏サンテチエンヌ大学留学など
を経て，2002 年京都府立医科大学整形外科学教室教授に就任．2014 年より同大大学院医学研究科
リハビリテーション医学教授，2015 年副学長を兼任．現在，日本リハビリテーション医学教育推
進機構理事長，日本リハビリテーション医学会理事長，京都府立医科大学特任教授，和歌山県立医
科大学特命教授，京都中央看護保健大学校学校長．

水間　正澄（みずま　まさずみ）
1977 年昭和大学医学部卒業，1991 年昭和大学病院リハビリテーション医学診療科講師，1997 年同
教授，2008 年昭和大学医学部リハビリテーション医学講座主任教授．日本リハビリテーション医
学会理事長，日本義肢装具学会副理事長などを歴任．現在，医療法人社団輝生会理事長，日本生活
期リハビリテーション医学会代表理事，昭和大学名誉教授．

生活期のリハビリテーション医学・医療テキスト

発　行　2020 年 2 月 15 日　第 1 版第 1 刷©
　　　　2021 年 6 月 1 日　　第 1 版第 2 刷

監　修　一般社団法人日本リハビリテーション医学教育
　　　　推進機構
　　　　一般社団法人日本生活期リハビリテーション医
　　　　学会
　　　　公益社団法人日本リハビリテーション医学会

総編集　久保俊一・水間正澄

編　集　三上靖夫・角田亘
　　　　みかみやすお　かくだ　わたる

発行者　株式会社　医学書院
　　　　代表取締役　金原　俊
　　　　〒113-8719　東京都文京区本郷 1-28-23
　　　　電話　03-3817-5600（社内案内）

印刷・製本　真興社

一般社団法人 日本リハビリテーション医学教育推進機構

●

執筆者 (50音順)

●

安保　雅博　東京慈恵会医科大学・主任教授

新井　祐志　京都府立医科大学・准教授

池田　巧　京都第一赤十字病院リハビリテーション科・部長

石垣　泰則　医療法人社団悠輝会・理事長

石川　誠　医療法人社団輝生会・会長

石田由佳子　奈良県立医科大学

伊藤　英明　産業医科大学・講師

海老原　覚　東邦大学・教授

大橋　鈴世　京都府立医科大学・講師

岡本　隆嗣　西広島リハビリテーション病院・院長

角田　亘　国際医療福祉大学・主任教授

加藤　徳明　産業医科大学・講師

河﨑　敬　京都府立医科大学・講師

川手　信行　昭和大学・主任教授

菊地　尚久　千葉県千葉リハビリテーションセンター・センター長

城戸　顕　奈良県立医科大学・病院教授

木下　翔司　東京慈恵会医科大学

久保　俊一　京都府立医科大学・特任教授

幸田　剣　和歌山県立医科大学・講師

巷野　昌子　東京慈恵会医科大学

齋藤　薫　れいんぼう川崎診療所・所長
川崎市北部リハビリテーションセンター/
中部リハビリテーションセンター

佐浦　隆一　大阪医科薬科大学・教授

酒井　良忠　神戸大学・特命教授

沢田光思郎　京都府立医科大学・准教授

下堂薗　恵　鹿児島大学・教授

隅谷　政　和歌山県立医科大学紀北分院・病院教授

高岡　徹　横浜市総合リハビリテーションセンター・センター長

田島　文博　和歌山県立医科大学・教授

坪井麻里佳　東京慈恵会医科大学

遠山　将吾　大阪府済生会吹田病院整形外科・部長

德永　美月　産業医科大学

中村　健　横浜市立大学・主任教授

西郊　靖子　京都府立医科大学・講師

坂野　元彦　和歌山県立医科大学・講師

堀井　基行　洛和会音羽リハビリテーション病院・副院長

三上　靖夫　京都府立医科大学・教授

三上　幸夫　和歌山県立医科大学・准教授

水間　正澄　昭和大学・名誉教授

宮越　浩一　亀田総合病院リハビリテーション科・部長

宮村　紘平　河北リハビリテーション病院・院長

森山　利幸　産業医科大学

山内　克哉　浜松医科大学・病院教授

山田　尚基　東京慈恵会医科大学・講師

和田　郁雄　愛知淑徳大学・教授

和田　直樹　群馬大学・教授

渡邉　浩司　中東遠総合医療センターリハビリテーション科・部長

はじめに

Rehabilitation という言葉が医学的に使用され始めたのはおよそ 100 年前のことである．第一次世界大戦によって生じた膨大な数の戦傷者を，いかに社会に復帰させるかが大きな課題となった．この課題に応えるべく，米国では陸軍病院に physical reconstruction and rehabilitation という division が設けられた．これが最初の事例であるとされている．その時，rehabilitation は医学的治療と並行して進めるものであるという位置付けであった．そして，第二次世界大戦でさらにその有用性が認められ，1949 年，米国で American board of physical medicine and rehabilitation として独立し，重要な診療科となった．

日本に rehabilitation という概念が導入されたのは 1950 年代で，1963 年に日本リハビリテーション医学会が設立された．日本では physical medicine and rehabilitation がリハビリテーション医学として総括され，リハビリテーション医学の中に physical medicine が含まれていることになった．

そして，超高齢社会となった現在，リハビリテーション医学・医療の範囲は大きく広がっている．小児疾患や切断・骨折・脊髄損傷に加え，脳血管障害，運動器（脊椎・脊髄を含む）疾患，循環器・呼吸器・腎臓・内分泌代謝疾患，神経・筋疾患，リウマチ性疾患，摂食嚥下障害，がん，スポーツ外傷・障害などの疾患や障害が積み重なり，さらに周術期の身体機能障害の予防・回復，フレイル，サルコペニア，ロコモティブシンドロームなども加わり，ほぼ全診療科に関係する疾患，障害，病態を扱う領域になっている．しかも，疾患，障害，病態は複合的に絡み合い，その発症や増悪に加齢が関与している場合も少なくない．リハビリテーション医学・医療の役割は急速に高まっている．Physical medicine が含まれているリハビリテーション医学をしっかりとバランスよく教育していくことはきわめて重要な事柄になっている．

リハビリテーション診療を担うリハビリテーション科は 2002 年，日本専門医機構において 18 基本診療科（現在 19 基本診療科）の 1 つに認定され，臨床における重要な診療科として位置づけられ，専門医養成は 2018 年度からスタートした．

このような背景のもと，日本リハビリテーション医学会では 2017 年度から，リハビリテーション医学について新しい定義を提唱している．すなわち，疾病・外傷で低下した身体・精神機能を回復させ，障害を克服するという従来の解釈のうえに立って，ヒトの営みの基本である「活動」に着目し，その賦活化を図る過程がリハビリテーション医学であるとしている．日常での「活動」としてあげられる，起き上がる，座る，立つ，歩く，手を使う，見る，聞く，話す，考える，衣服を着る，食事をする，排泄する，寝る，などが有機的に組み合わさって，掃除・洗濯・料理・買い物などの家庭での「活動」，就学・就業・余暇などの社会での「活動」につながっていく．ICF における参加は社会での「活動」に相当する．

リハビリテーション医学という学術的な裏付けのもとエビデンスが蓄えられ根拠のある質の

高いリハビリテーション医療が実践される．リハビリテーション科では，人々の活動に着目し，急性期・回復期・生活期を通して，活動の自然経過（natural course）を読み解いていく．これがリハビリテーション診断である．そして，その活動の natural course を良い方向に向かわせるために最良の方策を組み合わせて処方するのがリハビリテーション治療である．さらに，リハビリテーション治療と相まって，環境調整や社会的支援の有効利用などを行っていく診療科がリハビリテーション科である．

　また，リハビリテーション医療ではリハビリテーション科医，理学療法士，作業療法士，言語聴覚士，義肢装具士，歯科医，看護師，薬剤師，管理栄養士，公認心理師/臨床心理士，社会福祉士/医療ソーシャルワーカー，介護支援専門員/ケアマネジャー，介護福祉士などがチームを形成し実践しているのが特徴である．そして，近年，急性期，回復期，生活期といったフェーズでもリハビリテーション医学・医療の充実が求められている．生活期はこの中でも期間が最も長く，複合的な課題に対処しなければいけないことが多い．複雑な医療・介護制度や社会資本の活用方法も理解しておく必要がある．

　生活期のリハビリテーション医学・医療を正しく理解し修得するためには，適切なテキストが必要である．本書は日本リハビリテーション医学教育推進機構，日本生活期リハビリテーション医学会，日本リハビリテーション医学会が連携して企画したテキストである．生活期のリハビリテーション医学・医療に精通する先生方に編集および執筆を担当いただいた．本書の作成に献身的に携った先生方に深く感謝する．

　医師・専門職をはじめとしてリハビリテーション医学・医療に関係する方々に是非活用していただきたいテキストである．本書が生活期のリハビリテーション医学・医療の発展と普及に役立つことを心から願っている．

2020 年 1 月

　　　　　　　　　　一般社団法人 日本リハビリテーション医学教育推進機構　理事長
　　　　　　　　　　公益社団法人 日本リハビリテーション医学会　理事長
　　　　　　　　　　　　　　　　　　久保　俊一

　　　　　　　　　　一般社団法人 日本生活期リハビリテーション医学会　代表理事
　　　　　　　　　　　　　　　　　　水間　正澄

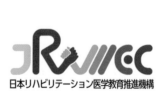
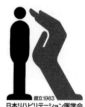

目次

I. 生活期のリハビリテーション医学・医療総論　　1

1　リハビリテーション医学・医療の概要 ……………………… 久保俊一・三上靖夫　2
1　リハビリテーション医学・医療の意義 ― 活動を育む医学― …………………………… 2
2　活動を育むとは ……………………………………………………………………………… 4
3　生活期のリハビリテーション医学・医療の考え方 ……………………………………… 7

2　生活期のリハビリテーション医療の意義 ………………………………… 水間正澄　9
1　医療提供体制の変化とリハビリテーション医療 ……………………………………… 9
2　生活期のリハビリテーション医療・リハビリテーションマネジメントの考え方 ……… 9
3　生活期のリハビリテーション医療・リハビリテーションマネジメントの提供 ………… 11
4　生活期のリハビリテーション医療・リハビリテーションマネジメントの実際 ………… 12

3　生活期に利用できる医療・介護とその利用方法 …………… 堀井基行・三上靖夫　14
1　外来でのリハビリテーション診療 ……………………………………………………… 14
2　通所リハビリテーション（デイケア） …………………………………………………… 15
3　訪問リハビリテーション ………………………………………………………………… 16
4　居住型施設におけるリハビリテーションマネジメント ………………………………… 17
5　利用手順（介護保険適応の訪問・通所リハビリテーション） ………………………… 18

4　在宅医療における生活期のリハビリテーション医療の必要性 … 石垣泰則　19
1　在宅医療の意義 …………………………………………………………………………… 19
2　多様化する在宅医療 ……………………………………………………………………… 19
3　在宅医療の実際 …………………………………………………………………………… 20
4　在宅医療と生活期のリハビリテーション医療との親和性 …………………………… 20

5　施設における生活期のリハビリテーション医療の必要性 　河﨑 敬・坂野元彦　21
1　施設でのリハビリテーション医療 ……………………………………………………… 21

6　生活期のリハビリテーション医療におけるかかりつけ医とリハビリテーション科医 ……………… 川手信行　22
1　かかりつけ医とは何か？ ………………………………………………………………… 22
2　生活期のリハビリテーション医療とかかりつけ医 …………………………………… 22

7 地域におけるチームアプローチと連携のとり方 ……………………………… 24

  1 生活期のリハビリテーション医療を担うチーム ……………………… 菊地尚久 24

  2 急性期・回復期を担う医療機関が提供すべき情報 …………………… 川手信行 25

8 地域包括ケアシステムにおける生活期のリハビリテーション
医学・医療の位置付け …………………………………………………… 石川　誠 28

  1 地域包括ケアシステム ……………………………………………………… 28

  2 地域包括ケアシステムにおけるネットワークの作り方 ………………… 28

  3 地域リハビリテーションと生活期のリハビリテーション医療 ………… 29

  4 地域包括ケアシステムにおける生活期のリハビリテーション医療 …… 30

Ⅱ. 生活期のリハビリテーション医療の進め方　　31

1 診断・目標設定・治療方針・リハビリテーション処方 ………… 岡本隆嗣 32

  1 生活期のリハビリテーション医療を行う目的 …………………………… 32

  2 評価の際の留意点 …………………………………………………………… 33

  3 目標設定のポイント ………………………………………………………… 33

  4 リハビリテーション治療内容を決定する際の注意点 …………………… 34

2 チームアプローチのためのカンファレンス ………… 沢田光思郎・三上靖夫 36

  1 チームアプローチの意義 …………………………………………………… 36

  2 生活期に向けた退院前カンファレンス …………………………………… 36

  3 サービス担当者会議 ………………………………………………………… 37

  4 リハビリテーション会議 …………………………………………………… 37

3 外来でのリハビリテーション診療 ………………………… 西郊靖子・中村　健 38

  1 外来でのリハビリテーション診療の意義・目的・現状 ………………… 38

  2 外来でのリハビリテーション診療の実際 ………………………………… 39

4 通所リハビリテーション ………………………………… 宮村紘平・安保雅博 43

  1 通所リハビリテーションとは何か ………………………………………… 43

  2 通所リハビリテーションの実際 …………………………………………… 44

5 訪問リハビリテーション ……………………………… 坪井麻里佳・安保雅博 48

  1 訪問リハビリテーションの概略 …………………………………………… 48

  2 訪問リハビリテーションの制度 …………………………………………… 48

  3 訪問リハビリテーションの対象者 ………………………………………… 51

④ 訪問リハビリテーションで行われる訓練等 ……………………………………………… 51

⑤ 訪問リハビリテーションの注意点と課題 ………………………………………………… 51

6 生活期に必要な医療・介護制度 ……………………………… 齋藤　薫・中村　健　53

① 生活期で利用できる制度とそのしくみ ………………………………………………… 53

② 生活期のリハビリテーションアプローチで行われる支援 …………………………… 54

7 社会での活動のためのリハビリテーション支援 ……………………… 高岡　徹　57

① 社会での活動の支援の考え方 …………………………………………………………… 57

② 移動に関する支援 ………………………………………………………………………… 57

③ 障害者雇用のための支援 ………………………………………………………………… 59

④ 余暇活動 …………………………………………………………………………………… 60

Ⅲ. 生活期のリハビリテーション医療の実際　　61

1 生活期のリハビリテーション医療の対象となる疾患・障害・病態
…………………………………………………………………………………………… 角田　亘　62

① 生活期のリハビリテーション医療の原因疾患 ………………………………………… 62

② 脳血管障害 ………………………………………………………………………………… 63

③ 運動器疾患 ………………………………………………………………………………… 63

④ 脊髄損傷 …………………………………………………………………………………… 64

⑤ 神経・筋疾患 ……………………………………………………………………………… 65

⑥ 小児疾患 …………………………………………………………………………………… 65

⑦ リウマチ性疾患 …………………………………………………………………………… 66

⑧ 循環器・呼吸器疾患 ……………………………………………………………………… 66

⑨ 内分泌代謝性疾患 ………………………………………………………………………… 67

⑩ 摂食嚥下障害 ……………………………………………………………………………… 68

⑪ 排尿・排便障害 …………………………………………………………………………… 68

⑫ がん ………………………………………………………………………………………… 68

⑬ フレイル・サルコペニア・ロコモティブシンドローム ……………………………… 69

⑭ 高次脳機能障害・認知症 ………………………………………………………………… 69

2 リハビリテーション診断の項目と治療目標の設定 ……… 山田尚基・安保雅博　71

① 概要 ………………………………………………………………………………………… 71

② 診断 ………………………………………………………………………………………… 71

③ 治療目標の設定 …………………………………………………………………………… 72

③ 生活期のリハビリテーション治療の選択とその処方 ……… 木下翔司・安保雅博　73

■1 概要 ……………………………………………………………………………………… 73
■2 外来でのリハビリテーション治療 …………………………………………………… 74
■3 通所リハビリテーション ……………………………………………………………… 76
■4 訪問リハビリテーション ……………………………………………………………… 79

④ 加齢や障害に代表的な併存疾患・合併症とその診断・治療・予防 下堂薗恵　84

■1 併存疾患・合併症の定義 ……………………………………………………………… 84
■2 誤嚥と誤嚥性肺炎 ……………………………………………………………………… 84
■3 尿路感染 ………………………………………………………………………………… 85
■4 褥瘡 ……………………………………………………………………………………… 86
■5 関節拘縮 ………………………………………………………………………………… 87
■6 低栄養 …………………………………………………………………………………… 89
■7 心肺機能低下 …………………………………………………………………………… 89
■8 骨粗鬆症 ………………………………………………………………………………… 90

⑤ 予防と治療としての高齢者の身体機能増強 ………………………… 大橋鈴世・坂野元彦　92

■1 高齢者の身体機能増強の有効性 ……………………………………………………… 92
■2 転倒予防について ……………………………………………………………………… 92
■3 介護予防について ……………………………………………………………………… 93
■4 高齢者の身体活動ガイドライン ……………………………………………………… 93
■5 高齢者の主体性を引き出すプログラム ……………………………………………… 94
■6 リハビリテーション科医の役割 ……………………………………………………… 95

⑥ 補装具・日常生活用具の種類・用途と給付制度 ……………… 沢田光思郎・河﨑　敬　96

■1 補装具，日常生活用具の概要 ………………………………………………………… 96
■2 歩行補助具（杖・歩行器）…………………………………………………………… 97
■3 下肢装具 ………………………………………………………………………………… 97
■4 車いす …………………………………………………………………………………… 100
■5 座位保持装置 …………………………………………………………………………… 100
■6 移動用リフト …………………………………………………………………………… 100
■7 補装具の給付制度 ……………………………………………………………………… 103
■8 障害者総合支援法による補装具の支給 ……………………………………………… 103

⑦ 生活期のリハビリテーション医療における栄養管理 ……… 渡邉浩司・山内克哉　106

■1 生活期における栄養管理の必要性 …………………………………………………… 106
■2 栄養状態の評価について ……………………………………………………………… 106
■3 栄養摂取の方法について ……………………………………………………………… 107
■4 リハビリテーション治療の効果を高めるための栄養管理 ………………………… 108

⑤ リハビリテーション治療とエネルギー量について ………………………………………… 108

⑥ 運動療法における負荷・頻度について ……………………………………………………… 108

⑦ 生活期に生じやすい病態への栄養管理 ……………………………………………………… 109

8 生活期のリハビリテーション医療におけるリスク管理 ……………… 宮越浩一 111

① 生活期のリハビリテーション医療とリスク管理 …………………………………………… 111

② リハビリテーション医療における安全管理・推進のためのガイドライン ……………… 111

③ ハイリスク患者の識別 ………………………………………………………………………… 112

④ 患者の状態が変化した時の対応 ……………………………………………………………… 113

⑤ 事故対策のための環境調整と患者指導 ……………………………………………………… 114

IV． 生活期のリハビリテーション医療の対象疾患・障害・病態　115

1 脳血管障害 ……………………………………………………… 幸田　剣・田島文博 116

① 概要 ……………………………………………………………………………………………… 116

② 診断 ……………………………………………………………………………………………… 117

③ 治療の実際 ……………………………………………………………………………………… 118

2 運動器疾患 ……………………………………………………… 新井祐志・遠山将吾 124

① 概要 ……………………………………………………………………………………………… 124

② 診断 ……………………………………………………………………………………………… 125

③ 治療の実際 ……………………………………………………………………………………… 126

3 脊髄損傷 ………………………………………………………… 池田　巧・三上靖夫 130

① 概要 ……………………………………………………………………………………………… 130

② 診断 ……………………………………………………………………………………………… 131

③ 治療の実際 ……………………………………………………………………………………… 133

4 神経・筋疾患 ………………………………………………………………… 和田直樹 138

① 概要 ……………………………………………………………………………………………… 138

② 診断 ……………………………………………………………………………………………… 139

③ 治療の実際 ……………………………………………………………………………………… 141

5 小児疾患 ……………………………………………………………………… 和田郁雄 144

① 概要 ……………………………………………………………………………………………… 144

② 診断 ……………………………………………………………………………………………… 144

③ 治療の実際 ……………………………………………………………………………………… 145

6 リウマチ性疾患 .... 佐浦隆一　151

  1 概要 151

  2 診断 152

  3 治療の実際 152

7 循環器・呼吸器疾患 .... 海老原覚　157

  1 概要 157

  2 診断 158

  3 治療の実際 160

8 内分泌代謝性疾患（肥満, 生活習慣病） .... 森山利幸・伊藤英明　164

  1 概要 164

  2 診断 165

  3 治療の実際 166

9 摂食嚥下障害 .... 隅谷　政・田島文博　171

  1 概要 171

  2 診断 171

  3 治療の実際 172

10 排尿・排便障害 .... 幸田　剣　177

  1 概要 177

  2 診断 178

  3 治療の実際 180

11 がん .... 酒井良忠　182

  1 概要 182

  2 診断 182

  3 治療の実際 185

12 フレイル・サルコペニア・ロコモティブシンドローム ...... 城戸　顕・石田由佳子　189

  1 概要 189

  2 診断 190

  3 治療の実際 194

13 高次脳機能障害・認知症 .... 德永美月・加藤徳明　196

  1 概要 196

  2 診断 199

  3 治療の実際 200

14 複合障害・終末期 ……………………………………… 三上幸夫・田島文博　204

1 概要 ………………………………………………………………………… 204

2 診断 ………………………………………………………………………… 204

3 治療の実際 ………………………………………………………………… 205

便覧 生活期のリハビリテーション医学・医療便覧 ……………………… 210

1 関節可動域表示ならびに測定法 ………………………………………… 210

2 生活期のリハビリテーション診療の評価法 ……… 山田尚基・安保雅博　215

3 職業リハビリテーション関連機関 ………………………… 高岡　徹　219

4 生活期のリハビリテーション診療に役立つ漢方薬の知識 ……… 巷野昌子・安保雅博　220

索引 ……………………………………………………………………………… 223

凡 例

- 生活期のリハビリテーション医療には，医療保険と介護保険が関与する部分がある．本テキストでは，生活期における医療保険によるリハビリテーション医療と介護保険における医師によるリハビリテーションマネジメントを合わせて生活期のリハビリテーションアプローチという表現で記載することにした．
- 介護における医師によるリハビリテーションマネジメントはリハビリテーション医療をベースにして行われるべきである．介護分野においては，利用者あるいはサービスという用語が用いられるが，リハビリテーション医療の立場からは利用者は患者であり，サービスは医師によって担保されるマネジメントである．
- 環境調整，就学・就業，自動車運転などは社会での活動の重要な部分である．これらに対し社会資源による支援を適切に活用することが大切である．本テキストでは，これらをリハビリテーション支援という表現でまとめてある．
- 本テキストにおける専門職とは，リハビリテーション医療チームを構成する広い意味の専門職を指す．事務職，行政職なども含まれている．
- 介護支援専門員はケアマネジャーの表記で統一した．
- 日常生活活動，日常生活動作は ADL と表記している．
- 日常生活関連動作，IADL は手段的 ADL と表記している．
- 家族や専門職が介護を担当している場合，総称して介護者とした．
- リハビリテーション医療チームが行うものは原則「治療」という用語を用いた．
- 介護者が関与している場合は「ケア」という表現も用いた．

I

生活期のリハビリテーション医学・医療
総論

① リハビリテーション医学・医療の概要

1 リハビリテーション医学・医療の意義 ―活動を育む医学―

- 日本リハビリテーション医学会では，リハビリテーション医学を説明する際，以下の3つのキーワードを用いている．生活期のリハビリテーション医学・医療を実践していくにあたっても，これらのキーワードを十分に理解して臨む必要がある．

   ・機能を回復する　　・障害を克服する　　・活動を育む

- 疾病・外傷で低下した身体的・精神的機能を回復させ，障害を克服するという従来の解釈のうえに立って，ヒトの営みの基本である「活動」に着目し，その賦活化を図る過程をリハビリテーション医学の中心とするという考え方である（図1-1）．

- リハビリテーション医学という学術的な裏付けのもとエビデンスが蓄えられ，根拠のある質の高いリハビリテーション医療が実践される．

- 国際的に正式に，"physical and rehabilitation medicine" として "rehabilitation" の後に "medicine" が統一して使用され始めたのは1999年である．日本においては，欧米での physical medicine と rehabilitation medicine の両者を併せてリハビリテーション医学として整理されている．Physical

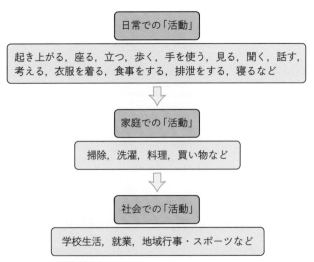

図1-1　活動を育む
〔久保俊一：リハビリテーション医学・医療の概念．公益社団法人日本リハビリテーション医学会（監修）：リハビリテーション医学・医療　コアテキスト．p3，2018〕

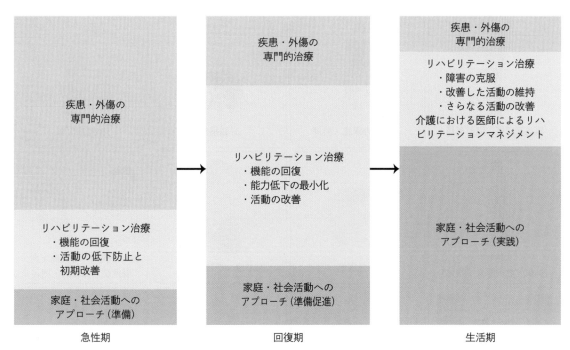

図 1-2　急性期・回復期・生活期のリハビリテーション治療
〔久保俊一：リハビリテーション医学・医療の概念. 公益社団法人日本リハビリテーション医学会（監修）：リハビリテーション医学・医療　コアテキスト. p5, 2018〕

medicine が含まれていることを念頭におかねばならない.

- わが国では超高齢社会を迎え, リハビリテーション医学・医療を取り巻く環境が急速に変化している. 複数の障害が併存する重複障害・複合障害を「活動」という視点から診断・治療できる専門分野ということもできる. このような状況のなか, リハビリテーション医学を整理し, 学術的に裏付けられたリハビリテーション医療を行っていく必要がある.

- 急性期, 回復期, 生活期というフェーズの特徴 (図 1-2) と長期予後を活動に着目して見据え, 多様な疾患・障害・病態 (図 1-3) に対し, 活動を賦活化するという視点から適切にリハビリテーション治療を提供するためには, 的確なリハビリテーション診断が欠かせない. 身体診察に加え, 画像診断, 血液検査や電気生理的検査をはじめとする各種検査の所見を加味して総合的に診断を行ったうえで, 目標を定めて治療計画を立案し, さまざまな手段を使って治療を行う (表 1-1).

- リハビリテーション治療開始後も, 患者の心身機能や活動の状況が変化することが多い. 必要に応じて再評価を行い, 治療内容の見直しを行う (図 1-4).

- リハビリテーション科医は, 理学療法士, 作業療法士, 言語聴覚士, 義肢装具士, 歯科医, 看護師, 薬剤師, 管理栄養士, 臨床心理士, 社会福祉士/医療ソーシャルワーカー (medical social worker；MSW), 介護支援専門員/ケアマネジャー, 介護福祉士などの専門職からなるリハビリテーション医療チームの要である (図 1-5). 専門職の役割を熟知し, チーム内の意思疎通を図るため多職種によるカンファレンスなどを行いながら, それぞれの医療機関や施設などにおいて, バランスのとれた効率のよいリハビリテーション診療を提供する役目をもっている. なかでも, リハビリテーション治療を必要とする患者および家族に face to face でその効用と見通しを説明

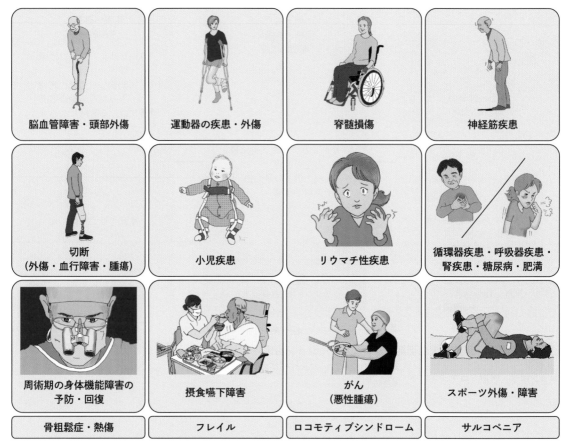

脳血管障害・頭部外傷	運動器の疾患・外傷	脊髄損傷	神経筋疾患
切断 （外傷・血行障害・腫瘍）	小児疾患	リウマチ性疾患	循環器疾患・呼吸器疾患・ 腎疾患・糖尿病・肥満
周術期の身体機能障害の 予防・回復	摂食嚥下障害	がん （悪性腫瘍）	スポーツ外傷・障害

| 骨粗鬆症・熱傷 | フレイル | ロコモティブシンドローム | サルコペニア |

図1-3　対象となる疾患・障害・病態

〔久保俊一：リハビリテーション医学・医療の概念．公益社団法人日本リハビリテーション医学会（監修）：リハビリテーション医学・医療　コアテキスト．p4, 2018〕

しながら，患者の意欲を高め，家族の理解を得ることは重要な使命である．

- リハビリテーション科医は impairment（機能障害・形態異常），disability（能力低下），handicap（社会的不利）という国際障害分類（international classification of impairments, disabilities and handicaps；ICIDH）の障害構造モデル（図1-6）を踏まえ，複合障害がある場合も含め，幅広い視点で患者の持てる能力を最大限に引き出して，より質の高い家庭での活動や社会での活動につなげていくことも求められる．その際，社会環境の整備にも目配りする必要があり，地域社会の種々のサービスの計画や実施に関しても積極的に関与していくべきである．

2 活動を育むとは

- たとえば脳梗塞という疾患によって，右上下肢の片麻痺が生じ（機能障害），歩行が困難となり（能力低下），復職が困難となった（社会的不利）という状況を考えると障害をとらえやすい．しかし，このモデルでは，マイナス表現で構成されるという点で批判がある（図1-6）．これに対し，「活動を育む」というキーワードはプラス思考でリハビリテーション医学を説明している．2001年にWHO総会で採択され，現在，国際的に整備が進められている国際生活機能分類（in-

表 1-1 リハビリテーション診断・治療

●リハビリテーション診断	●リハビリテーション治療
・問診 　病歴，家族歴，生活歴，社会歴など ・身体所見の診察 ・ADL・QOL などの評価 　FIM（機能的自立度評価法），Barthel 指数， 　SF-36 など ・高次脳機能検査 　改訂長谷川式簡易知能評価，MMSE（mini- 　mental state examination），FAB（frontal 　assessment battery）など ・画像検査 　超音波，単純X線，CT，MRI，シンチグラフィー 　など ・血液検査 ・電気生理学的検査 　筋電図，神経伝導検査，脳波，体性感覚誘発 　電位（SEP），心電図など ・生理学的検査 　呼吸機能検査，心肺機能検査など ・摂食嚥下機能検査 　嚥下内視鏡検査，嚥下造影検査など ・排尿機能検査 　残尿測定，ウロダイナミクス検査など ・病理検査 　筋・神経生検	・理学療法 　運動療法 　物理療法 ・作業療法 ・言語聴覚療法 ・摂食機能療法 ・義肢装具療法 ・認知療法・心理療法 ・電気刺激療法 ・磁気刺激療法 　rTMS（repetitive transcranial magnetic 　stimulation）など ・ブロック療法 ・薬物療法（漢方を含む） 　疼痛，痙縮，排尿・排便，精神・神経，循 　環・代謝，異所性骨化など ・生活指導 ・排尿・排便管理 ・栄養管理（リハビリテーション診療での栄養管理） ・手術療法 　腱延長術，腱切離術など ・新しい治療 　ロボット，BMI（brain machine interface）， 　再生医療，AI（artificial intelligence）など

〔久保俊一：リハビリテーション医学・医療の概念．公益社団法人日本リハビリテーション医学会（監修）：リハビリテーション医学・医療　コアテキスト．p4，2018〕

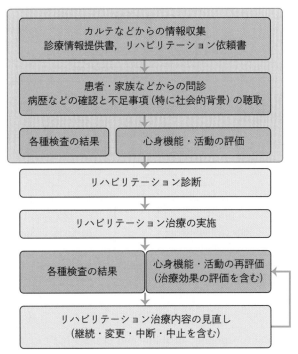

図 1-4 リハビリテーション診療の流れ
〔久保俊一：リハビリテーション医学・医療の概念．公益社団
法人日本リハビリテーション医学会（監修）：リハビリテー
ション医学・医療　コアテキスト．p51，2018〕

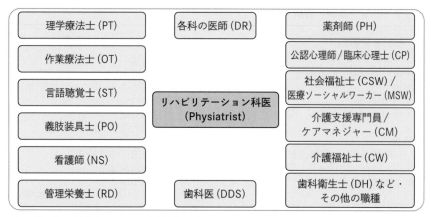

図 1-5　リハビリテーション医療チーム
〔久保俊一：リハビリテーション医学・医療の概念．公益社団法人日本リハビリテーション医学会 (監修)：リハビリテーション医学・医療　コアテキスト．p.13, 2018〕

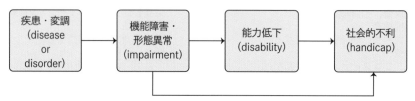

図 1-6　ICIDH (国際障害分類) の障害階層モデル

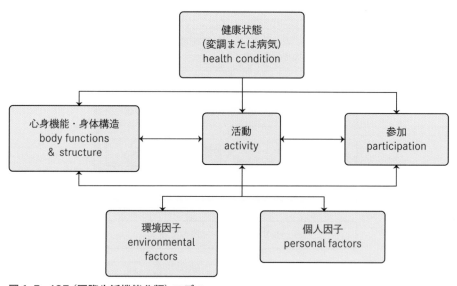

図 1-7　ICF (国際生活機能分類) モデル

ternational classification of functioning, disability and health；ICF) の基本的な考え方とも合致する (図 1-7).

- 「活動を育む」とは，ヒトの営みの基本である「活動」に着目してその賦活化を図る過程をリハビリテーション医学・医療の中心に据える考え方である.

- 日常の「活動」としてあげられるのは，起き上がる，座る，立つ，歩く，手を使う，見る，聞く，話す，考える，衣服を着る，食事をする，排泄をする，寝るなどである．これらの活動を組み合わせて行うことで，掃除，洗濯，料理，買い物などの家庭での「活動」につながる．さらにそれらを発展させると学校生活，就業，地域行事，スポーツなどの社会での「活動」となる（図1-1）．ICFの「参加」は社会での「活動」にあたる．社会での「活動」を推進することにより個人としての役割も実感できる．
- 時代，地域，社会環境によって「活動を育む」主な対象は変化する．少子高齢社会のわが国では「活動を育む」主眼は高齢者に置かれがちであるが，成長段階の小児や，社会の中心的役割を果たしている青壮年期も対象とし，すべての年齢層の「活動を育む」意義を示しながら，身体機能の回復・維持・向上を図り，生き生きとした社会生活をサポートしていく必要がある．
- 今後，疾病や障害の一次・二次予防においても，リハビリテーション医学・医療は大きな役割を期待されている．

3 生活期のリハビリテーション医学・医療の考え方

- 生活期のリハビリテーション医学・医療では，「できるようになる」だけでなく生活の場で「実際に行っている」ことが重視される．改善できた活動を長期にわたって維持し，実生活を通してさらなる活動の向上を目指すのが生活期のリハビリテーション医学・医療である．介護負担の軽減，生活環境の整備，社会活動（ICFの「参加」）の促進なども含めて，自立生活を確立することを目指す．さまざまな介護サービスと協調し，家族も含めた総合的なアプローチが求められる．慢性進行性疾患などで，発症当初から必要に応じて行われるリハビリテーション医療もこれに分類できる．
- 「障害のある子供や成人・高齢者とその家族が，住み慣れたところで，一生安全に，その人らしく生き生きとした生活ができるよう，保健・医療・福祉・介護および地域住民を含め生活にかかわるあらゆる人々や機関・組織がリハビリテーションの立場から協力し合って行うすべての活動」は「地域リハビリテーション」と定義される．生活期のリハビリテーション医学・医療はその重要な柱の1つである．
- 入院中の患者は診療において受け身となりやすいが，生活期では患者が主体的に活動することが求められる．障害があっても「できる」という実感をもてるよう，身体面だけでなく精神面にも配慮したリハビリテーション診療を心がける．目標設定においては，買い物に行きたい，といった患者の具体的な希望を引き出すとともに，社会とのかかわりや生き甲斐作りという視点も重要である．
- 高齢者，障害児・障害者，難病患者などでは，急性期や回復期というフェーズがない場合も多く，これらの人々が抱える活動における問題への対応も重要である．
- 生活期のリハビリテーション医学・医療の場は，外来，通所などのほかに在宅（有料老人ホーム，サービス付高齢者住宅，グループホーム，小規模多機能型施設，ケアハウス，介護医療院を含む）のほか，障害者病棟，療養型病床，介護保険施設，障害児施設など多岐にわたる．
- 通所系サービスを含め施設においても，患者が主体的に考え活動できるようプログラムに柔軟性を持たせておくことが望まれる．
- リハビリテーション科医は，医療保険でのリハビリテーション診療，介護保険サービスにおける

医師によるリハビリテーションマネジメントなどを通じて，急性期や回復期で向上した活動の維持と向上を目指す．

- かかりつけ医などの医療保険の関係者，ケアマネジャーなどの介護保険の関係者とも連携が欠かせない．
- 介護サービスを担当する職種や家族にも，本人の主体性を引き出すというリハビリテーション医学・医療の視点を共有できるよう配慮することも大切である．
- 高齢者や特定疾患患者における生活期のリハビリテーションアプローチにおいては，主に介護保険における医師によるリハビリテーションマネジメントが提供されるとの方針が示されており，医療保険の利用は限定的である．しかしながら，リハビリテーション科医は医療としてリハビリテーション治療の必要性を判断するとともに，介護におけるリハビリテーションマネジメントにおいても，リハビリテーション医学・医療をベースとした質の高いマネジメントを行っていくことが求められている．
- 障害児・障害者に対する各種福祉サービスでもリハビリテーションマネジメントが提供される．その際，医学的なリハビリテーション治療が必要となる場合も多い．
- 生活期におけるリハビリテーション医療やリハビリテーションマネジメントは，対象となる期間も長く，健康寿命の延伸に重要である．しかし，急性期や回復期のリハビリテーション医療に比較し，生活期では医療から介護への橋渡しを含め，治療計画やマネジメントが十分に行われているとはいえないのが現状である．リハビリテーション科医ならびにリハビリテーション医学・医療にかかわる医師はその重要性と課題を認識しなければならない．また，生活期におけるリハビリテーション医療やリハビリテーションマネジメントの質が担保されるような制度面の整備も必要である．

🔵 **文献**
1) 久保俊一：リハビリテーション医学・医療の概念．公益社団法人日本リハビリテーション医学会(監修)：リハビリテーション医学・医療 コアテキスト，pp3–20，2018
2) 日本リハビリテーション病院・施設協会：地域リハビリテーション 定義・推進課題・活動指針(https://www.rehakyoh.jp/teigi.html)

（久保俊一・三上靖夫）

生活期のリハビリテーション医療の意義

- 人口の高齢化とともに，高齢者が介護を必要としないようにすること，介護が必要となってもその期間をできるだけ短くする方策の1つとしてリハビリテーション医療および介護予防を充実させる必要性に目が向けられるようになった．

- 地域包括ケアシステムの構築に向けて「病気になっても職場や地域生活へ早期復帰させ，医療や介護が必要になっても，住み慣れた地域での暮らしを継続させる」という地域での生活を支える医療の充実や医療・介護サービスのネットワークの構築が推進されている[1]．

- 医療は病院完結型から地域完結型へと転換が図られ，それとともに生活の場における医療の重要性が増しており，地域連携に基づいてかかりつけ医を中心とした長期間にわたっての対応が求められている．

- 高齢者や障害者が住み慣れた場所で暮らし続けていくためには，地域完結型医療の中での医療保険におけるリハビリテーション医療や介護保険におけるリハビリテーションマネジメントなどのリハビリテーションアプローチの普及と充実は重要な意味を持っている．

- 医療機能の分化に伴いリハビリテーション医療の流れは急性期を起点とした回復期，生活期に分けられ，それらが連携を通じて切れ目なく効率的に継続されていく体制づくりが進められている．

- リハビリテーション医療においては，疾病や外傷の後などに生じる障害の回復過程を考えて，急性期，回復期，生活期の3つのフェーズに分けて考えられるようになった（**図1-8**）．

- 生活期については，脳卒中や大腿骨近位部骨折に代表される急性発症の疾患では，回復期の後の再獲得した機能や活動を維持する時期として捉えられていた．

- 急性期や回復期からの地域生活への早期復帰が促進されるようになり，退院後においても改善した心身機能や活動を維持するだけではなく，改善可能な期間を残して退院し実生活を通してさらなる向上を目指し，介護負担の軽減，生活環境の整備，社会活動・参加の促進なども含めて，自立した生活を確立することを目的とすることが可能となってきた．

- 地域生活の中で行われるリハビリテーションアプローチは多岐にわたっており，医療としてのリ

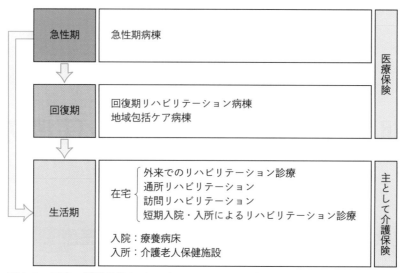

図1-8　医療の機能分化とリハビリテーション医療・リハビリテーションマネジメント（介護）

ハビリテーション診療と介護としてのリハビリテーションマネジメントがある．役割も機能維持のみではなくなりつつあり，維持期よりも生活期という表現が用いられるようになっている．

- 高齢者では，変形性膝関節症のように加齢に伴う骨関節の慢性疾患において，まずは生活期でのリハビリテーション治療が先行し，経過中に手術が必要な状態となったり，急性増悪などがあれば，そこから急性期のリハビリテーション治療を含む治療が開始され，その後に回復期，生活期に向けたリハビリテーション医療や介護におけるリハビリテーションマネジメントが展開される[2]．

- 神経難病などでは，機能低下とそれに伴う活動制限を予測して在宅においてリハビリテーション医療が開始され，その後の経過において終末期までを見据えて一貫したリハビリテーション医療が行われる．

- 障害児においては，出生後の一定期間は急性期のリハビリテーション医療がかかわる．在宅生活が開始されると，重症度に応じて療育施設への通所，訪問診療，訪問看護，訪問リハビリテーションなどが行われる．就学後はこれらに加えて特別支援学校での自立支援活動などが加わることになり，学校，施設，医療の連携と情報共有が重要になる．

- 障害児においては学校在学中のみならず卒業後における継続的なリハビリテーションアプローチも必要となるが，十分とはいえないのが現状である．

- リハビリテーション医療や介護におけるリハビリテーションマネジメントは人口の高齢化を背景として急速にニーズが拡大してきたが，その対象は急性期や回復期という経過をとるケースばかりでなく，難病や小児など発症の時期/経過や年齢を問わず必要に応じて生活の場において継続的にかかわり，終末期までを見据えて対応していくことが必要になってきている（図1-9）．

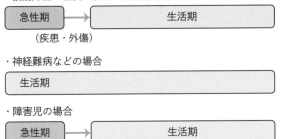

・脳卒中，大腿頚部骨折など（急性発症モデル）の場合

急性期　→　回復期　→　生活期

・変形性膝関節症など（高齢者の加齢に伴う慢性疾患）の場合

生活期　→　急性期（回復期）　→　生活期
　　　　　（手術）

・機能障害が軽度の疾患・外傷（骨折，失語症などの高次脳機能障害など）の場合

急性期　→　生活期
（疾患・外傷）

・神経難病などの場合

生活期

・障害児の場合

急性期　→　生活期
　　　　（在宅へ移行）

図1-9　リハビリテーション医療における生活期の位置づけ
※疾患，障害によりフェーズの流れは一定ではない．

3　生活期のリハビリテーション医療・リハビリテーションマネジメントの提供

- 急性期および回復期のリハビリテーション医療が主として医療保険で行われるのに対して，高齢者や特定疾病患者における生活期のリハビリテーションアプローチは，主に介護保険により提供されるとの方針が示されている．介護保険の対象とならない障害児・障害者へのリハビリテーションアプローチは医療保険で行われる．
- 医療保険でのリハビリテーション医療は疾患や外傷などによって生じた障害を持つ患者に対して，実用的な日常生活における諸活動の実現を目的としている．
- 介護保険でのリハビリテーションマネジメントは，加齢に伴って生ずる心身の変化に起因する疾患などにより要介護状態となり，介護，機能訓練，看護，療養上の管理などを要する者に，その能力に応じて自立した日常生活を営むことができるようにすることを目的としている．
- 医療保険においても介護保険においても，日常生活での活動を育むリハビリテーションアプローチの役割は地域において，より大きなものとなっている．
- 医療保険においては，外来での医師によるリハビリテーション診療，一部の訪問リハビリテーションなどが行われる．
- 介護保険においては，介護療養型医療施設・介護老人保健施設における施設サービス，通所リハビリテーション，居宅サービス（訪問リハビリテーション，訪問看護）などが行われる．
- 高齢者が介護を必要としないようにすること，介護が必要となってもその期間をできるだけ短くする方策の1つとしても医学的見地に基づいたリハビリテーションマネジメントの必要性が認識されている（介護予防）．
- 生活期のリハビリテーション医療やリハビリテーションマネジメントは，地域包括ケアシステムにおける地域のネットワークの中においても欠かせない存在となっている．

- 包括的な支援の考え方は全世代・全対象に発展・拡大されており，新たなビジョンのなかでは高齢者や障害児・者が地域で長期にわたって健康で安心安全に暮らし続けることができる支えとして，生活期のリハビリテーション医療と介護における質の高いリハビリテーションマネジメントへの期待は大きい．

4 生活期のリハビリテーション医療・リハビリテーションマネジメントの実際

- 生活期のリハビリテーションアプローチはさまざまな年齢や障害に対して行われるもので，心身機能や活動の維持や向上だけではなく，学校生活や就労を含めて社会における活動や役割を維持・拡大することを目的としている．急性期や回復期との連携だけではなく，かかりつけ医，福祉・介護サービス，学校，職場などとも協調し，家族も含めた総合的なチームアプローチが必要となる．
- 急性期や回復期の医療施設から退院した後には，スムーズに在宅生活に移行させて，必要に応じてリハビリテーション医療やリハビリテーションマネジメントを提供し，その後の在宅生活を安定させるための支援を行う．地域においてその人らしい生活の（再）構築を援助し，リハビリテーション医学的な視点を踏まえて生活を継続することができるように支援する．患者や家族の希望に則して，人生を全うすることができるように終末期への対応を行うなどが考えられる．
- 生活期では，急性期や回復期のリハビリテーション医療に比較し，医療から介護への橋渡しを含めて治療計画やリハビリテーションマネジメントが十分に行われているとはいえないのが現状である．
- 生活期において実施されているリハビリテーション医療やリハビリテーションマネジメントの目的や内容，そして医師のかかわり方が大きな課題として取り上げられている．
- 訪問や通所で行われているリハビリテーションマネジメントの内容が機能訓練のみに偏って継続されており，通所と居宅いずれのリハビリテーションマネジメントにおいても医師の関与がまだ十分ではないという実態が指摘されている．
- リハビリテーション医療は単なる機能訓練ではなく，日常生活の活動性を高め，家庭や社会での活動を促すものであるというリハビリテーション医学本来の考え方に則って適時・適切に実施すべきであることが強調されている[3]．
- 質の高い生活期のリハビリテーション医療やリハビリテーションマネジメントを実現させるためには，リハビリテーション指示の内容の充実と実施に関する管理を徹底させること，そしてそれらのプロセスへの医師の積極的な関与が強く求められている．
- 生活期のリハビリテーションアプローチにおけるリハビリテーション科医の役割は，高齢者や障害児・障害者が在宅や社会生活を過ごすなかでの活動が維持され，それが継続できるか否かを確認し，身体的のみならず環境要因なども含めて適確に診断を行い，入院も含めた適切なリハビリテーション治療を行うとともに介護保険でのリハビリテーションマネジメントに積極的にかかわっていくことである．
- リハビリテーション科の外来診療では心身機能や生活機能の変化などの把握，補装具のチェック，本人や介護者への指導，就労の支援などを含む定期的なフォローアップを行っていくことが，さまざまな障害を持つ患者にとって日々の活動性を維持しつつ，さらなる家庭での活動や社会での活

動への支えとなる.

- リハビリテーション科医は，生活期のリハビリテーション医療においては「高齢者や障害者のかかりつけ医」として，活動を支える視点からその原因となる心身機能の障害を診断し背景にある疾病（併存疾患，合併症）なども診断・治療し，社会での活動を見据えて解決可能な因子について適時・適切なリハビリテーション医療を提供していく.

- リハビリテーション科医は，かかりつけ医などの保険診療にかかわる関係者，ケアマネジャーなどの介護保険の関係者などとの連携・協働により形成される地域のリハビリテーション医療チームのリーダーとして役割を果たさなければならない.

- 生活期のリハビリテーション医療や介護におけるリハビリテーションマネジメントに携わる医師には生活を見る視点，多職種によるチーム医療の推進・リーダーシップなどが求められる[4].

🔖 文献

1) 社会保障制度改革国民会議：社会保障制度改革国民会議報告書–確かな社会保障を将来世代に伝えるための道筋. 2013
2) 久保俊一：急性期・回復期・生活期のリハビリテーション医学・医療の考え方. 日本リハビリテーション医学会（監）：リハビリテーション医学・医療コアテキスト. pp8-11, 医学書院, 2018
3) 厚生労働省：高齢者の地域における新たなリハビリテーションの在り方検討会報告書, 2015 https://www.murc.jp/uploads/2017/04/koukai_170501_c6_1.pdf
4) 地域包括ケアシステムにおけるかかりつけ医の生活期リハビリテーションへの対応マニュアル. 平成28年度老人保健事業推進等補助金老人保健健康増進等事業, 2017 https://www.murc.jp/uploads/2017/04/koukai_170501_c6_1.pdf

（水間正澄）

（３）

生活期に利用できる医療・介護と
その利用方法

- 生活期のリハビリテーションアプローチにおいて，要介護被保険者に対しては介護保険の利用が中心となるが，医療保険が適用されるリハビリテーション医療も一部存在する．要介護被保険者以外については医療保険で実施される．回復期のリハビリテーション医療に比べて制度の整備に課題が多いのが現状である．
- 急性期からのリハビリテーション医療の流れを図1-10に示す．病床機能からみると回復期のリハビリテーション施設と位置づけられている地域包括ケア病棟（医療保険）は，生活期におけるレスパイト入院でも利用されている．レスパイト入院は介護者の負担軽減のみでなく，利用者の機能回復も目的に含まれており，在宅医療を支えるための入院といえる．
- 通所型では集団の中で他の利用者と交流する機会があるが，個別メニューには限界がある．訪問型では自宅生活に即してニーズに合わせて実施できることや，外出が困難な利用者でも実施できるメリットがある．

1 外来でのリハビリテーション診療

- 生活期の患者では，医療保険による外来でのリハビリテーション診療が行われる．
- 生活期においても全身状態や局所の状態が不安定な場合は医師の管理下にリハビリテーション治療を行う必要がある．画像診断，生理検査や血液生化学検査などによるリハビリテーション診断や，内服薬の処方やA型ボツリヌス毒素注射などのリハビリテーション治療が行われる．
- 補装具や福祉器具のチェックや修理を行う．
- 心身の機能や生活機能の変化などを評価し，変化があれば本人や介助者への指導はもちろん，ケアマネジャーなどの専門職へ情報提供を行い対応策について協議する．
- さまざまな障害を持ちながら生活している患者や介護者の心情を察し，的確な診療を行うことが，在宅や施設で毎日を送る上での支えとなる．

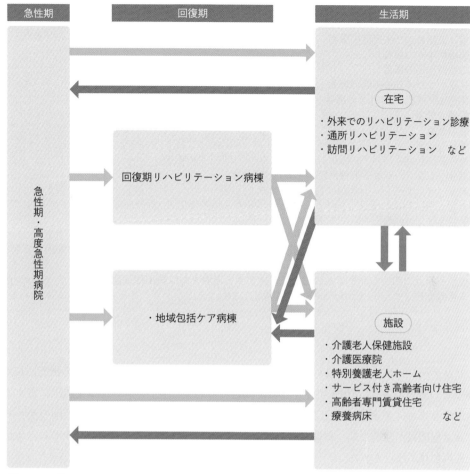

図1-10　施設からみたリハビリテーション診療と介護におけるリハビリテーションマネジメント

2 通所リハビリテーション（デイケア）

● 介護保険法での規定

> 居宅要介護者（主治の医師がその治療の必要の程度につき厚生労働省令で定める基準に適合していると認めたものに限る.）について，介護老人保健施設，介護医療院，病院，診療所その他の厚生労働省令で定める施設に通わせ，当該施設において，その心身の機能の維持回復を図り，日常生活の自立を助けるために行われる理学療法，作業療法その他必要なリハビリテーションをいう.

- 医療系の介護サービスで，運動機能の維持・向上を目的として医師の指示のもとにリハビリテーション治療が提供される. 専任の常勤医師（当該病院・診療所の常勤医との兼務可）1名以上のほか，専門職（理学療法士，作業療法士，言語聴覚士等）の常勤が施設基準に含まれる.
- 通所リハビリテーション計画書は，「医師の診察内容及び運動機能検査等の結果を基に，指定通所リハビリテーションの提供にかかわる従業者が共同して個々の利用者ごとに作成する」とされている. 要支援者に対するものは正確には「介護予防通所リハビリテーション」とされる.
- 通所介護（デイサービス）においても機能訓練は行われることが多いが，医師の指示に基づくリ

表 1-2　外来でのリハビリテーション診療における算定日数上限の除外対象

- ・失語症，失認および失行症の患者
- ・高次脳機能障害の患者
- ・重度の頚髄損傷の患者
- ・頭部外傷および多部位外傷の患者
- ・慢性閉塞性肺疾患（COPD）の患者
- ・心筋梗塞の患者
- ・狭心症の患者
- ・軸索断裂の状態にある末梢神経損傷（発症後 1 年以内のものに限る）の患者
- ・外傷性の肩関節腱板損傷（受傷後 180 日以内のものに限る）の患者
- ・回復期リハビリテーション病棟入院料を算定する患者
- ・回復期リハビリテーション病棟において在棟中に回復期リハビリテーション病棟入院料を算定した患者であって，当該病棟を退棟した日から起算して 3 か月以内の患者（保険医療機関に入院中の患者，介護老人保健施設又は介護医療院に入所する患者を除く）
- ・難病患者リハビリテーション料に規定する患者（先天性または進行性の神経・筋疾患の者を除く）
- ・障害児（者）リハビリテーション料に規定する患者（加齢に伴って生ずる心身の変化に起因する疾病の者に限る）
- ・その他別表第九の四から別表第九の七までに規定する患者または廃用症候群リハビリテーション料に規定する患者であって，リハビリテーションを継続して行うことが必要であると医学的に認められるもの

＊赤字は追加されたもの

ハビリテーション医療ではない．通所リハビリテーションに比べて，利用者の機能回復が劣っているとの調査もあり，2018 年度介護報酬改定において「自立支援・重度化防止に資する介護を推進するため，生活機能向上連携加算を創設し，通所介護事業所の職員と外部のリハビリテーション専門職が連携して，機能訓練のマネジメントをすることを評価する」ために，生活機能向上連携加算が設定された．

- ・生活期のリハビリテーションアプローチは介護保険で行うという原則のもと，診療報酬において，要介護被保険者等に対する生活期の疾患別リハビリテーション料は 2019 年 4 月以降は認めないとされた．それに伴い，通所リハビリテーションの施設基準は緩和された．また，算定日数上限の除外対象が追加された（表1-2）．一方，外来でのリハビリテーション診療（医療保険）は，疾患別リハビリテーション料を算定するもので概念としては生活期のリハビリテーションアプローチとは異なる（表1-2 の算定日数上限の除外対象のうち，期間の示されていない病態を除く）．

3 訪問リハビリテーション

○介護保険法での規定

> 通院が困難な利用者に対して，指定訪問リハビリテーション事業所の理学療法士，作業療法士又は言語聴覚士が，計画的な医学的管理を行っている当該事業所の医師の指示に基づき，指定訪問リハビリテーションを行った場合に算定する．

- ・当該事業所の医師が自らは診療を行わず，別の医療機関の医師から診療情報を受けて指示を出す場合の例外規定がある．
- ・要支援者に対するものは介護予防訪問リハビリテーションと称される．

◉ **医療保険制度での規定**

> 在宅患者訪問リハビリテーション指導管理料：在宅で療養を行っている患者（中略）であって通院が困難なものに対して，診療に基づき計画的な医学管理を継続して行い，かつ，当該診療を行った保険医療機関の理学療法士，作業療法士又は言語聴覚士を訪問させて基本的動作能力若しくは応用的動作能力又は社会的適応能力の回復を図るための訓練等について必要な指導を行わせた場合に（中略）算定する．

- 原則として要介護・要支援者については医療保険では実施できず，介護保険での「訪問リハビリテーション費」で算定する．ただし，急性増悪等に際しては例外規定がある．

> **コラム：「通院が困難な利用者」について**
>
> 　訪問リハビリテーション費は「通院が困難な利用者」に対して給付することとされているが，通所リハビリテーションのみでは，家屋内における ADL の自立が困難である場合の家屋状況の確認を含めた訪問リハビリテーションの提供など，ケアマネジメントの結果，必要と判断された場合は訪問リハビリテーション費を算定できるものである．「通院が困難な利用者」の趣旨は，通院により，同様のサービスが担保されるのであれば，通所系サービスを優先すべきということである．
>
> 社保審-介護給付費分科会　第 140 回（H29.6.7）参考資料 1 より

◉ **理学療法士等によって提供される訪問看護（訪問看護ステーション）**

- 訪問看護の制度の中で，理学療法士，作業療法士および言語聴覚士が訪問看護を提供することが認められている．医師が看護指示書で内容を指示する必要がある．平成 30（2018）年度診療報酬改定で，利用者の全体像を踏まえた効果的な訪問看護の提供を推進するために，理学療法士，作業療法士および言語聴覚士（以下「理学療法士等」という）によって提供される訪問看護について，看護職員と理学療法士等が連携して実施することを明確化するとの指針が示されている．
- 原則として要介護・要支援者について介護保険が適応される．ただし，急性増悪等に際しては例外規定がある．

4 居住型施設におけるリハビリテーションマネジメント

- 居住型施設では，一部を除き機能訓練は施設内のサービスとして提供（表 1-3）される．
- 介護老人福祉施設（特別養護老人ホーム）は「入浴，排せつ，食事等の介護その他の日常生活上の世話，機能訓練，健康管理及び療養上の世話を行うことを目的とする施設」である．
- 2018 年 4 月に医療の必要な要介護高齢者の長期療養・生活の場として，介護医療院が創設された．介護保険法では，「介護医療院とは，要介護者であって，主として長期にわたり療養が必要である者に対し，施設サービス計画に基づいて，療養上の管理，看護，医学的管理の下における介護及び機能訓練その他必要な医療並びに日常生活上の世話を行うことを目的とする施設」と定義されている．すなわち，介護医療院は，「日常的な医学管理」や「看取りやターミナルケア」等の医療機能と「生活施設」としての機能とを兼ね備える必要がある．

表 1-3　要介護高齢者等に対するサービス別の保険給付の状況

生活の場		リハ職種等の配置基準	保険給付されるリハビリテーション					
			医療保険			介護保険		
施設等の類型 ○：算定可能　×：算定不可 △：患者の状態像，場所などに応じて算定可能			疾患別リハ※1	その他※2	訪問リハ※3	施設内リハ	通所リハ	訪問リハ
特定施設入居者生活介護以外の福祉施設・高齢者住宅		—	○1	○1	×		○	○
小規模多機能型居宅介護		—	○1	○1	×	— 機能訓練が基本施設サービス費に包括	×	○2
認知症対応型共同生活介護（認知症グループホーム）		—	○	○	×		×3	×3
特定施設# 入居者生活介護	外部サービス利用型	—	○1	○1	×		○3,4	○3,4
	外部サービス利用型以外	機能訓練指導員※4 1以上	○	○	×	— 機能訓練が基本施設サービス費に包括	×3	×3

\# 特定施設：（介護付）有料老人ホーム，養護老人ホーム，軽費老人ホーム
※ 1．心大血管疾患リハビリテーション，脳血管疾患等リハビリテーション，運動器リハビリテーション，呼吸器リハビリテーション
※ 2．摂食機能療法，難病患者リハビリテーション料等
※ 3．在宅患者訪問リハビリテーション指導管理料
※ 4．理学療法士，作業療法士，言語聴覚士，看護職員，柔道整復師又はあん摩マッサージ指圧師の資格を有する者
1．同一の疾患等について，介護保険におけるリハビリテーションを行った日から1か月を経過した日以降は算定不可
2．居宅に訪問した場合に限る．（小規模多機能型居宅介護事業所に訪問した場合は算定不可）
3．必要がある場合に，事業者の費用負担によりその利用者に対して居宅サービスを利用させることは差し支えない
4．事業者が指定居宅サービス事業所に委託し，指定居宅サービス事業所に委託料を支払い，通所リハビリテーションの提供を行った場合，通所リハビリテーション費の90/100（所要時間2時間以上3時間未満の場合は63/100）を，訪問リハビリテーションの提供を行った場合，訪問リハビリテーション費の90/100を算定できる（加算は算定不可）．なお，委託料は個々の委託契約に基づく．

〔社保審-介護給付費分科会 第79回（H23.9.5）資料1より改変〕

表 1-4　訪問・通所リハビリテーション利用の手順

1. かかりつけ医が必要性を判断する
2. 利用者が担当ケアマネジャーと相談し，施設・事業所を選定する
3. かかりつけ医は，施設・事業所のリハビリテーション科医に情報提供を行う
   ケアマネジャーは，施設・事業所の担当部署あてに情報提供を行う
4. 施設・事業所のリハビリテーション科医が診察し，リハビリテーション計画書を作成する
   ケアマネジャーはリハビリテーション医療を組み込んだケアプランを作成する
5. 利用開始

＊医療保険利用の場合は，かかりつけ医が必要性を判断し，リハビリテーション科医に紹介する．

5 利用手順（介護保険適応の訪問・通所リハビリテーション）

- 介護保険による訪問・通所リハビリテーションの利用は表1-4の手順による．

（堀井基行・三上靖夫）

在宅医療における
生活期のリハビリテーション医療の必要性

1 在宅医療の意義

- 歴史的に，わが国の標準的医療は往診医療であった．1986年，寝たきり老人を対象として訪問診療の概念が医療保険に導入された．
- 1991年，老人保健法に老人訪問看護ステーションが創設された．訪問診療と訪問看護の制度はほぼ同時期に開始された．
- 在宅医療は「病気は家（家庭的雰囲気の中）で治すもの」という理念を原点としている．在宅医療の目標である①療養者の尊厳を守ること，②本人と家族のQOL（quality of life）の向上を図ること，③療養者の自己実現を支援すること，④最期まで安心して暮らし続けられる地域づくりに貢献することは，リハビリテーション医療の意義に通じるものである．
- 在宅医療に携わる医療者に求められる能力は医療提供に必要な知識・技能・態度に加え，包括的・全人的評価力である．コミュニケーション能力は患者・家族との意思疎通ならびに多職種協働に重要である．
- 医師が患者宅を訪問して診療する際には，常識や来訪者としてのマナーをわきまえる必要がある．また，在宅医療は居宅といった閉鎖された場で提供される診療であるため，医師には厳正な倫理観が求められる．

2 多様化する在宅医療

- 在宅医療の対象は脳卒中後遺症，骨折，認知症といった寝たきり老人から始まった．続いて，がんや神経難病，心身の障害児・者にその対象は広がり，在宅医は各疾患の病態や病期に応じた医学的ニーズに応えることになる．
- 当初，在宅医療の役割は慢性期疾患の治療・管理であったが，各疾患の進行期の在宅医学管理，看取りに繋がるがんならびに非がん疾患の在宅緩和ケア，在宅急性期の医学的対応とその役割は多様化している．進行期疾患ではその軌道（illness trajectory）を踏まえ，医療依存度や進行速度に応じた診療を行う．
- 着目すべき点は，患者の心身や疾患の状態，療養環境，家族や社会との関係性，介護者の健康状態や時に経済状態，専門職間の連携や協働の医学的妥当性，リスク管理の状況などである．

3 在宅医療の実際

- 診療所医師が在宅医療に取り組む場合，通常外来診療の傍ら，実施する場合が多い．しかし，緊急往診で外来診療を中断することは躊躇され，夜間往診も連日となれば体力的に厳しい．在宅療養支援診療所（病院）制度は，診療所と病院，訪問看護ステーションが連携して24時間体制を担い，看取りや急変を担保するシステムである．近年は，地域に応じてさまざまな形や規模の連携がある．

- 在宅医療でかかりつけ医が訪問診療を行う場合，外来診療から移行することが多い．入院から在宅医療に移行する場合，患者の状態によりかかりつけ医が受け入れる場合とそうでない場合がある．疾患の専門性や医療依存度などの医学的理由で該当する専門分野の訪問医が担当する場合，病院と併診する方法がある．

- 病院の地域連携室や退院支援室の担当職や地域のケアマネジャーなどが在宅医を探すことが多いが，地域医師会で在宅医療に取り組む医師会員を紹介するシステムもある．

- 在宅医療のフェーズにおいて念頭におくべきこととしては，導入期においては患者との信頼関係を構築し，在宅移行期ならではの不安定な療養状況の安定化に努め，家族ならびに専門職の担当者と連携を図ることがあげられる．安定期には在宅療養の調和を図り，この時期に人生会議（advance care planning；ACP）を行うのがよい．疾患の進行や合併症により症状が増悪する不安定期には，訪問診療回数を増やし在宅での治療を行うか入院治療を選択するアドバイスを行う．ここでは病状の評価はもとより，家族も含めた看護介護体制などについても判断することが必要である．終末期は緩和ケアを充実させ，家族を支え，穏やかな看取りができるよう心を配る．必要に応じ ACP の見直しを行うこともあり，臨死期において家族らが患者の生涯を振り返り，死後生の確立を援助する．グリーフケアは遺族の身辺が落ち着いたころに行うのがよい．

- 心不全，腎不全，神経難病などははじめは単一臓器の障害であるが，病気の進行に伴って全身機能の低下につながる二次障害や合併症を生じる．在宅人工水分栄養管理法や人工呼吸管理法，尿路管理法，腹膜透析を含む在宅人工透析などすべて在宅で実施可能である．これらの治療の目的が単なる延命なのか，人生を営むために必要とする手段なのかを見極め，実行するかを適切な時期に決断することが重要である．

- ACP の際には複数の選択肢を準備し，それぞれの選択肢の長所短所，見込まれる結果と状況を説明し，理解を得る必要がある．次善策が患者にとって最良である場合もある．

4 在宅医療と生活期のリハビリテーション医療との親和性

- リハビリテーション医学は，機能を回復させ，障害を克服し，活動を育む医学である．生きることを支える在宅医療と生活期のリハビリテーション医療の目的は一致し，プロセスにおいても多くの共通点がある．

- リハビリテーション医療では，医師は治療の実践と同時に専門職に指示を出し，患者の機能，障害，活動を管理する．在宅医も医療行為の実践と医療系専門職のマネジメントを行う．在宅医は療養者の尊厳と生活を念頭におき，最期まで命と QOL を守る努力を実践する．

- 治し支える在宅医療に，リハビリテーション医学・医療は重要な医学的背景となる．

(石垣泰則)

施設における生活期のリハビリテーション医療の必要性

1 施設でのリハビリテーション医療

- 生活期のリハビリテーションアプローチには，医療保険と介護保険によって提供されるものがあり，介護保険による医師によるリハビリテーションマネジメントは在宅（居宅）の利用者を対象とした訪問・通所リハビリテーションと，介護老人保健施設，介護療養型医療施設（2017 年末で設置期限となったが，経過措置が 6 年間延長されている），介護医療院などの施設入所中の利用者を対象とした医師によるリハビリテーションマネジメントがある．

- 2018 年度の診療報酬・介護報酬改定では生活期のリハビリテーション医療における医師の関与と連携を強化するための取り組みが制度化された．

- 生活期のリハビリテーション医療は，急性期・回復期のリハビリテーション治療を受けた場合，小児で生来の障害をもつ場合，神経難病等の進行性疾患の場合，ロコモティブシンドロームといった介護予防のアプローチを要する場合，在宅で終末期を迎える場合など多様な対象がある．

- いろいろなニーズに応えながら在宅生活を支えるためには，ADL の自立だけでなく，手段的 ADL の獲得も視野に入れる必要がある．

- 改善した機能や残存した能力の維持・改善を図るため，生活期の施設では運動療法を中心としたリハビリテーション治療だけでなく，生活に即したチームアプローチが必要である．

- 介護保険制度のサービスを利用する際には，ケアマネジャーによるケアプランの作成が必要になる．リハビリテーション会議や担当者会議などで専門職が連携して，利用者のニーズを共有し，改善した機能や残存した能力を家庭での活動や社会での活動の中で維持していけるようにリハビリテーション医療の視点を持ってケアプランを作成できるように協力する．

- 施設における食事・入浴・排泄などの生活の場面ごとに提供される介助では，患者が残存能力による活動を育むように，看護師や介護士等は介助が過剰にならないように注意する．

- 在宅生活を長く維持するにあたって，利用者やその介護者が一時的な入所を希望する時に，いつでも対応できる施設があることが大きな支えになる．

- 利用者やその介護者が複雑なニーズを抱えている場合には，公的サービスだけでなく，必要に応じてボランティアなどの非公式な支援について地域包括支援センターなどと相談・連携する．

（河﨑　敬・坂野元彦）

（6）

生活期のリハビリテーション医療における
かかりつけ医とリハビリテーション科医

1 かかりつけ医とは何か？

- 生活期のリハビリテーション医療を円滑に推進していくためには，かかりつけ医とリハビリテーション科医の連携がきわめて重要である．
- かかりつけ医は，患者の居宅に近い場所にあって，「なんでも相談できる上，最新の医療情報を熟知して，必要な時には専門医，専門医療機関を紹介でき，身近で頼りになる地域医療，保健，福祉を担う総合的な能力を有する医師」と定義される[1]．
- 従来のかかりつけ医の考え方は，一次，二次，三次医療といった階層型構造の医療提供体制の中の一次医療を担う医師として位置づけられてきた．しかし，この体制は医療提供サイドでの視点で提供医療機関をその機能から段階的に積み上げたものであり，患者の実際の受療行動に着目したものではなかった．
- 地域包括ケアシステムを推進していくためには，医療が患者の近くに存在し，患者を中心に展開される必要があり，かかりつけ医が患者を中心にして必要な事業を柔軟に結び付けていく，かかりつけ医を中心とした住民・患者の視点に立った医療連携体制への転換が提案された．
- 2018年4月からは「かかりつけ医制度」として診療報酬も認められた．かかりつけ医は地域包括ケアシステムを推進する医療の中核としての機能をもつ．
- かかりつけ医の機能について，**表1-5** の4点があげられており，地域の医師，医療機関との連携が必要である．

2 生活期のリハビリテーション医療とかかりつけ医

- 生活期のリハビリテーション医療は，急性期・回復期のリハビリテーション医療からシームレスに移行し，患者の生活に向き合い，地域（在宅）での生活を支えることができるように支援していくことが必要である．
- 外来におけるリハビリテーション診療，訪問リハビリテーション，通所リハビリテーション（医院，病院，老人保健施設）を実施するためには，医師によるリハビリテーション指示が必要である．
- リハビリテーション指示は，患者の疾病・外傷の回復や増悪の診断，患者の機能・活動の診断に加え，本人・家族の意思の確認，リハビリテーションスタッフ，介護・福祉関連のスタッフとの

表1-5　かかりつけ医の機能

・日常行う診療においては，患者の生活背景を把握し，適切な診療および保健指導を行い，自己の専門性を超えて診療や指導を行えない場合には，地域の医師，医療機関等と協力して解決策を提供する.
・自己の診療時間外も患者にとって最善の医療が継続されるよう，地域の医師，医療機関等と必要な情報を共有し，お互いに協力して休日や夜間も患者に対応できる体制を構築する.
・日常行う診療のほかに，地域住民との信頼関係を構築し，健康相談，健診・がん検診，母子保健，学校保健，産業保健，地域保健等の地域における医療を取り巻く社会的活動，行政活動に積極的に参加するとともに保健・介護・福祉関係者との連携を行う. また，地域の高齢者が少しでも長く地域で生活できるよう在宅医療を推進する.
・患者や家族に対して医療に関する適切かつわかりやすい情報の提供を行う.

情報共有などを行うことで，患者を中心とした専門性の異なる多職種で構成されるチームの方針をまとめ，目標に向かってチームの能力を最大限に発揮させるものであることが必要である.

・さらに介護保険分野でリハビリテーションアプローチを展開する場合には，リハビリテーションマネジメントが必要である〔報酬改定によって（2018年4月）加算が強化〕.
・介護保険におけるリハビリテーションマネジメントでは，調査（Survey），計画（Plan），実行（Do），評価（Check），改善（Action）のS・P・D・C・Aサイクル構築と，医師を交えたリハビリテーションスタッフ，ケアマネジャーとの連携の継続性，および患者の日常生活における活動の質の向上を図るためのリハビリテーションマネジメントの推進が求められている[2].
・生活期のリハビリテーション医学・医療に携わり業務を遂行するためには，リハビリテーション科医の存在は不可欠であるが，実際にこの指示に携わっている医師がリハビリテーション科医であることは少ない.
・かかりつけ医は，その背景に外科，内科，整形外科などの専門性を有している場合が多く，生活期のリハビリテーション医学・医療には精通していない場合も多い. リハビリテーション科医と連携することが重要であり，生活期のリハビリテーションアプローチについて十分な知識を持つと同時に，実践を積む必要がある.
・リハビリテーション科医が地域の中でかかりつけ医として機能している場合，専門外の医療的対応が必要なときは，地域の他科の医師に依頼，連携していくことが必要である.

● 文献
1) かかりつけ医定義：医療提供体制のあり方 日本医師会・四病院団体協議会合同提言：2013年8月8日 日本医師会・四病院団体協議会 https://www.ajha.or.jp/topics/4byou/pdf/131007_1.pdf
2) 生活期リハビリテーションにおけるリハビリテーション指示医の役割：「地域包括ケアシステムにおけるかかりつけ医の生活期リハビリテーションへの対応マニュアル」. pp16-17. 地域包括ケアに向けた，かかりつけ医の関与と訪問リハビリテーションのあり方に関する調査研究事業編，2016
http://dl.med.or.jp/dl-med/jma/nichii/zaitaku/kaigo290528/riham.pdf

（川手信行）

地域におけるチームアプローチと連携のとり方

1 生活期のリハビリテーション医療を担うチーム

- リハビリテーション医療や介護におけるリハビリテーションマネジメントにおいてはチームアプローチであることが必須である．的確なリハビリテーション診断を行い，カンファレンスで目標設定と方針を共有し，それぞれの役割に応じて治療を行う．
- 成人以降の生活期のリハビリテーション医療には介護保険制度が大きくかかわる．介護保険の対象者は特定疾病に該当する 40 歳以上 65 歳未満の者と 65 歳以上の高齢者である．また難病患者は生活期のリハビリテーション医療が必要な対象であるとともに 2013 年 4 月から障害者総合支援法の対象となっている（表 1-6）[1]．
- 障害者総合支援法に基づく制度にかかわるチームでは，地域での生活自立に向けた行政職の自立生活ケースワーカー，支援，復職・再就労に向けた就労支援に対する就労移行支援および就労定着支援に対する障害者自立支援施設の福祉職，理学療法士，作業療法士，言語聴覚士，臨床心理士などが重要になる．
- 小児の生活期のリハビリテーション医療の特徴は，成長・発達があることと，乳幼児には保育に携わる職種がかかわり，就学以降には教育に携わる職種がかかわることである．大きく分けて医療にかかわるチーム，療育にかかわるチーム，教育にかかわるチームになり，これらのチームがチーム内での連携，チーム同士の連携をとり，質の高い生活期のリハビリテーションアプローチを展開することが必要である．
- 医療にかかわるチームには，医師では小児科医，小児神経科医，小児精神科医，小児整形外科医，小児リハビリテーション科医がかかわる．小児科医は内科的医療管理，小児神経科医はてんかんや痙縮の治療，小児精神科医は精神発達の治療管理，小児整形外科医は変形や拘縮に対する外科的治療を担当する．そして，小児リハビリテーション科医は生活期のリハビリテーション医療全体のリーダーになるとともに，装具，車いす，座位保持装置などの作製を主な役割として行う．看護師は医療機関においては他の専門職と協同して小児専門の看護師としての業務を行う．
- 療育にかかわるチームでは，医療に関する部門は前述のチームがかかわり，これに身体障害，知的障害，発達障害に精通した保育士，医療ソーシャルワーカーが加わり，治療と療育を行う．
- 教育にかかわるチームでは，児童の処遇を決定する教育委員会，普通校における特別支援級の教員，臨床心理士，保健師，栄養士，特別支援学校における教員，公認心理師，管理栄養士などが生活期のリハビリテーションアプローチを担う．さらに必要に応じて前記の専門職が協働する．

表 1-6 障害者総合支援法にかかわる職種とその役割

職　種	役　割
リハビリテーション科医	医学的評価・管理，リハビリテーション治療の処方およびリスク管理，各職種間の連携など
理学療法士	身体機能評価，関節可動域訓練，筋力増強訓練，基本動作訓練，座位保持訓練，立位・歩行訓練，持久力（心肺機能）訓練など
作業療法士	身体機能評価，関節可動域訓練，筋力増強訓練，上肢機能評価・訓練，手指巧緻動作評価・訓練，高次脳機能評価・訓練，ADL および手段的 ADL 評価・訓練など
言語聴覚士	構音評価・訓練，失語症評価・訓練，高次脳機能評価・訓練，嚥下評価・訓練，食形態の調整など
義肢装具士	義足・義手・装具・福祉用具の導入・作製・調整など
臨床心理士	高次脳機能評価，精神機能評価，精神発達評価，カウンセリング，心理療法など
医療ソーシャルワーカー	経済的問題への対応，社会復帰支援など
看護師	病棟管理，排泄評価・管理，食事介助，ADL 評価・介助・訓練，病棟でのリハビリテーション治療・歩行訓練，退院支援，地域資源との連携など
管理栄養士	栄養評価・指導，栄養バランス調整，栄養投与量調整など
臨床工学士	医療機器の管理，動作解析および歩行分析，車いすおよび座位保持装置の作製・調整，医用ロボットの導入・調整など

- 高齢者のリハビリテーションアプローチを担うチームは介護保険制度をベースとして活動する[2].
- チームは介護保険のプログラムを作成・調整するケアマネジャー，訪問看護を行う訪問看護師，通所・訪問リハビリテーションを担う理学療法士・作業療法士・言語聴覚士，介護福祉士などで構成される．その目的は基本的動作能力の維持・向上，地域生活，社会生活自立に向けての自立度のさらなる向上である．

⬤文献
  1) 菊地尚久：リハビリテーションチーム．総合リハ 40：441-445，2012
  2) 江藤文夫：高齢者リハビリテーションの最近の進歩．日本老年医学誌 36：153-161, 1999

(菊地尚久)

2 急性期・回復期を担う医療機関が提供すべき情報

- 生活期のリハビリテーション医療やリハビリテーションマネジメントにおいては，急性期病院・回復期病棟・地域包括ケア病棟からシームレスに移行する必要があり，そのためには，的確で漏れのない診療情報の提供が望まれる．
- 患者の医療情報のみでなく，社会的背景や入院時日常生活の状況などの情報も必要であり，主治医のみでなく，看護師，医療ソーシャルワーカーからの情報や入院中にかかわった専門職からの情報も含めたものがよい．
- 生活期のリハビリテーション医療に，急性期・回復期を担う医療機関が提供すべき必要な情報を表 1-7 に列挙した[1].
- 傷病名と傷病の経過および治療状況：入院および外来にて加療の対象になった傷病名とその傷病

表 1-7　急性期・回復期を担う医療機関が提供すべき情報

1. 傷病名（入院加療された主病名）
2. 傷病の経過および治療状況
3. その他の傷病名（既往歴・合併症）
4. 内服薬
5. 社会的背景（キーパーソンを含む）
6. ADL（病棟での食事・排泄・入浴・移動）
7. サービスなど
8. リスクと禁忌事項

の経過，治療状況についての情報である．傷病は完治したのか否か，今後とも加療が必要なのか否か，治療が必要な場合どのような治療をどこでどれくらいの頻度で行うかなど，具体的な情報を提供することが重要である．

• その他の傷病名：既往歴，併存疾患，合併症についての情報である．現在，治療中の併存疾患，合併症などについての情報があれば詳細に情報を提供する．特に，生活期のリハビリテーション医療実施にあたってのリスクになる高血圧，不整脈などの心疾患，糖尿病（血糖コントロールの状況），骨折などの整形外科的疾患，てんかん発作などの既往や転倒歴の情報を加えることが重要である．

• 内服薬：使用薬剤，服薬用法・用量などについての情報である．傷病の治療やコントロールに必要な内服薬については，使用目的や使用方針など詳細な情報提供が望ましい．また，内服薬のみでなく注射などが行われている場合は，種類や回数，使用目的，実施医療機関などの情報も必要である．

• 社会的背景：家族や同居者の状況，家屋状況（バリアフリーなども含めて），入院前の生活状況や職業，介護保険の有無やサービス利用状況などについての情報である．

• 回復期病棟や地域包括ケア病棟からは，入院前の社会的活動（町内会や消防団への参加，地域イベントへの参加など）の情報についての提供があると，生活期のリハビリテーション医療において社会での活動に対するリハビリテーション治療計画を立てやすい．

• インフォームドコンセントを行う際のキーパーソンの記載とともに，どのようなインフォームドコンセントがなされたか，その内容，患者や家族の反応などの情報提供もあると参考になる．

• ADL：病棟での様子についての情報である．患者の動作に対する介助方法，介助にあたっての工夫や家族教育の進捗状況などについての情報が提供されることが望ましい．特に，排泄，食事，入浴，移動については詳細な情報が提供されると参考になる．下記に具体例を列挙する．

・食事：摂取方法（経口・経鼻経管・胃瘻），食事内容，食形態に加えて，経口摂取時の姿勢介助の様子，工夫，および介助時の注意点など．

・排泄：排泄方法（留置カテーテル，オムツ，ポータブルトイレなど），排泄回数（特に夜間），介助方法など．

・入浴：身体清潔保持の手段（入浴，シャワー，機械浴，清拭）やその介助方法など．

・移動：移乗や歩行方法（介助バー，手すり，杖，装具，歩行器，車いすなどの使用の有無）や介助の有無，階段昇降の状況や屋外移動方法など．特に回復期病棟などで装具を作製した場合には，装具の使用目的，製作業者などの情報は参考になる．

・サービス：医療機関を退院する際の必要と思われる在宅でのサービス（介護保険，障害者総合支援）情報，その準備状況など．

・リスクと禁忌事項：傷病における一般的なリスク・禁忌，生活期における運動負荷によるリスクなど．

・その他として，理学療法士，作業療法士，言語聴覚士などの専門職のかかわりがあった場合には，各専門職からの実際の訓練目標やその内容，結果，生活期のリハビリテーションアプローチにおいての課題などの情報が有用となる．

• 2006 年から地域連携支援クリティカルパスの利用が推奨されており，急性期病院，回復期病棟，地域包括ケア病棟，そして生活期のリハビリテーションアプローチを円滑に連携するツールとして活用されている（2006 年から診療報酬でも認められている）．

🔖 文献

1) 「地域包括ケアシステムにおけるかかりつけ医の生活期リハビリテーションへの対応マニュアル」．pp8-15. 地域包括ケアに向けた，かかりつけ医の関与と訪問リハビリテーションのあり方に関する調査研究事業編，2016
http://dl.med.or.jp/dl-med/jma/nichii/zaitaku/kaigo290528/riham.pdf

（川手信行）

8

地域包括ケアシステムにおける生活期のリハビリテーション医学・医療の位置付け

1 地域包括ケアシステム

- 地域包括ケアシステムのスタートは，今から 30 年前にさかのぼる．高齢者対策強化の目的で策定されたゴールドプラン（高齢者保健福祉推進 10 カ年戦略）に始まり，1994 年の新ゴールドプラン，同年の高齢者介護・自立支援システム研究会報告書等を受け，1997 年に介護保険法が成立，2000 年には介護保険法が施行となった．しかし，団塊の世代が後期高齢者となる 2025 年には，医療および介護にかかわる社会保障費の急増が懸念されることから，2003 年に地域包括ケアシステムが提唱されたのである．

- 地域包括ケアシステムは，2014 年に医療介護総合確保推進法にて「地域の実情に応じて，高齢者が，可能な限り，住み慣れた地域でその有する能力に応じ自立した日常生活を営むことができるよう，医療，介護，介護予防，住まい及び自立した日常生活の支援が包括的に確保される体制」と法的に定義された．ここでいう「地域」とはおおよそ徒歩 30 分程度にあたる小学校区もしくは中学校区を目安としており，「地域医療構想」における医療圏よりはかなり小さな圏域であることには注意を要する．

- 地域包括ケアシステムの要点の第 1 は，法律にあるように「地域の実情に応じて」ということであり，地域により異なることである．第 2 に「多職種連携」であり，医療，看護，介護，リハビリテーション，保健，福祉の各専門職のネットワークが重要である．第 3 に最も地域包括ケアシステムを推進すべきは，今後高齢者人口が急増する都市部という点である．

2 地域包括ケアシステムにおけるネットワークの作り方

- 地域包括ケアシステムにおけるネットワーク作りの参考として，船橋市の例を紹介する．船橋市立リハビリテーション病院は，2008 年に船橋市医師会の発案で創設された公設民営のリハビリテーション専門病院である．2007 年に船橋市は市独自に地域リハビリテーション協議会を設置したが，この協議会の活動と並行し，2009 年に保健，医療，福祉，介護領域における多職種が集まる船橋市リハビリテーション研究会が発足した．この研究会の運営は医師会と市の関連担当課を含んだ各団体の代表者が集まる世話人会である．回復期リハビリテーション病棟，訪問リハビリテーション，通所リハビリテーション，通所介護などの組織化も推進し，研究会の世話人会

表1-8 船橋市地域リハビリテーション推進委員会の活動

地域リハビリテーション拠点事業
1/2 月：代表者会議開催
　1/年：地域リハビリテーション実態調査
　　　　地域リハビリテーションマップ作成
　　　　研究大会
　　　　講演会
　2/年：市民公開講座
　　　　摂食栄養サポート勉強会
　3/年：地区勉強会
　　　　（ワークショップ）
　4/年：刊行物発行
　10/年：介護職向け勉強会

表1-9 地域包括ケア推進のリハビリテーション的支援における必要な活動

1. 行政（市町村）・地区医師会の積極的関与
2. 改革にはリーダーの存在
3. 対象地域における各専門職・事業所の組織化
4. 市町村単位の地域リハビリテーション支援センターの設置
　　リハビリテーション（自立支援）の視点
5. 情報の一元化（IT の活用）の推進
　　医療・介護の情報共有化

は 23 の組織・団体の代表者で構成されるようになった．研究会は，研究大会等をはじめとして，多彩な多職種による活動を毎年繰り返した（**表 1-8**）．この活動を医師会が発展させ，地域包括ケアの推進目的に「ひまわりネットワーク」を創設した．地域リハビリテーション研究会は「ひまわりネットワーク」の下部組織として活動することになったのである．当然，船橋市の行政は黒子としてバックアップ体制を強化した．現在，情報の一元化（ICT 化）が始まりつつある．こうして船橋市の地域包括ケアのネットワーク体制が推進されていったのである．

• 地域包括ケアシステムの推進には，①行政・医師会の積極的関与が必須，②リーダーの存在が必要，③地域における各専門職・サービス事業所の組織化が必要であり，④リハビリテーションの視点が不可欠，⑤情報の一元化（ICT 化）が必要と考えている（**表 1-9**）．

3 地域リハビリテーションと生活期のリハビリテーション医療

• 日本リハビリテーション病院・施設協会では，地域リハビリテーションを「障害のある子供や成人・高齢者とその家族が，住み慣れたところで，一生安全に，その人らしくいきいきとした生活ができるよう，保健・医療・福祉・介護及び地域住民を含め生活にかかわるあらゆる人々や機関・組織がリハビリテーションの立場から協力しあって行う活動のすべて」と定義した．地域包括ケアシステムときわめて類似しているこの定義は 1991 年に作られたものであり，地域包括ケアシステムが提唱された 12 年前のことである．

• 日本リハビリテーション病院・施設協会は，さらに地域リハビリテーションの具体的活動として，①直接的援助活動（予防～急性期～回復期～生活期のリハビリテーション医療），②組織化活動，③地域住民への教育啓発活動を提唱した（**図 1-11**）．

• 生活期のリハビリテーション医療は，地域リハビリテーションの具体的活動の中の直接的援助活動に含まれており，主として介護保険により提供されるリハビリテーションアプローチであり，医師による生活期のリハビリテーション医療の適応の判断，リハビリテーションプログラムの立案，通所リハビリテーションや訪問リハビリテーション，老人保健施設等による短期入所によるリハビリテーション医療等である．その使命は，徐々に生じる不動による合併症を予防し，生活活動性を向上し，社会での活動を推進し，家族等の介護負担を軽減し，円滑な在宅生活を継続す

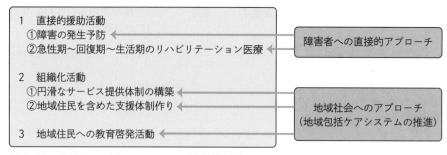

図 1-11　地域リハビリテーションの具体的活動

ることにある．

4 地域包括ケアシステムにおける生活期のリハビリテーション医療

- 地域リハビリテーションと地域包括ケアシステムはきわめて類似している．したがって地域包括ケアの構築にリハビリテーション医療は必須であり，とりわけ生活期のリハビリテーション医療なしには語れないのである．
- 地域リハビリテーションの具体的活動としての組織化活動，地域住民への啓発活動は，地域包括ケアのネットワーク形成の実践活動であり，生活期のリハビリテーション医療にかかわる専門職は，直接援助活動と並行して，組織化活動，地域住民への啓発活動の実践が期待されているのである．

文献
1) 地域包括ケア研究会報告書．三菱 UFJ リサーチ＆コンサルティング　2008 年，2010 年，2012 年，2013 年，2015 年，2016 年，2018 年
2) 高齢者の地域における新たなリハビリテーションの在り方検討会報告書．2015 年 3 月
https://www.mhlw.go.jp/file/05-Shingikai-12301000-Roukenkyoku-Soumuka/0000081900.pdf
3) 二木立：地域包括ケアと医療・ソーシャルワーク．勁草書房，2019

（石川　誠）

II

生活期のリハビリテーション医療の進め方

診断・目標設定・治療方針・リハビリテーション処方

生活期のリハビリテーション医療を行う目的

- 生活期のリハビリテーション医療は，対象者が医療機関（病院など）を退院した後，主に生活の場（自宅や施設）で展開される．主な対象は高齢者であるが小児疾患や難病を持つ患者もその対象である．

- 具体的なサービスとして外来におけるリハビリテーション診療，通所リハビリテーション，訪問リハビリテーション，介護老人保健施設や療養型病床での施設におけるリハビリテーション診療があげられる．

- 脳卒中や大腿骨近位部骨折など急性発症した疾患に対し，急性期〜回復期〜生活期の流れで提供されることが中心になるが，慢性的な不動やロコモティブシンドローム，フレイル，認知症，サルコペニアなど多様な疾患や障害をもつ高齢者も生活期のリハビリテーション医療の対象となる[1]．

- 最近は入院期間短縮や疾病構造の変化などによって，疾病や外傷に伴う障害を抱えながら生活の場に戻らなければならない対象者が多く，生活期のリハビリテーション医療のニーズは高まっている．

- 介護保険法（1997 年制定）には，「加齢に伴って生ずる心身の変化に起因する疾病等により要介護状態となり，入浴，排泄，食事等の介護，機能訓練並びに看護及び療養上の管理その他の医療を要する者等」について，「その有する能力に応じ自立した日常生活を営むことができるよう，必要な保健医療サービスおよび福祉サービスに係る給付を行い，国民の保健医療の向上および福祉の増進をはかること」（第 1 条）という介護保険の目的およびリハビリテーション医療の役割を重視する考え方が示されている．

- また「自ら要介護状態となることを予防するため，加齢に伴って生ずる心身の変化を自覚して常に健康の保持増進に努めるとともに，要介護状態となった場合においても，進んでリハビリテーションその他の適切な保健医療サービス及び福祉サービスを利用することにより，その有する能力の維持向上に努めるものとする」（同第 4 条）ことが「国民の努力および義務」として明記してある．

- 入院中に行われる急性期や回復期のリハビリテーション診療は長くても数か月間である．一方生活期のリハビリテーション診療はそれよりはるかに長いため，目的や目標がはっきりしないまま，漫然としたリハビリテーション診療が長期間行われている場合も少なくない[2]．

- 地域生活において生活期のリハビリテーション医療が有機的に機能していくためには，リハビリ

テーション医学・医療に精通したリハビリテーション科医が必要である．

2 評価の際の留意点

- 生活期のリハビリテーション医療では，急性期・回復期のリハビリテーション医療により可能になった活動を長期にわたって維持し，実生活を通してさらなる活動の向上を目指す．自立した生活を確立するため，介護負担の軽減を目指した介護者へのアプローチ，介護サービスの導入や生活環境の整備・福祉用具の活用など，総合的なアプローチが求められる[1]．
- 各評価単独では全体を把握することが困難であるため，心身機能や活動の評価に加え，患者の状況に合わせて意欲や抑うつの評価，栄養状態や体重，また QOL（quality of life）や家族の介護負担などの評価も行い，それらを組み合わせてリハビリテーション診断を行っていく[3]．
- 介護保険の通所・訪問リハビリテーションでは，改訂長谷川式簡易知能評価スケール（Hasegawa dementia rating scale-revised；HDS-R），MMSE（mini-mental state examination），6分間歩行テスト（6 minute walk test；6MWT），TUG（timed up and go test）などに加え，Frenchay 拡大 ADL 尺度（Frenchay activities index；FAI），LSA（life-space assessment）などが評価項目としてあげられている．特に FAI や LSA は，家庭や社会での活動の向上を目指す生活期のリハビリテーション医療に特異的な評価項目で研究も多い．
- FAI は，Holbrook らによって脳卒中患者の調理，洗濯，整理整頓，買い物，外出，交通手段の利用，旅行，庭仕事，勤労などの手段的 ADL を評価するために開発され[4]，国内でも評価法としての信頼性・妥当性が確認されている．
- Baker らが提唱した LSA は，6段階の活動範囲レベルにおける活動の頻度と自立度から活動量を得点化し，地域在住高齢者において信頼性と妥当性が検証されている評価法[5]である．高齢者の地域での活動量を頻度や自立度だけでなく，活動範囲の観点から定量的に評価する指標として有益である．
- 医療保険の外来におけるリハビリテーション診療では毎月の評価，介護保険の通所・訪問リハビリテーションマネジメントでは3か月ごとに評価を行う．
- 復職を希望する場合は，就労能力を適切に評価し，適応があれば職業リハビリテーションへの移行について検討する[6]．自動車運転を再開する場合には，身体機能，認知機能，視機能，てんかんなどの合併症の有無，病状の安定性など，さまざまな要素を総合的に評価する[7]．

3 目標設定のポイント

- 脳卒中や大腿骨近位部骨折など急性発症した疾患では，急性期・回復期のリハビリテーション診療で改善した日常での活動を長期にわたって維持し，家庭や社会での活動を通じて，さらなる改善を目指す．この場合，本人の心身機能や活動の状況から，筋力，運動麻痺，関節可動域，痙縮，嚥下機能，認知機能，言語機能，歩行速度，体力，バランスなどの要素的な改善を目指した目標を設定する．特に上肢運動麻痺や歩行能力，言語障害などについては，痙縮治療や電気刺激療法，非侵襲的脳神経刺激などのリハビリテーション治療を併用した集中的なリハビリテーションプログラムが有効な場合もある．
- 一方，心身機能や活動が加齢により低下する場合，また認知症や難病患者などの急性期や回復期

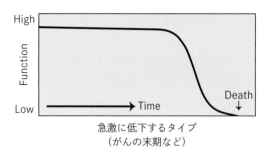

急激に低下するタイプ
（がんの末期など）

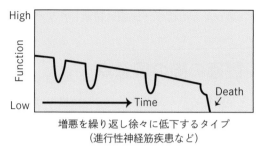

増悪を繰り返し徐々に低下するタイプ
（進行性神経筋疾患など）

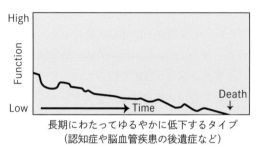

長期にわたってゆるやかに低下するタイプ
（認知症や脳血管疾患の後遺症など）

図 2-1　高齢者の慢性疾患の経過
（Lynn J, et al：Trajectories of Chronic Illness：Service Needs Across Time. Living Well at the End of Life. pp8–9, RAND Health, Pittsburgh, 2003 より一部改変）

というフェーズがなく徐々に低下していく疾患の場合は，身体状況などを維持できることも生活期のリハビリテーション医療の十分な効果といえる．がんの末期などで自立した生活から急激に低下するタイプ，進行性神経筋疾患などで増悪を繰り返し徐々に低下するタイプ，認知症や脳血管疾患の後遺症などで長期にわたってゆるやかに低下するタイプに大別される（図 2-1）[8]．この場合，本人の心身機能や活動能力の維持に加え，福祉用具の活用や介助者の協力，必要に応じて介護サービスを導入し，本人周囲の環境を含めた活動範囲レベル（町内外，自宅近隣，自宅敷地内，住居内，寝室）と活動頻度をできるだけ維持することを目標に設定する．

4 リハビリテーション治療内容を決定する際の注意点

- 生活期のリハビリテーション医療において，リハビリテーション科医は，疾病の管理，より効果的なリハビリテーション治療を提供するための運動強度の適切な指示，介護におけるリハビリテーションマネジメントへの積極的関与を行う[9]．
- 主な対象者である高齢者の多くは複数の疾病や障害を抱えており，複数の医療機関から内服薬が処方され，それがリハビリテーション治療の阻害因子になっている場合がある．たとえば睡眠薬による筋弛緩作用や，抗精神病薬による錐体外路症状や嚥下障害が起きていると判断した場合には，かかりつけ医と連携して用法・用量の見直しを行い，リハビリテーション治療に対する阻害因子の最小化を目的とした医学的管理を適切に行う．
- 加齢や進行性の疾患，がんなどにより身体的な予備能が低下している場合が多いことから，最大の効果が得られるよう明確な指示が必要である．
- リハビリテーション治療の目的，詳細な訓練の留意点（肢位，骨脆弱性，服薬による副作用リスク，精神機能または認知機能の低下など），運動負荷量（運動時間，運動範囲など），運動の種類〔関節可動域訓練，筋力増強訓練，持久力（心肺機能）訓練，協調性訓練，バランス訓練，座位・立位訓練，基本動作訓練，起立・歩行訓練など〕，中止基準（自覚症状・運動疲労のサイン，体

温，呼吸数，酸素飽和度，脈拍，血圧など）について明記する.

- 生活期のリハビリテーション医療には，各種専門職（理学療法士，作業療法士，言語聴覚士，看護職，介護職など）・多施設（通所・訪問リハビリテーションなど）がかかわることが多いため，リハビリテーション科医はリハビリテーション会議などで関係職種からの評価や情報を把握し，リハビリテーションプログラムや多職種の役割分担について積極的に提案する．その疾病や障害に伴う能力回復の可能性，リハビリテーションアプローチの目標について患者や家族に丁寧に説明し，適切な動機づけを行い，個々の生活上の課題解決に向けたより実践的なアプローチを指揮する.

文献

1) 久保俊一：急性期・回復期・生活期リハビリテーション医学・医療の考え方．日本リハビリテーション医学会(監修)：リハビリテーション医学・医療コアテキスト．pp8-12, 医学書院, 2018
2) 高齢者の地域におけるリハビリテーションの在り方検討会報告書(平成27年3月)(https://www.mhlw.go.jp/file/05-Shingikai-12301000-Roukenkyoku-Soumuka/0000081900.pdf)
3) 生活期リハビリテーションの効果についての評価方法に関する調査研究報告書(平成25年3月)(https://www.mhlw.go.jp/stf/shingi/2r98520000034lq4-att/2r98520000034m9r_1.pdf)
4) Holbrook M, et al：An Activities Index For Use with Stroke Patients. Age and Ageing 12：166-170, 1983
5) Baker PS, et al：Measuring Life-Space Mobility in Community-Dwelling Older Adults. J Am Geriatr Soc 51：1610-1614, 2003
6) Gresham GE, et al：Post-Stroke Rehabilitation：Assessment, referral, and patient management. Topics in Stroke Rehabilitation 3：1-26, 1996
7) 武原格, 他：障害者の自動車運転．日本リハビリテーション医学会(監修)：リハビリテーション医学・医療コアテキスト．pp296-297, 医学書院, 2018
8) Lynn J, et al：Trajectories of Chronic Illness：Service Needs Across Time. Living Well at the End of Life. pp8-9, RAND Health, Pittsburgh, 2003
9) 村井千賀：通所リハビリテーションにおける医師の役割．一般社団法人 全国デイ・ケア協会：リハビリテーションマネジメント実践マニュアル, pp31-33, 2016(http://day-care.jp/wp/wp-content/uploads/pdf/H27-roukenjigyou-rihamanagement.pdf)

（岡本隆嗣）

2

チームアプローチのためのカンファレンス

1 チームアプローチの意義

- チームアプローチの質向上には，互いに他職種を尊重し，明確な目標に向かってそれぞれの見地から評価を行い，専門的技術を効率よく提供することが重要である．そのためにはカンファレンスを充実させることが必要であり，単なる情報交換の場ではなく議論・調整の場であることを認識することが重要である（平成 23 年厚生労働省チーム医療推進方策検討ワーキンググループ）．

2 生活期に向けた退院前カンファレンス

- 回復期リハビリテーション病棟では社会福祉士などが調整してカンファレンスを開催する．
- 構成員は，本人・介護者，回復期リハビリテーション病棟のリハビリテーション科医（主治医）・看護師・介護福祉士・社会福祉士・療法士・管理栄養士・薬剤師，退院後の主治医であるかかりつけ医，ケアマネジャー，通所・訪問リハビリテーション，通所介護などでかかわる看護師・介護福祉士・療法士，訪問入浴のスタッフ，福祉用具専門相談員などである（図 2-2）．
- 本人・介護者は，退院後の生活に向けた希望や不安などを構成員と共有する．生活期のイメージを持つための貴重な場といえる．
- リハビリテーション科医（主治医）は，再発予防における注意点，リスク，医療的ケア，服薬などの情報提供を行う．特に疼痛，痙縮，嚥下障害，高次脳機能障害など，リハビリテーション医療の視点から，継続して行う必要のある治療やケアなどを説明する．

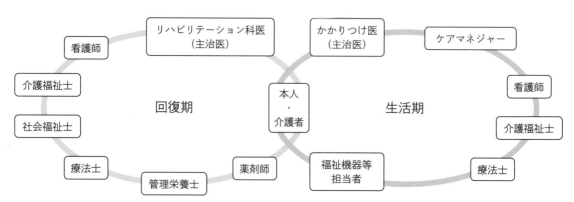

図 2-2　回復期リハビリテーション病棟における退院前カンファレンスに参加するスタッフの例

- 病棟のスタッフは，病歴・経過・医学的管理状況・身体機能・ADL・家族や経済状況などについて説明する．ADLでは特に食事形態，排泄，入浴方法については詳細な情報が必要である．高次脳機能障害，認知症などの認知の障害に関する情報も欠かせない．
- ケアマネジャーはケアプランを，その他の生活期のスタッフはそれぞれの役割や計画を説明する．
- 持ち寄った情報と計画とのミスマッチを検証・討議し，実際的な計画で生活期への移行を図る．

3 サービス担当者会議

- 居宅サービス計画原案を新規に作成した場合，要介護更新認定を受けた場合，ケアプランに変更があった場合などに，ケアマネジャーが調整して開催される．
- 構成員は，本人・介護者，かかりつけ医，ケアマネジャー，通所・訪問リハビリテーション・通所介護などでかかわる看護師・介護福祉士・療法士，訪問入浴のスタッフ，福祉用具専門相談員などである．
- 医師は，再発予防を含めた全身の管理状況・リスクなどを説明する．リハビリテーション医療の観点から，継続して行う必要のある治療やケアなどを説明する．
- 療法士は，対象者の介護の方法，自立支援の方法，日常生活での留意点などについて説明する．

4 リハビリテーション会議

- 厚生労働省は，介護保険サービスにおいて「リハビリテーションマネジメント」を推進している．調査 (Survey)，計画 (Plan)，実行 (Do)，評価 (Check)，改善 (Action) というサイクルを通じて，心身機能，活動および参加について，バランスよくアプローチするリハビリテーションアプローチが提供できているかを継続的に管理し，質の高いリハビリテーションアプローチの提供を目指すものである．
- リハビリテーションマネジメント加算 (II) におけるリハビリテーション会議について概説する．
- リハビリテーション会議は，療法士による訓練などを実施している場合，リハビリテーションマネジメントの一環として実施され，理学療法士，作業療法士，言語聴覚士などが調整して開催する．
- 開催する目安は，訪問リハビリテーションでは3か月に1回，通所リハビリテーションでは6か月以内は1か月に1回，6か月超後は3か月に1回である．
- 構成員は，本人・介護者，医師 (テレビ電話など情報通信機器の活用も可)，訪問・通所リハビリテーションなどにかかわる理学療法士・作業療法士・言語聴覚士，ケアマネジャーなどである．
- 身体機能，ADL，手段的ADLの変化，目標の達成状況などのアセスメント結果などの情報共有，多職種協働促進のための支援方針，今後の訓練の内容・頻度などについて協議する．
- 医師は，訓練の目的，開始前や訓練中の注意点，中止基準，負荷について指示を行う．リハビリテーション医療の視点から，継続して行う必要のある治療やケアなどを説明する．
- 療法士は，自立支援の方法，介護の方法，日常生活での留意点などについて説明する．
- 開催後にはリハビリテーション実施計画を作成し，医師が本人・介護者に説明し，同意を得る．

（沢田光思郎・三上靖夫）

3

外来でのリハビリテーション診療

1 外来でのリハビリテーション診療の意義・目的・現状

- 多くの病院，診療所などにおいて，通院可能な患者に対して，医療保険による外来でのリハビリテーション診療が行われている．

- 外来でのリハビリテーション診療では，通所リハビリテーションや訪問リハビリテーションと比較してリハビリテーション科医のより多くの関与があり，より専門的な機器を用いた運動療法などの個別訓練が可能である．

- 外来でのリハビリテーション診療では，リハビリテーション科医によるリハビリテーション診断（頭部 CT/MRI の撮影，単純 X 線写真の撮影，血液検査など）とリハビリテーション治療（内服薬の処方，局所注射など）が行われる．

- 外来でのリハビリテーション診療の主な役割は，①病院を退院，在宅復帰した後，身体機能のさらなる回復をもたらすこと，②身体機能障害を抱えて在宅で生活する患者の，身体機能を維持すること，③在宅で生活する全身状態が不安定な患者に対して，医師の管理のうえでリハビリテーション診療を安全に行うこと，といえる．

- 外来でのリハビリテーション診療の役割としては，上記のほかに患者の社会復帰やスポーツ活動なども含まれる．

- 外来でのリハビリテーション診療の主な対象者は，①急性期もしくは回復期病院を退院し継続的なリハビリテーション診療が必要な患者，②在宅生活を送ってはいるものの，長期的に綿密なリハビリテーション診療が必要な難病患者や小児の患者，③在宅で生活しているが全身状態が不安定でリハビリテーション科医による頻回の診療が必要な患者，などである．

- 介護保険の対象とならない 40 歳未満の患者（訪問リハビリテーションや通所リハビリテーションが受けられない患者）にとっては，医療保険による外来のリハビリテーション診療が最も重要である．

- 現状の制度では，"疾患別リハビリテーションの算定日数上限"までは，明確な制限はなく外来でのリハビリテーション診療を行うことができる．しかし，算定日数上限を超えた後は，その回数/頻度に制限が生じる．現状では，1 か月に 13 単位までである．算定日数上限を超えた後には，可能な範囲で介護保険によるリハビリテーションマネジメント（訪問リハビリテーションや通所リハビリテーションなど）へ移行することが推奨される．

- ただし，「治療継続により状態の改善が期待できると医学的に判断される場合」は，"算定日数の上限の除外対象患者"として位置づけられ，算定日数上限を超えた後も，明確な制限なく外来の

リハビリテーション治療を継続することができる.

- "算定日数の上限の除外対象" としては，①失語症，失認および失行症，②高次脳機能障害，③重度の頸髄損傷，④頭部外傷および多部位外傷，⑤慢性閉塞性肺疾患，⑥心筋梗塞，⑦難病患者リハビリテーション料の対象患者，⑧障害児（者）リハビリテーション料の対象患者，などがあげられている（表1-2，16頁）.
- 難病患者リハビリテーション料の対象とは，多発性硬化症，重症筋無力症，全身性エリテマトーデス，筋萎縮性側索硬化症，脊髄小脳変性症，Parkinson 病関連疾患（Parkinson 病を含む），後縦靱帯骨化症，多系統萎縮症，特発性大腿骨頭壊死症，Guillain-Barré 症候群，慢性炎症性脱髄性多発神経炎などである.
- 障害児（者）リハビリテーション料の対象には，脳性麻痺，胎生期もしくは乳児期に生じた脳または脊髄の奇形および障害（二分脊椎など），顎・口腔の先天異常，先天性の体幹四肢の奇形または変形，先天性または進行性の神経筋疾患（Duchenne 型筋ジストロフィーなど），言語障害・聴覚障害・認知障害を伴う発達障害（自閉症など）などがある.
- 外来でのリハビリテーション診療のスタッフは，医師，看護師，理学療法士，作業療法士，言語聴覚士，ケースワーカー，義肢装具士，検査技師，管理栄士，薬剤師などである.

2 外来でのリハビリテーション診療の実際

◉ 脳血管障害や頭部外傷に対する外来でのリハビリテーション診療

- 片麻痺による歩行障害に対する下肢筋力増強訓練や歩行訓練などのリハビリテーション治療を外来で行うことがある. 歩行機能の変化に応じて，短下肢装具の作製や調整も行う.
- 移動能力が改善したことによって急性期もしくは回復期の病院を退院したものの，上肢麻痺が顕著に残存した患者に対しては，外来で上肢運動訓練を継続して行うことがある. 必要であれば，自助具の使用も検討する.
- 脳血管障害や頭部外傷の場合，発症数週間後，上下肢の痙縮が顕性化するため，積極的な治療が必要なことがあり，外来でのリハビリテーション診療で対処する. 最近では，痙縮に対しては A 型ボツリヌス毒素注射をリハビリテーション科医が行い，その後に自主訓練を指導する治療が推奨されている.

◉ 脳血管障害や頭部外傷などによる高次脳機能障害に対する外来でのリハビリテーション診療

- 失語症の改善は，数か月〜数年間にわたって継続してみられることが珍しくない. したがって，失語症患者に対しては，発声訓練，会話の訓練，書字訓練，読字訓練などを症状に合わせて継続的に行う必要がある. 標準失語症検査による評価を適宜行う.
- 記憶障害が持続してみられる場合には，ノートやメモなどの外的補助手段の使用を訓練する（図2-3）. 特に復職や復学を目指している場合には，周囲の人（家族，職場の上司，学校の教師など）が患者の病態を正しく理解できるようにリハビリテーション科医が指導していく.
- 社会的行動障害に対しては，外来でのリハビリテーション治療として薬物療法を行うことがある. 興奮性が高く脱抑制を呈する患者に対しては，バルプロ酸やチアプリドを，アパシーを呈する患者には，ミルナシプランなどを投薬する.

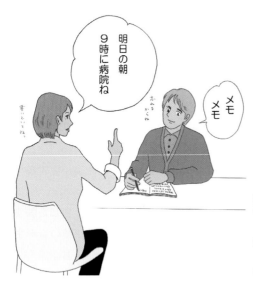

図 2-3　記憶障害に対するメモの活用
記憶することができない情報をメモに書き記し，再生する必要があるときにそれを確認する．高次脳機能障害に合併する記憶障害の補完手段として，いろいろな種類のメモが活用される．職場でのスケジュールや作業手順などの情報管理には，メモリーノートも用いられる．

骨関節疾患に対する外来でのリハビリテーション診療

- 骨関節疾患に対しては，急性期もしくは回復期の病院でのリハビリテーション診療に継続して，（一定期間に限って）外来でのリハビリテーション診療を行う．
- 大腿骨頚部骨折や大腿骨頭壊死症に対する手術後，変形性股関節症に対する人工股関節全置換術後，変形性膝関節症に対する人工膝関節全置換術後，脛骨高原骨折や足関節骨折の手術後の患者に対しては，さらなる歩行機能の改善を目的として，歩行訓練や下肢筋力増強訓練などの外来でのリハビリテーション診療を一定期間（1～3 か月間程度）行うことがある．経過観察として，手術部位の単純 X 線も適宜撮影する．
- 膝前十字靱帯損傷の再建術後は，荷重と可動域の設定が重要で，個別のスポーツ動作の訓練を行っていく．
- アキレス腱断裂の患者に対しては，足底装具を用いながら徐々に足関節の背屈制限を解除し，下腿三頭筋訓練を開始する．

難病に対する外来でのリハビリテーション診療

- 進行性の神経難病患者では，身体機能の増悪に対して二次的な合併症を予防するため，日常での活動のレベルを維持することを目的とする．通院可能であれば外来でのリハビリテーション診療の適応となる．
- Parkinson 病に対しては，軽症患者の場合は，姿勢矯正（体幹・四肢のアライメント修正などの姿勢矯正），筋力増強訓練，歩行訓練，持久力（心肺機能）訓練などの自主訓練の指導を行う．症状が増悪した場合は，座位・起立動作などの基本動作訓練やバランス訓練を行う．すくみ足がみられる場合には，cueing（歩行時に視覚刺激や聴覚刺激を与える）を指導する（図 2-4）．嚥下障害や構音障害に対する訓練を行うこともある．
- 脊髄小脳変性症に対しては，歩行可能なうちは，歩行訓練やバランス訓練を行う．歩行が困難となれば，起立訓練・座位でのバランス訓練・四つ這いによる移動訓練などを行う．
- 筋萎縮性側索硬化症に対しては，発症後早期であれば拘縮・筋力低下を予防するために，スト

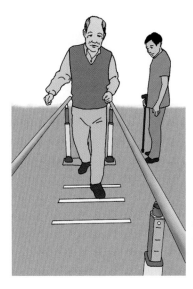

**図2-4　すくみ足に対するリハビ
　　　　リテーション治療**
すくみ足に対しては，目の前の横線を
跨がせる視覚刺激などの cueing が有
効である．床に描いた白い線を
external cue として視覚刺激に用い，
歩行訓練を行っている．

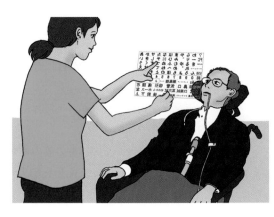

図2-5　対面式の透明アクリル文字盤
代替コミュニケーション手段として，対面式の透明ア
クリル文字盤が使用される．患者は伝えたい文字を見
つめることで意思を表示し，介護者は患者の視線を読
み取る．透明文字盤を，患者から読める向きで示し，
視線を合わせることで1文字ずつ文字を確認していく
ことで会話をする．

レッチ，関節可動域訓練，適切な強度の筋力増強訓練を行う．呼吸不全の出現前から呼吸筋の筋
力増強訓練・排痰訓練なども開始する．構音障害，発声障害が増悪する場合には，代替コミュニ
ケーション手段（図2-5）の習得を目指す．

- Guillain-Barré 症候群では，回復期のリハビリテーション治療後も緩徐に運動機能回復がみられ
ることがある．外来でのリハビリテーション治療として四肢の筋力増強訓練・立位歩行訓練・
ADL 訓練を継続することがある．

◯ 小児疾患に対する外来でのリハビリテーション診療

- 小児疾患の場合，外来でのリハビリテーション治療が数年以上と長期にわたることが少なくな
い．その成長に合わせて，リハビリテーションプログラムを変更させていく必要がある．心理的
側面にも，十分な配慮が必要である．
- 脳性麻痺では，座位姿勢の安定，移動能力の維持・向上，側弯症などの変形予防などを目的とし
て外来でのリハビリテーション治療が行われる．脳性麻痺に対するさまざまな促通法（Bobath
法，Vojta 法，Rood 法など）が試みられる．車いすや座位保持装置の調整を適宜行う．上下肢痙
縮に対して A 型ボツリヌス毒素治療を行うこともある．変形に対する筋腱移行術・軟部組織解

離術などの手術治療が必要になる場合もある．

- 二分脊椎（特に脊髄髄膜瘤）では，重症度に応じた対麻痺・膀胱直腸障害などの症状が出現する．対麻痺に対しては歩行補助具を作製し，長期的に歩行訓練を行う．下肢の拘縮や痙縮が生じた場合には，投薬を含めて対処する．

- Duchenne 型筋ジストロフィーに対しては，その進行度に応じて，側弯症の定期的な評価と指導・車いす使用訓練・非侵襲的陽圧換気療法（non-invasive positive pressure ventilation；NPPV）の導入・心不全治療などを適宜行っていく．

- 発達障害に対しては，認知行動療法・social skills training・認知課題訓練・ADL 訓練・親への働きかけなどを行う．注意欠陥多動性障害に対しては，メチルフェニデートやアトモキセチンなどの投薬を行うこともある．

その他の外来でのリハビリテーション診療

- 脊髄損傷に対しては，両下肢痙縮があれば A 型ボツリヌス毒素注射を行う．自己導尿を行っている場合には，注意点を継続的に指導していく．異所性骨化や関節拘縮がみられる場合には，生活上の注意点を指導し，愛護的な関節可動域訓練やストレッチを行う．

- 急性期病院を退院したばかりの急性心筋梗塞や慢性心不全では，定期的な胸部単純 X 線撮影・心臓超音波検査・BNP（brain natriuretic peptide）濃度測定などの検査を行いながら，有酸素運動・低強度の筋力増強訓練などの自主訓練を指導していくのがよい．

- 慢性閉塞性肺疾患の患者に対しては，呼吸器のリハビリテーション治療を行うが，下肢体幹の筋力増強訓練・栄養管理・酸素療法などの指導も行い包括的に対処していく．

- 通院可能ながん患者に対する外来でのリハビリテーション診療としては，下肢体幹の筋力増強訓練・歩行訓練などの自主訓練指導，ADL 指導を行う．ただし現状では，がん患者リハビリテーション料の算定は入院患者に限られている．

- 乳がん術後の上肢リンパ浮腫では，用手的リンパドレナージ・圧迫療法・スキンケアなどから構成される複合的理学療法（complex physical therapy；CPT）を定期的に行う．

- 就労支援に関しては，公共機関の就労アドバイス窓口など公的な支援の紹介を行う．また，実際の通勤や仕事内容のシミュレーションを行い，配置換えのアドバイスや社内環境調整の支援を行う．状況に応じて障害者支援施設利用や福祉的就労の情報提供を行う．就労援助を進める中で自動車運転の問題がある場合，主治医と連携し評価を行う．

- 小児では外来でのリハビリテーション診療として復学・就学支援が行われる．復学・就学時には通学方法，校内の移動，高次脳機能障害に対する授業配慮，体育授業の選択などへの支援が求められる．

文献
1）久保俊一（総編集）：リハビリテーション医学・医療コアテキスト．医学書院，2018
2）辻省次（総編集）：すべてがわかる神経難病医療．中山書店，2015

（西郊靖子・中村　健）

4

通所リハビリテーション

1 通所リハビリテーションとは何か

- 通所リハビリテーションは「デイケア」とも呼ばれ，居宅の要介護者の「生活機能の安定化」「QOLの維持・向上」「自立生活・社会活動支援」を支える重要な役割を担う.
- 「居宅要介護者について介護老人保健施設，病院，診療所その他の厚生労働省令で定める施設に通わせ，当該施設においてその心身の機能の維持回復を図り日常生活の自立を助けるために行われる理学療法，作業療法，その他必要なリハビリテーション」と定義される.
- 主治医がリハビリテーション医療の必要性を認めた在宅の要介護者に対して，看護職による処置，理学療法，作業療法，言語聴覚療法など必要なリハビリテーション治療が実施される.

A. 制度の概要

- 介護保険における通所系サービスは通所リハビリテーション（デイケア）と通所介護（デイサービス）に大別される.
- 通所リハビリテーションでは通所介護と共通する「社会活動の維持・向上」や「介護者等家族支援」という機能に加え，「医学的管理」や「心身・生活活動の維持・向上」という役割を持つ. 医師，看護師，理学療法士，作業療法士もしくは言語聴覚士が配置され，医師の指示に基づき看護職による処置や理学療法，作業療法，言語聴覚療法そのほか必要なリハビリテーション治療が実施される.
- 指定を受けた介護老人保健施設，介護医療院，病院，診療所に日帰りで通所する.
- 居宅の要介護者に「心身機能」のみならず家庭での活動や社会での活動を含めたリハビリテーション医療が実施される. 集中的かつ専門的で，医学的管理や医療処置，日常の健康管理，社会的活動の機会確保などを含むリハビリテーション医療の目的は多岐にわたる.

B. 通所リハビリテーションの対象者

- 医師が通所リハビリテーションの必要性を認めた居宅の要介護者が対象となる.
- 通所リハビリテーション対象者は75歳以上が約8割を占め，第2号被保険者（40〜64歳）の利用は5%程度である. 生活機能の低下をきたした原因疾患は脳卒中が最も多く，骨折，関節症・骨粗鬆症と原疾患は多岐にわたる（図2-6）.

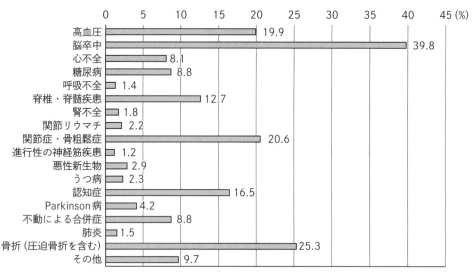

図 2-6　通所リハビリテーションが必要となった原因の傷病（複数回答）
（平成 28 年度　介護報酬改定の効果検証および調査研究に係る調査）

2　通所リハビリテーションの実際

A．訓練内容

- 通所リハビリテーションの対象者がリハビリテーション治療を継続する主な理由は，「身体機能を回復したい」「筋力や体力をつけたい」「移動，食事，入浴，排泄などの動作ができるようになりたい」「社会的活動ができるようになりたい」などがある．
- 訓練内容では要介護状態の予防や改善を目的に最も効果的な方法と施行頻度・時間を選択しながら課題達成に向け，「個別リハビリテーション」「短期集中リハビリテーション」「集団訓練」「趣味活動やレクリエーション」などを考慮してリハビリテーション治療計画が立案される．
- 「個別リハビリテーション」や「短期集中リハビリテーション」では施設内の専門的器具などを用いて理学療法士，作業療法士，言語聴覚士などによる基本動作訓練，歩行訓練，ADL 訓練，摂食嚥下訓練，失語症に対する機能訓練，自主訓練指導などが実施される．
- 「集団訓練」ではフレイルやサルコペニアなどの疾病予防，健康増進のための筋力増強訓練，各種の体操運動指導や栄養指導，口腔ケア指導などを集団で行う．
- 「趣味活動やレクリエーション」では麻雀やカラオケなどの興味や嗜好に合わせた余暇活動を楽しむことで生きがいや仲間作りを促進し社会活動への意欲を高める．
- 利用者自身が「したい」「してみたい」「うまくできるようになりたい」と思う達成可能な訓練課題が選択されることで心身機能の維持や改善，家庭での活動や社会での活動につながる．

B．通所リハビリテーションにより期待される効果

- サービス利用に関する日数制限がないため個々の疾患管理，運動機能，日常での活動，家庭での活動，社会での活動に主眼をおいた長期的なリハビリテーション治療計画の立案が可能となる．これにより居宅生活での ADL/手段的 ADL の改善が図れ，自立した生活を支援することがで

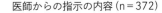

医師からの指示の内容 (n＝372)

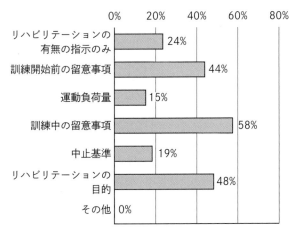

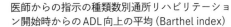

医師からの指示の種類数別通所リハビリテーション開始時からのADL向上の平均 (Barthel index)

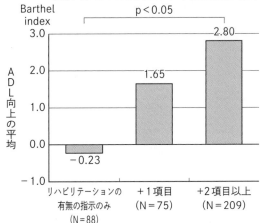

図 2-7　通所リハビリテーションにおける事業所の医師の関与
〔厚生労働省：第150回　介護給付費分科会 (H29年11月8日) 資料3　通所リハビリテーション・訪問リハビリテーションの報酬・基準について〕

きる.
- 個別訓練では専門的な器具が整った環境で各療法士による指導の下，きめ細かなリハビリテーション治療を行うことができる.
- 集団訓練では体調管理や関連職種による運動指導などを通じて健康な暮らしに必要な知識・技術の啓発を図る.
- 趣味活動やレクリエーションでは他の利用者や職員と交流を通じた参加機会の確保により社会性の向上を図ることが期待できる.
- 定期的な利用や外出の機会を作ることで体調管理，引きこもりの予防，生活リズムの確立などができる.
- リハビリテーション治療のほか，食事や入浴など日常生活に関する支援も受けることができる. 対象者の外出機会が確保されることで介護者の心身および介護環境の負担軽減により，対象者および介護者の安定した生活を支援することができる.

C. 通所リハビリテーションの注意点と課題

- 急性期や回復期での入院日数の短縮が促進された結果，より医療依存度の高い居宅要介護者が増加している.
- 生活期では多様なリハビリテーション医療があるにもかかわらず，身体機能に偏った訓練が漫然と実施されることがあるとの指摘がある. 日常・家庭・社会での活動を目的としたリハビリテーション治療が適切に実施されることが生活期のリハビリテーション診療では重要となる.
- 通所リハビリテーションでは医師が理学療法士，作業療法士，言語聴覚士などに出す指示がより詳細な場合，簡素な指示と比較してADLに有意な改善がみられるとの報告がある (図2-7). 通所リハビリテーションにおいて医師の関与促進が期待されており，リハビリテーション治療の開始前または実施中の留意点やリハビリテーション治療を中止する際の基準，利用者に対する負荷な

表 2-1　通所リハビリテーションにおける主な加算・減算項目

リハビリテーションマネジメント加算	・リハビリテーション計画を作成 ・定期的にリハビリテーション会議を開催
短期集中個別リハビリテーション実施加算	・1 週間につき概ね 2 日以上，1 日 40 分以上のリハビリテーション実施で算定
認知症短期集中リハビリテーション実施加算	・利用者が MMSE または HDS-R で概ね 5〜25 点であること
生活行為向上リハビリテーション実施加算	・生活行為に関する目標を設定し，実現にむけて計画的にリハビリテーションを実施した際に算定 ・リハビリテーションマネジメント加算の算定が前提
入浴介助に対する加算	・適切な入浴介助を行った場合
若年性認知症利用者受入加算	・若年性認知症患者に対してリハビリテーション治療を提供
栄養改善加算	・個別に栄養食事相談等の栄養管理を実施
口腔機能向上加算	・個別に口腔清掃の指導，実施，摂食嚥下訓練の指導，実施
重度療養管理加算	・要介護 3〜5 の利用者に計画的な医学的管理のもとリハビリテーション治療を実施
中重度者ケア体制加算	・看護職員または介護職員を常勤換算で 1 以上加配 ・過去 3 か月の間，要介護 3〜5 の者の割合が全利用者の 30％以上 ・通所リハビリテーションを提供する時間帯を通じて，専ら通所リハビリテーションの提供にあたる看護職員を 1 名以上配置
社会参加支援加算	・サービス提供を終了した利用者のその後の社会参加などについての条件を満たす
送迎減算	・送迎を実施しない場合に算定

MMSE：mini mental state examination, HDS-R：Hasegawa dementia rating scale-revised.

どのうち 1 つ以上の指示を行うことが求められている〔リハビリテーションマネジメント加算（Ⅰ）要件（**表 2-1**）〕．
- 居宅生活の生活行為の内容の充実を図り自立した生活の支援（生活行為向上リハビリテーション実施加算要件）や，通所リハビリテーションを終えて社会への再参加を促進することが求められている（社会参加支援加算要件）．
- どのような訓練をしているかを評価する「プロセス評価」だけではなく，利用者の自立活動や社会活動をどれだけ支援できたのかが評価される「アウトカム評価」が重要視されている．
- 要介護者が医療機関へ入院したときに，入院前の健康状態や生活状況に関する情報提供がなく治療に支障をきたすケースがある．
- 要介護者が医療機関を退院したときに多職種の連携が不十分な場合，利用者情報が円滑に入手できないことで退院後に医療と介護の一体的な提供が困難になり在宅療養に対応できないケースがある．
- 医療保険でのリハビリテーション医療から介護保険でのリハビリテーションマネジメント利用への円滑な移行には医療，保健福祉が一体的で無駄のないサービスを提供する体制が重要となる．医療機関とケアマネジメントを担当する事業所とで双方向に円滑な情報提供が推進されるためには日常からの連携が重要となる．通所リハビリテーションには一利用者に多職種がかかわるため，医療機関やケアマネジャーに利用者情報を提供する重要な拠点となりえる．
- 現在，介護保険サービスの利用実態を把握するために要介護認定データ，介護保険レセプトデータ，日常生活圏ニーズ調査データを統合したデータベースが構築されている．VISIT（monitoring

& eValuation for rehabIlitation ServIce for long Term care）や CHASE（Care, HeAlth Status & Events）が開発され 2017 年度から試験的運用が開始されており，リハビリテーションマネジメントの評価手法の見直しや計画手法の標準化が期待されている．

- 通所・訪問リハビリテーションの質の評価データ収集等事業に参加し，VISIT を用いて，通所リハビリテーション計画書などの内容に関するデータを厚生労働省へ提出することが求められている〔リハビリテーションマネジメント加算（II）要件〕．

文献
1）厚生労働省：第 141 回　介護給付費分科会（H29 年 6 月 21 日）通所リハビリテーション
2）厚生労働省：第 150 回　介護給付費分科会（H29 年 11 月 8 日）通所リハビリテーション・訪問リハビリテーション

（宮村紘平・安保雅博）

5

訪問リハビリテーション

1 訪問リハビリテーションの概略

- 訪問リハビリテーションは医療保険または介護保険により提供される．
- 医療保険上では，「在宅で療養を行っている患者で通院が困難なものに対して，診療に基づき計画的な医学管理を継続して行い，かつ，当該診療を行った保健医療機関の理学療法士，作業療法士，又は言語聴覚士を訪問させて基本的動作能力もしくは応用動作能力又は社会的適応能力の回復を図るための訓練等について必要な指導を行わせた場合」(在宅患者訪問リハビリテーション指導管理料)と定義されている．
- 介護保険上では，「居宅要介護者(主治の医師がその治療の必要の程度につき厚生労働省令で定める基準に適合していると認めたものに限る.)について，その者の居宅において，その心身の機能の維持回復を図り，日常生活の自立を助けるために行われる理学療法，作業療法その他必要なリハビリテーション」(介護保険法第8条第5項)と定義されている．
- 患者が自宅やその周辺地域で可能な限り自分らしく暮らせるよう，ADLの自立と社会での活動の向上を図るため，自宅で医療保険や介護保険によるリハビリテーション治療を行う．
- 急性期病院退院時や，回復期リハビリテーション病棟等での集中的なリハビリテーション治療を実施した後には，在宅生活に円滑に移行できるよう支援する．
- 終末期の患者・家族に対しては，その人らしい暮らしの継続，希望の実現等を支援する．

2 訪問リハビリテーションの制度

A. 訪問リハビリテーションの種類と保険制度について

- 病院・診療所・介護老人保健施設・介護医療院からの訪問と，看護業務の一環として行われる訪問看護ステーションからの訪問がある．
- 医療保険または介護保険により提供されるが，介護老人保健施設・介護医療院からの訪問リハビリテーションは，介護保険のみにより提供される．
- 介護認定を受けている場合は介護保険対象となる．ただし厚生労働大臣が定める疾病等(別表7)(表2-2)に該当する場合は，介護認定を受けた者でも医療保険対象となる．

表 2-2　訪問リハビリテーションにおいて医療保険で認められる疾病等（別表 7）

1. 末期の悪性腫瘍
2. 多発性硬化症
3. 重症筋無力症
4. スモン
5. 筋萎縮性側索硬化症
6. 脊髄小脳変性症
7. Huntington 病
8. 進行性筋ジストロフィー
9. Parkinson 病関連疾患（進行性核上性麻痺，大脳皮質基底核変性症及び Parkinson 病（Hoehn-Yahr の重症度分類がステージ 3 以上であって，生活機能障害度がⅡ度又はⅢ度のものに限る）
10. 多系統萎縮症（線条体黒質変性症，オリーブ矯小脳萎縮症及び Shy-Drager 症候群）
11. プリオン病
12. 亜急性硬化性全脳炎
13. ライソゾーム病
14. 副腎白質ジストロフィー
15. 脊髄性筋萎縮症
16. 球脊髄性筋萎縮症
17. 慢性炎症性脱髄性多発神経炎
18. 後天性免疫不全症候群
19. 頚髄損傷
20. 人工呼吸器を使用している状態

表 2-3　訪問リハビリテーションの種類とそれぞれの特徴

	訪問リハビリテーション事業所		訪問看護事業所	
開設可能者	病院，診療所	病院，診療所，介護老人保健施設，介護医療院	訪問看護ステーション	
保険制度	医療保険	介護保険	医療保険	介護保険
算定制度	在宅患者訪問リハビリテーション指導管理料	（介護予防）訪問リハビリテーション費	訪問看護基本療養費	訪問看護Ⅰ5
算定上限数	週 6 単位[※1]	週 6 回	週 3 回[※1]	週 6 回
診療・指示を行う医師	事業所の医師の訪問診療[※2]	事業所の専任常勤医師[※2]	かかりつけ医	かかりつけ医
指示期間	1 か月	3 か月	6 か月	6 か月

※ 1：条件を満たす場合はこれを上回る利用が可能．
※ 2：条件付きで他医療機関の医師による診療でも可能．

B. 病院・診療所からの医療保険による訪問リハビリテーション（表 2-3）

- 在宅患者訪問リハビリテーション指導管理料を算定する．
- 20 分以上を 1 単位とし，週 6 単位を限度（末期の悪性腫瘍患者を除く）とする．ただし退院の日から起算して 3 か月以内の患者に対し，入院先の医療機関の医師の指示に基づき継続してリハビリテーション医療を行う場合は，週 12 単位まで算定できる．
- 急性増悪等（1 か月に Barthel index または FIM が 5 点以上悪化）により一時的に頻回の訪問リハビリテーション指導管理を行う必要性を認める場合，6 か月に 1 回に限り当該診療の日から 14 日以内に行った訪問リハビリテーション指導管理については，14 日を限度として 1 日 4 単位算定可能である．要介護被保険者等であってもこの制度は利用できる．
- 医師による訪問診療と訪問リハビリテーション指示書が，1 か月ごとに必要である．往診医が他医療機関の場合は，往診医からの診療情報提供を基に当該医療機関の医師が訪問リハビリテーション指示書を記載する．

C. 病院・診療所，介護老人保健施設・介護医療院からの介護保険による訪問リハビリテーション（表2-3）

- 要介護認定者には訪問リハビリテーション費を，要支援認定者には介護予防訪問リハビリテーション費を算定する．
- 1回20分以上で，40分連続でサービスを提供した場合は2回として算定可能で，週に6回を限度とする．
- 事業所に配置された専任常勤医師（兼務可能）による診療と訪問リハビリテーション指示書が，3か月ごとに必要である．
- 事業所の医師が診療を行わない場合，例外として利用者が当該別の医療機関の医師から計画的な医学的管理を受けている場合であって，その医師から事業所の医師が情報提供を受けてリハビリテーション医療を計画，指示してリハビリテーション医療を実施した場合，当該別の医療機関の医師が適切な研修を終了していれば，基本報酬から20単位を減じた上で訪問リハビリテーションを提供できる（2019年8月現在，2021年3月末までを猶予期間として，当該別の医療機関の医師が同研修を終了していなくても提供可能）．

D. 訪問看護ステーションからの医療保険による訪問リハビリテーション（表2-3）

- 制度上，看護業務の補完として位置づけられている．
- 訪問看護基本療養費を算定する．
- 訪問時間は1回30分〜1時間30分が標準である．
- 訪問は週3回が限度であるが，厚生労働大臣が定める疾病等（別表7）（表2-2）と，特別管理加算の対象者，急性増悪，その他主治医が一時的に頻回の訪問が必要と認めた場合は，週4回以上の訪問，2か所以上の訪問看護ステーションの利用が可能である．
- かかりつけ医からの訪問看護指示書が必要であり，有効期間は最長6か月である．

E. 訪問看護ステーションからの介護保険による訪問リハビリテーション（表2-3）

- 制度上，看護業務の補完として位置づけられている．
- 訪問看護I5を算定する．
- 1回20分，週6回を限度とする．1日に3回以上提供する場合は9割の算定となる．
- かかりつけ医からの訪問看護指示書が必要であり，有効期間は最長6か月である

F. 放課後等デイサービスからの訪問リハビリテーション

- 2018年度の児童福祉法の改正により放課後等デイサービスにおける居宅訪問型児童発達支援サービスが新設された．重度の障害等の状態にある障害児であって，障害児通所支援を利用するために外出することが著しく困難な障害児に発達支援ができるよう，理学療法士等が障害児の居宅を訪問して発達支援サービスを行う．

3 訪問リハビリテーションの対象者

- 通院や通所が困難な患者で，主治医が自宅でのリハビリテーション医療が必要であると認めた患者が対象となる．
- 小児から高齢者まで対象の疾患は多岐にわたる．脳卒中や脳外傷，変形性関節症や骨粗鬆症，骨折等の骨・関節疾患，脊椎・脊髄疾患，Parkinson 病等の神経筋疾患，心不全，呼吸不全等の内部疾患，不動による合併症，認知症，小児疾患，発達障害や精神疾患，がん等がある．

4 訪問リハビリテーションで行われる訓練等

- 患者の個性や生活背景，人的・物的・経済的環境等の強みを生かし，ニーズに合った個別性の高い生活目標を立てるよう留意する．それにより意欲や生きがいが引き出され，日常生活や社会での活動が活性化する．例として，「3か月後に孫と一緒に近くの公園に歩いて行く」といった生活目標を設定し，その実現に向けた具体的な短期目標を設定して訓練を行う．
- 理学療法士もしくは作業療法士が行うものとして，筋力増強訓練，関節可動域訓練，歩行訓練（屋内外），体位変換，基本動作訓練，ADL 訓練，手段的 ADL 訓練，生活適応訓練等がある．
- 言語聴覚士が行うものとして，構音訓練，摂食嚥下訓練，基本的対人関係訓練，言語機能または聴覚機能等に対する訓練，高次脳機能訓練等がある．
- 自主訓練を指導する．
- 手すり，杖，家具などを利用しながら自宅環境に即して生活動作を訓練し，必要に応じて福祉用具や住宅改修等の環境調整の提案と指導を行う．
- 介護者への適切な介助方法を指導し，介護負担を軽減する．
- 患者と介護者への精神的支援を行う．
- 在宅を支援する各専門職と連携し，日常生活上の留意点，介護の工夫，目標設定などを共有し相互に協働する．

5 訪問リハビリテーションの注意点と課題

- 施設でのリハビリテーション治療と比較すると，使用可能な機器は限られる．
- 自宅は患者・家族のプライベート空間である．自宅環境の確認は了承を得て行う．
- 交通事故，心肺停止，転倒，災害時などの緊急時対応について確認し，マニュアルを整備する．
- 療法士は救命救急措置や喀痰等の吸引などについて，研修を受け技術を身に着ける．
- 漫然と訪問リハビリテーションを継続しない．身体機能や ADL・手段的 ADL が向上し通所が可能となれば通所系サービスへ，復職など就労支援が必要な場合は外来でのリハビリテーション治療や福祉サービスへ移行する．ADL が大きく低下した場合は地域包括ケア病棟等での入院によるリハビリテーション治療の必要性を検討する．
- 訪問リハビリテーションの詳細について医師が指示をした場合には，機能回復が得られることが明らかになっている．
- 医師は訪問リハビリテーションの実施にあたり，その目的に加えて，開始前または実施中の留意事項，やむを得ず中止する際の基準，患者に対する負荷等のうちいずれか 1 つ以上の指示を行

う．このことはリハビリテーションマネジメント加算の算定要件の１つである．

- 身体機能に偏ったリハビリテーション治療が実施される傾向がある．しかし患者のニーズは多様で，ADL や社会での活動等の生活機能全般の向上にかかわる希望も少なくない．バランスのとれたリハビリテーション診療が求められる．

- リハビリテーション専門職間の連携は，患者の身体機能，ADL，活動性の向上に寄与し，介護する際の安全性を高める効果がある．医療と介護の連携や介護保険の中での各サービス間や専門職種間の連携を図ることはきわめて大切である．

- 介護保険でリハビリテーション医療を実施するにはケアプランの立案を要するが，そのための諸手続きなどでサービスの実施までにタイムラグが生じやすい．退院・退所直後の機能低下を防止するため，できるだけ早期に訪問リハビリテーションを導入するとよい．

- 在宅生活中に状態が悪化した場合には気づきの遅れや，原因・改善の可能性についての理解が困難なことから，リハビリテーション医療を適時に導入できていないとの意見がある．介護支援専門員が医師に相談する目安などがあるとよい．

- 医師による総合的な診察，予後予測を含めた判断，十分な説明が不足している傾向がある．患者・介護者へのリハビリテーション計画の説明や見直し，リハビリテーション会議（テレビ電話等も活用可能）への医師の十分な関与が求められる．これらの実施はリハビリテーションマネジメント加算の算定要件に含まれる．

🔵 文献

1) 日本訪問リハビリテーション協会：新版訪問リハビリテーション実践テキスト．pp38-41, 62　青海社, 2016
2) 株式会社 gene：訪問リハビリテーション完全マニュアル　制度から実務まで徹底コンプリート，第 2 版．pp67-70, 126-136, 140, 株式会社 gene, 2019
3) 厚生労働省：平成 30 年度介護報酬改定における各サービス毎の改定事項について．社保審―介護給付費分科会．第 158 回, pp46, 47, 50, 53, 58, 2018
4) 厚生労働省：訪問リハビリテーション（参考資料）．社保審―介護給付費分科会．第 140 回(H29. 6. 7)参考資料 1. pp7, 29, 30, 35

（坪井麻里佳・安保雅博）

6

生活期に必要な医療・介護制度

1 生活期で利用できる制度とそのしくみ

- 生活期のリハビリテーションアプローチには，児童については児童福祉法・障害者総合支援法・難病法など，成人については介護保険・障害者総合支援法・難病法など，医療制度以外にも各種の法制度による支援がある．また，地域住民による多様な支援も含めて利用可能な資源をすべて駆使し社会での活動レベルの具体的な目標のもと，総合的に生活期のリハビリテーションアプローチは行われる．

- 要支援・要介護者については介護保険が優先されるが，介護保険にないサービス（自立訓練，就労移行支援，下肢装具など）は障害者総合支援法によって提供される．また，医療保険による疾患別リハビリテーション料は算定日数上限を超えると算定できず，介護保険に移行することとされているが，リハビリテーション治療により改善が期待できると医学的に認められる場合には医療保険による実施が可能である．

- 介護保険，障害者総合支援法のサービスの利用にはそれぞれ原則としてその必要度を示す要介護認定および区分認定が必要である．いずれも市町村に申請し，認定調査を受ける．このとき，主治医意見書が必要となる．また，身体障害者が障害者総合支援法のサービスを利用するためには原則として身体障害者手帳が必要である．発達障害者・知的障害者・精神障害者・高次脳機能障害者・難病患者（障害者総合支援法の対象疾病で一定の重症度のある患者）については障害者手帳もしくは障害を示す医師の診断書などが必要となる．

- 原則として介護保険ではケアマネジャー，障害者総合支援法では相談支援専門員がサービスの利用計画を立案する．介護保険ではケアプラン，障害福祉サービスではサービス等利用計画という．

- ケアマネジャーや相談支援員は患者の生活全般についてアセスメントを行い，ニーズを抽出する．そして社会での活動レベルの長期的な目標のもとに，環境因子を勘案した総合的な視点にたち，短期的・中期的な目標と達成までの期間を設定した具体的な計画を，患者や家族と合意形成しつつ作成し，必要なサービスの導入を支援する．

- この計画は，医療保険・介護保険・障害者総合支援法などによるサービス，地域住民やボランティアなどによるインフォーマルな資源など，目標を達成するためのすべての手段を含み，介護とリハビリテーション技術を包括したものである．生活期におけるリハビリテーションアプローチの成功は，この計画のもとに目標を共有する多職種チームの協働が鍵を握っているといっても過言ではない．

- ケアマネジャーや相談支援専門員はチームをコーディネートする重要な役割を担っている．それ

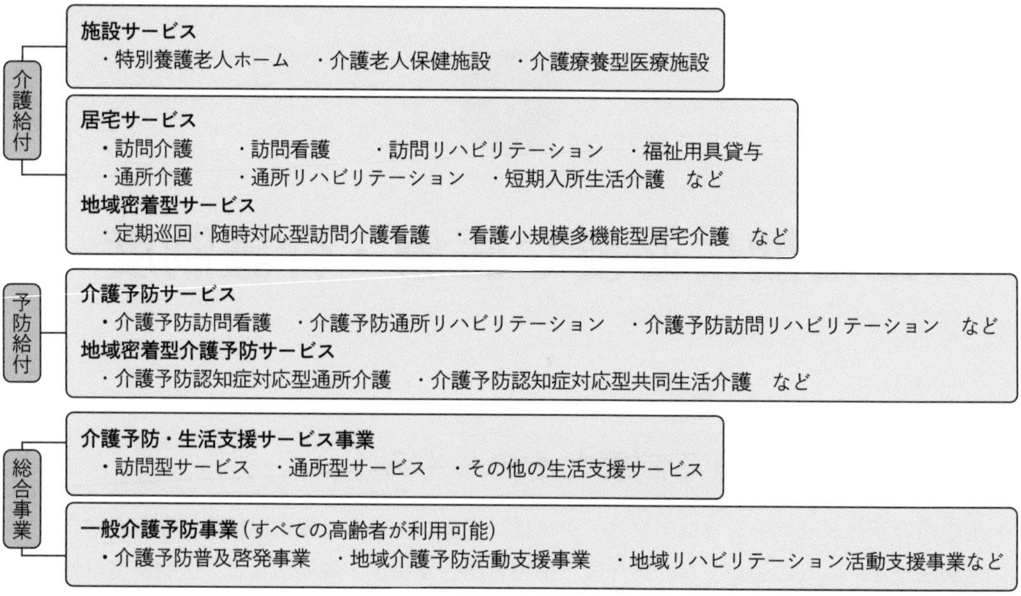

施設サービス
　・特別養護老人ホーム　・介護老人保健施設　・介護療養型医療施設

居宅サービス
　・訪問介護　　　・訪問看護　　　・訪問リハビリテーション　・福祉用具貸与
　・通所介護　　　・通所リハビリテーション　・短期入所生活介護　など
地域密着型サービス
　・定期巡回・随時対応型訪問介護看護　・看護小規模多機能型居宅介護　など

介護予防サービス
　・介護予防訪問看護　・介護予防通所リハビリテーション　・介護予防訪問リハビリテーション　など
地域密着型介護予防サービス
　・介護予防認知症対応型通所介護　・介護予防認知症対応型共同生活介護　など

介護予防・生活支援サービス事業
　・訪問型サービス　・通所型サービス　・その他の生活支援サービス
一般介護予防事業（すべての高齢者が利用可能）
　・介護予防普及啓発事業　・地域介護予防活動支援事業　・地域リハビリテーション活動支援事業など

図 2-8　介護保険サービス

　それを個別に支援する機関として，地域包括支援センターと基幹相談支援センターが設置されている．また，これらのセンターはそれぞれ地域ケア会議および自立支援協議会を主催し，困難事例の検討，顔の見えるネットワークの構築や社会資源創出，構成員の教育など共生社会づくりのための重要な機能を担っている．

・生活期のリハビリテーションアプローチを担う医師は，個々の患者のリハビリテーションマネジメントに責任を持ち，ケアマネジャーや相談支援専門員と密接に連携しなければならない．さらには，地域包括支援センターや基幹相談支援センターとの連携などを通じて，地域全体のリハビリテーションアプローチのレベルの底上げに関与すべきである．

・介護保険によるサービスは，介護給付と予防給付，総合事業からなる．介護給付と予防給付のなかに，訪問リハビリテーションや通所リハビリテーションがある．総合事業は市民ボランティアなどを含む多様な主体による自助・互助の支援体制の構築をねらうもので，ボランティアの運営する交流サロンやコミュニティカフェなどを含む（図 2-8）．

・障害者総合支援法によるサービスは，自立支援給付と地域生活支援事業からなる．自立支援給付には，介護給付と訓練等給付，自立支援医療，補装具，相談支援がある．自立訓練では時間管理・公共交通機関利用などの社会生活技術訓練を行うことができ，地域生活の基盤づくりが支援される．就労移行事業では職業前訓練を行うことができ，耐久性向上，職業レベルのコミュニケーションや代償手段利用の定着，自己理解促進などを目的とする（図 2-9）．

2 生活期のリハビリテーションアプローチで行われる支援

・生活期のリハビリテーションアプローチを担当する医師は，患者と日常的にかかわる生活支援員や就労支援員，介護支援専門員などと長期的な目標を共有し，「できる ADL/手段的 ADL」を「している ADL/手段的 ADL」としていくための支援方法が具体的に彼らに伝わるように工夫しなければならない．

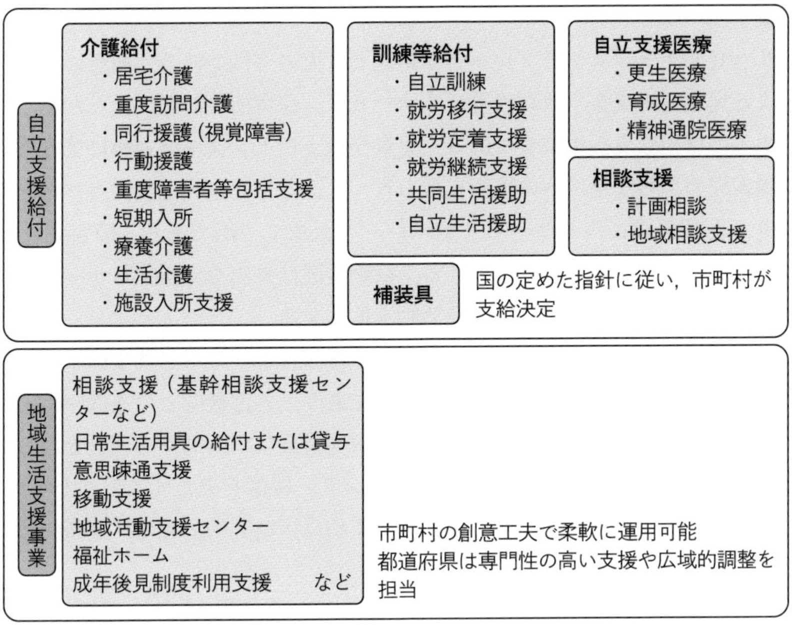

図 2-9　障害者総合支援法によるサービス

補装具

- 車いすについては要支援者・要介護者では原則として介護保険による貸与が優先される.
- 義足や下肢装具などは主に障害者総合支援法によって給付される. 車いすについても, 身体状況や環境などにより貸与では不適当な場合には障害者総合支援法による作製が可能である.
- 貸与される車いすの選定が適切に行われていないことは頻繁にあり, 医師の果たす役割は重要である. 身体寸法に適合し, 背張り調整機能などを適切に用いた車いすは患者の潜在能力を十分に発揮させ, 活動の向上に役立つ.
- 下肢装具なども同様であるが, 生活期に入ると適切に管理されていないことが多い. 障害者更生相談所での作製も可能であり, 巡回による対応が可能な場合もあるので, 利用すべきである.
- 生きた補装具ともいわれる身体障害者補助犬の利用が重度の身体障害者の単身生活や職業生活を可能にすることもあるので, 選択肢に入れておく. 身体障害者補助犬は, 身体障害者補助犬法により厚生労働大臣が指定した法人が認可し, 貸与されるものである.

住宅改修

- 適切な住宅改修や福祉用具の導入は ADL/手段的 ADL の実用化のために重要である. 介護保険では 20 万円までの住宅改修工事の 9 割が補助され, 福祉用具の貸与や購入補助がなされる. 障害者総合支援法では日常生活用具給付等事業により, 福祉用具の貸与や給付がなされる. 天井走行リフトの設置やドアの電動化など, 比較的大きな住宅改修や福祉機器の設置が各自治体独自の障害福祉施策によって補助される場合があり社会での活動の促進に寄与する. どの福祉機器をどのように使うか, どんな改修が有効か, については動作分析・生活動線の分析の結果や, 介助者の状況などを勘案した総合的な判断を要する. 建築士や療法士と医師が密接に連携し, 現場で十分に検討・シミュレーションして決定する. また, 使用場面で動作方法や介助方法の指導も適切に行われなければならない.

障害児の支援

- 障害児のリハビリテーションアプローチは発達と育児の支援である．通所による資源には，児童福祉法による児童発達支援，放課後等デイサービス，保育所等訪問支援などがある．これらの利用を調整するのは相談支援事業者である．児童発達支援センターは通所による療育を行うのみではなく，障害児の暮らす地域への技術支援も行う．医療型児童発達支援センターでは診療所を併設しており，医療保険によるリハビリテーション医療も可能である．障害者総合支援法によるサービスの一部は児童も使うことができる．行動援護は外出を支援するサービスで，親と離れて行動する範囲を拡大し障害児の社会での活動を拡大する．

- 教育においては特別支援教育の理念が改正学校教育法において示されている．これはすべての子供の個別的教育ニーズに対応しようとするものであり，外部機関との連携や校内の調整を行う特別支援コーディネーターが各校に配置され，教育委員会には医師や心理職を含む専門家チームがおかれている．特別支援学校は地域におけるセンター機能を果たすこととなっている．しかし，教育と医療・福祉の連携はまだ課題が多く，横断的に，時間的，また，縦断的にも支援方針や情報が分断されやすい．

その他の知っておきたい制度や社会支援

- 障害者手帳には，身体障害者手帳，療育手帳，精神保健福祉手帳がある．発達障害や高次脳機能障害は精神保健福祉手帳の対象である．障害者手帳により旅客運賃の割引や障害者雇用率算定制度の対象となることができ，社会での活動を拡大する手立てのひとつとなる．

- 2014年に制定された難病法に基づいて2018年4月からは難病相談支援センターが設置された．特に就労支援に力点がおかれ，ハローワークの難病患者就職サポーターと緊密に連携している．

- 患者会・友の会活動など，当事者あるいは当事者とその家族を中心とした団体の活動が各地域にある．当事者どうしの交流や当事者が協力しあって活動を成就する体験は，患者や家族のエンパワメントを大きく促進する可能性がある．

- 各地のバリアフリーツアーセンターなどは障害児・者や要介護者などの旅行を支援している．バリアフリー情報の提供や観光客のサポートを行っており，療法士や市民ボランティアの協力を得て，日常生活ではやらないことに挑戦できるような旅行の企画もある．

- ボッチャやグラウンドゴルフ，フライングディスクなど障害者や要介護者も行いやすいスポーツのチームが活動している地域もあり，大会も開かれている．スポーツセンターなどで教室が開かれ，チーム形成まで支援している地域もある．介護保険の総合事業においても，地域リハビリテーション活動支援事業などのなかで，スポーツを取り入れている場合がある．既存のチームの情報は口コミでしか得られない場合もあるので，生活期のリハビリテーションアプローチにかかわる者はこのような情報を得る努力を怠ってはならない．

文献
1) 公的介護保険制度の現状と今後の役割：平成30年度（厚生労働省老健局総務課）https://www.mhlw.go.jp/file/06-Seisakujouhou-12300000-Roukenkyoku/0000213177.pdf
2) 障害福祉サービスの利用について 2018年度4月版（全国社会福祉協議会）https://www.shakyo.or.jp/news/pamphlet_201804.html

（齋藤　薫・中村　健）

社会での活動のための
リハビリテーション支援

1 社会での活動の支援の考え方

- 生活期のリハビリテーションアプローチにおける社会での活動の支援を医療だけで完遂させることは困難であり，不十分でもある．特に，就労や就学を検討する場合には，社会リハビリテーションや職業リハビリテーション，教育リハビリテーションなど，他分野の専門職とも協同して総合的な支援を行うことが必須である．
- リハビリテーション科医は個々の患者の目標設定とその達成のために，これら関係者の中で中心的役割を担うことが期待される．
- まず，医師として身体機能，認知機能，活動の正確な評価に基づく予後予測を行う必要がある．さらに，チーム全体で生活環境や社会環境を評価し，利用可能な制度を検討する．
- そのうえで，必要な訓練の実施や人的・物的環境の整備を実行することが生活期のリハビリテーションチームに求められる．そこには本人・介護者の意向や習慣などが反映されなければならないことはいうまでもない．

2 移動に関する支援

- 回復期のリハビリテーション治療の結果として家庭での ADL が自立したとしても，社会での活動を行っていくうえでの十分な移動能力が獲得されたとは限らない．
- 歩行耐久性や歩行スピードの問題，車いすや電動車いすの利用，電車やバスなどの公共交通機関の利用，自動車運転の問題など個別に対応すべき課題は多い．

A. 利用可能な制度

- 生活期においても，医療保険でのリハビリテーション治療を継続し，機能的な向上を図る必要のある患者は存在する．また，介護保険サービスでの通所や訪問リハビリテーションも広く行われるようになっており（43〜52 頁参照），特に訪問リハビリテーションは屋外歩行・移動の実用性向上のためには重要なサービスのひとつである．
- 障害福祉サービスとしては，障害者総合支援法における自立訓練事業（機能訓練）が以前から存

在しており，いまだ認知度の低い事業ではあるが，利用の仕方によっては有用なサービスである．必要に応じて夜間の施設入所サービスを組み合わせることができる．

- 自立訓練事業（機能訓練）の対象は，①入所施設・病院を退所・退院した者であって，地域生活への移行等を図るうえで，身体的な訓練の継続や身体機能の維持・回復などの支援が必要な者，②特別支援学校等を卒業した者であって，地域生活を営むうえで，身体機能の維持・回復などの支援が必要な者等，とされている．利用にあたっては，基本的に身体障害者手帳を取得している必要がある．利用期間は，標準期間（18か月）内で個別に設定することになっている．

- 自主訓練事業のサービス内容は，理学療法や作業療法，手段的 ADL 訓練としての屋外歩行や買い物，エレベーターやエスカレーターの利用訓練，公共交通機関の利用訓練といった社会生活力向上プログラム，日常生活上や健康管理などの相談支援である．生活支援員がリハビリテーション専門職の指導や助言を得ながら，実際的な移動能力向上のためのプログラムを数多くこなすことができるため，公共交通機関の実用的利用を習得できる患者も多い．

- 障害者支援施設は発症からの期間による利用制限はなく，便利で有用な施設であり全国各地に存在しているものであるが，施設によって提供されるサービス内容と質の差が大きい．リハビリテーション科医の積極的な関与が求められる．

B．自動車運転

- 社会での活動のために自動車運転を再開したいという希望はよく聞かれる．都市圏においては自動車運転が必須とならないことも少なくないが，公共交通機関が十分整備されていない地域では，自動車は家庭での活動や社会での活動において欠かせない移動手段である．さらに，自動車運転を職業としていた患者にとっては，運転の可否が生活を左右するものとなる．

- 障害が身体障害だけの場合，運転可否については比較的判断しやすく，物理的な工夫で対応できることも多い．

- 高次脳機能障害がある場合の運転可否の判断は難しい．現時点では高次脳機能障害者の判断のゴールドスタンダードは確立されていない[1]．

- 医療機関では，視力や聴力などの身体機能が一定レベル以上あり，てんかん発作がなく健康状態も良好であることをまず確認する．そのうえで，問診，神経心理学的検査，運転シミュレーターなどの実施可能な検査・評価を行う．

- 必要に応じて自動車教習所等での実車評価や教習を行い，公安委員会による臨時適性検査を経て運転再開の許可と免許の再交付を受けるというのが，現在運用されている運転再開に向けた手順である[2]．

- 高次脳機能としては，知的機能，注意，視空間認知，言語機能，記憶，遂行機能などの認知面以外にも，易怒性などの情動面も運転に影響する．

- 実際に運転が可能と判断した場合には，日頃から体調を整える，体調不良時は運転しない，長時間の運転は控える，同乗者と一緒に出掛ける，ラジオや音楽を聴きながら運転しない，決まった場所で運転する，などの患者に応じた助言が必要である．

- 職業としての運転を検討する際には，客との対応や荷物の運搬といった仕事が加わるため，高次脳機能としてはさらに高いレベルが求められる．前述した運転可否判断以外に職場での方針・判断が重要となる．

- 自動車運転が危険な状態にある場合には、リハビリテーション科医として明確な禁止の助言を行う一方で、過剰な運転禁止をしないことも大切であり、さらに進んだ評価・判断手法の確立が求められている。

3 障害者雇用のための支援

A. 現状と課題

- 就労年限が延長され、また年金支給開始年齢の引き上げという変化もあり、働く機会の保障は、誰にでも共通する課題となっている。障害者雇用に関しても、2021年3月1日から法定雇用率が引き上げられ、民間企業は2.3%、国・地方公共団体等が2.6%、都道府県等の教育委員会が2.5%となった。さらに、今後数年以内に0.1%の引き上げが予定されている。
- 現在一般企業においては、雇用率達成のため積極的に障害者雇用を推進している会社が多い。実際に就労を達成する障害者の数は年々増加し、雇用率の上昇もみられている。
- その一方で、臨床場面においては早期の退職を余儀なくされる障害者もあり、就労支援の難しさが実感される。
- 特に高次脳機能障害が主体で身辺動作が自立している場合、すぐにでも職場復帰が可能な印象を本人も会社側ももつことが多い。しかし、本人の自覚と会社側の正確な理解がない復職は、お互いに「こんなはずではない」という思いを抱きながら、以前と同じようには仕事ができず就労継続が困難となるケースもある。
- 就労支援に関しては、医療として就労の可否や配慮事項の指摘を診断書等で行うだけでは不十分であることが多い。
- 職務内容の検討や職場実習の調整などが必要な場合には、就労支援の専門機関を利用するのが適当である。

B. 就労支援の原則

- 職業リハビリテーションの前段階においては、①休職期間に関する会社の規定、②傷病手当の支給の有無、③直属の上司など患者の状態をよく知っている人が人事上いつ頃まで現職にとどまっていると見込まれるか、などの情報を医師が直接あるいはソーシャルワーカーを通して得ておく必要がある。
- 職業復帰に関しては以下のような手順と考え方が原則である。
  ①復職が第一目標：安易な退職の回避
  ②生活基盤の安定：生活リズム、健康管理
  ③障害認識向上、自己肯定感の向上、不安の軽減
  ④必要な代償手段の利用定着
  ⑤職場からの情報収集、職場への情報提供
  ⑥基本的労働習慣の獲得・確認
  ⑦職務調整や実地での支援（ジョブコーチ）などの職場環境整備
  ⑧多様な働き方の検討

C. 職業リハビリテーション関連機関

- 利用可能な職業リハビリテーション関連機関の性質や特徴を確認し，機会があれば積極的に利用を促していくことが肝心である．
- いくつかの代表的な支援機関について，機能や対象，内容などを表にまとめ便覧に掲載した（219頁）[3]．制度変更が随時行われるため，内容などの確認はその都度必要である．障害者の就労支援はリハビリテーション科医の重要な役割である．

4 余暇活動

- 2021年の東京パラリンピックを機に，競技活動としての障がい者スポーツは注目度を増しており，一般に広く知られる機会になった．
- スポーツは他者との交流を含む社会活動そのものであるが，日常のトレーニングや楽しみのための生涯スポーツとして障害者スポーツをいかに普及させていくかは今後の課題である．また，スポーツの導入による体力や移動能力，QOLの向上などの効果を明らかにしていく必要もある．
- 就労するしないにかかわらず，日常生活や社会での活動の一環としての余暇活動は生活期において重要かつ有用である．スポーツに限らず，障害のある患者の趣味的活動（旅行や芸術活動などを含む）への積極的な支援についても望まれている．

文献
1) 山田恭平, 他：脳卒中ドライバーのスクリーニング評価日本版(J-SDSA)の基準値に関する検討. 高次脳機能研究 38：239-246, 2018
2) 武原格：障害者の自動車運転再開の流れ・注意点・可能性. Jpn J Rehabil Med 54：377-382, 2017
3) 日本リハビリテーション医学会社会保険・障がい者福祉委員会：障がい者の就労支援等に関するアンケート調査結果報告. Jpn J Rehabil Med 56：158-162, 2019

（高岡　徹）

生活期のリハビリテーション医療の実際

（1）

生活期のリハビリテーション医療の 対象となる疾患・障害・病態

1 生活期のリハビリテーション医療の原因疾患

- 生活期のリハビリテーション医療を必要とする疾患は，非常に多岐にわたっている．
- 厚生労働省による調査では，要介護5の原因疾患としては脳血管疾患が30%以上を占めており，最多となっている．要介護4の原因疾患としては，認知症が最多である．要支援の原因疾患としては，関節疾患，高齢による衰弱，骨折/転倒などが多くを占めている（表3-1）[1]．これら要介護もしくは要支援と判定された人は，生活期のリハビリテーション医療を必要としている可能性が高い．
- 通所リハビリテーションを利用する患者の原因疾患では，その約40%が脳血管障害で，次いで骨折や関節症などの骨関節疾患（骨折が約25%，関節症が約21%）が占めている．認知症患者の占める割合も比較的高い（約17%）（厚生労働省の調査による）[2]．
- 訪問リハビリテーションを利用する患者の原因疾患でも，脳血管障害（約39%），骨折，関節症などが多くを占める．通所リハビリテーション利用者と比較して，不動による合併症の占める割合（約20%）が高く，認知症の占める割合（約10%）がやや低い（厚生労働省の調査による）[2]．
- 在宅で生活する神経難病患者の場合，数年以上の長期にわたって生活期のリハビリテーション診療が必要となることが多々ある．神経難病の多くは進行性であるため，身体状態の変化に伴って

表 3-1　2016 年国民生活基礎調査（厚生労働省）：支援/介護が必要となった主な原因の構成割合（%）

	要支援者		要介護者				
	要支援 1	要支援 2	要介護 1	要介護 2	要介護 3	要介護 4	要介護 5
脳血管疾患	11.5	14.6	11.9	17.9	19.8	23.1	30.8
認知症	5.6	3.8	24.8	22.8	30.3	25.4	20.4
高齢による衰弱	18.4	14.2	13.6	13.3	12.8	9.1	6.7
骨折/転倒	11.4	18.4	11.5	10.9	8.9	12.0	10.2
関節疾患	20.0	14.7	10.7	7.0	6.4	4.0	1.1
心疾患	5.8	7.4	4.3	4.3	3.3	4.2	0.9
その他	23.9	25.5	22.8	22.6	18.3	21.5	29.7
わからない/不詳	3.3	1.4	0.6	1.2	0.3	0.6	0.2

リハビリテーション診療のプログラムを変化させていく.
- 小児疾患患者に対する生活期のリハビリテーション診療は，その成長に合わせながら，適宜でリハビリテーション診療プログラムを変化させる．小児患者の場合，患者の精神面に対して，より綿密な配慮が要求される.
- 循環器・呼吸器疾患に対しては，定期的に専門的検査（心臓超音波検査，胸部単純 X 線撮影，呼吸機能検査など）を行いながら，自宅での自主訓練指導を主体とした生活期のリハビリテーション診療を行う．適切な生活期のリハビリテーション診療を行うことで，生命予後の改善も期待できる.
- 高齢者において摂食嚥下障害は非常に高頻度でみられるため，適切に生活期のリハビリテーション診療を行うことで，その増悪を予防していくべきである.
- がんの早期診断と治療が著しく発展したことによりがんサバイバーが増加した現在においては，がん患者の生活を維持もしくは改善するために，場合によっては復職復学を目指すために，生活期のリハビリテーション診療が重要となる.
- フレイル，サルコペニア，ロコモティブシンドロームを予防もしくは治療するためには，在宅生活者に対する自主訓練指導を含めた生活期のリハビリテーション診療の提供が望ましい.
- 脳卒中や頭部外傷後の高次脳機能障害は，緩徐に改善をして長期的（6 か月間以上）にその改善が続くことが珍しくない．よって，在宅生活を再開した後も，生活期のリハビリテーション診療を継続していくのがよい.

2 脳血管障害

- 本邦における脳血管障害の発症頻度は，最近では人口 1,000 人あたりで年間約 2〜4 人と推定されており，毎年約 29 万人が新たに脳血管障害を発症していると考えられている．そして，毎年約 11 万人が脳血管障害を原因として命を落としている.
- 脳血管障害の約 3/4 は脳梗塞（ラクナ梗塞，アテローム血栓性脳梗塞，心原性脳塞栓それぞれの頻度は，ほぼ同じ）であり，次いで脳出血，くも膜下出血の順に多い.
- 脳血管障害の発症年齢は，男性患者の約 50％および女性患者の約 70％で 70 歳以上である.
- 危険因子は加齢，高血圧，糖尿病，脂質異常症，喫煙，心疾患，肥満などである.
- 症状は病巣部位とその大きさによって多岐にわたるが，片麻痺，半身の感覚障害，協調運動障害，失語症，半側空間無視，認知機能低下，視野障害などの症状がみられる.
- 総合的な重症度評価には，NIHSS (national institutes of health stroke scale)，JSS (Japan stroke scale)，SIAS (stroke impairment assessment set) などが用いられる.
- 診断には，頭部 CT，頭部 MRI/MRA が用いられる．急性期脳梗塞病巣を描出するには MRI の拡散強調画像が有用である.
- 亜急性期以降においては，症候性てんかん，痙縮，しびれ，中枢性疼痛，肩手症候群，肩関節亜脱臼，排尿障害，うつ，アパシー，誤嚥性肺炎，尿路感染症などの合併症がみられるようになる.

3 運動器疾患

- 運動器における生活期のリハビリテーション医療の対象疾患として特に重要なものは，股関節疾

　患，膝関節疾患，脊椎脊髄疾患，肩関節疾患などである．

股関節疾患

- 変形性股関節症では，関節軟骨の変性，骨の増殖性変化，二次性の滑膜炎により徐々に股関節が変形する．股関節形成不全，寛骨臼形成不全などに伴いやすい．疼痛，関節可動域制限，歩行障害が徐々に増悪する．
- 大腿骨頚部/転子部骨折の発生率は，40歳から年齢とともに増加して，70歳を過ぎると急激に増加する．本邦における年間発生数は15万人以上と推測されている．転倒が原因の約3/4を占める．受傷直後から疼痛，腫脹が出現する．

膝関節疾患

- 変形性膝関節症は，膝関節軟骨などの関節構成体が変性，破壊されて生じる疾患である．中高年女性，肥満者に多い．疼痛，腫脹，関節水腫，関節動揺などが徐々に増悪する．

脊椎脊髄疾患

- 頚椎症は，頚椎の退行変性によって脊髄症状や神経根症状を呈する疾患である．頚部や手指のしびれ，手指の巧緻運動障害，痙性歩行，膀胱直腸障害などの症状がみられる．
- 腰部脊柱管狭窄症は，椎間板の変性に伴う膨隆，椎間関節の関節症変化，黄色靱帯の肥厚により脊柱管が狭窄し，脊柱管内の神経が圧迫され発症する腰椎の変性疾患である．腰殿部や下肢の疼痛，間欠性跛行がみられる．

肩関節疾患

- 肩関節周囲炎は，加齢による退行変性を基盤として肩関節の疼痛と拘縮が生じる疾患である．五十肩，凍結肩とも呼ばれる．肩関節の運動時痛，安静時痛，夜間痛や関節可動域制限が出現する．

4 脊髄損傷

- 脊髄損傷は，脊椎/脊髄の疾病または外傷を原因として脊髄が損傷された病態である．一般的には，外傷を原因とするものを指す．
- 本邦においては，毎年約5,000人（人口100万人あたりで年間40人）が新たに脊髄損傷を受傷しているものと推定されている．その数は人口の高齢化に伴って，増加傾向にある．
- かつては原因の半数近くを交通事故が占めていたが，現在では高齢者が平地で転倒することで受傷するケースが最も多い．20歳台と60歳台に発生のピークがあったが，現在は高齢者の非骨傷性脊髄損傷が占める割合が増加している．頚髄損傷が全体の80%を占める．
- 経過中に，循環器系（自律神経過反射，深部静脈血栓症，低血圧，徐脈），呼吸器系（呼吸筋麻痺，肺炎），泌尿器系（神経因性膀胱，尿路結石，性機能障害），消化器系（イレウス，消化性潰瘍），骨関節系（異所性骨化，骨粗鬆症）に各種の合併症が生じる危険性がある．

5 神経・筋疾患

- 神経・筋疾患で生活期のリハビリテーション医療の対象疾患として特に重要なものは，Parkinson病，筋萎縮性側索硬化症，脊髄小脳変性症，筋ジストロフィーなどである．

Parkinson 病

- Parkinson病は，中脳黒質緻密部のドパミンニューロンの脱落とそれに続く線条体の機能障害を主たる病変とする．
- 本邦の有病率は，人口10万人に対して約100〜120人である．

筋萎縮性側索硬化症

- 筋萎縮性側索硬化症は，中年以降に発症し，上位運動ニューロンと下位運動ニューロンの両者が散発性かつ進行性に変性脱落する疾患である．
- 本邦の発症率は，人口10万人に対して毎年約1.1〜2.5人である．孤発性が大半であるが，約5％は家族性（SOD1遺伝子の異常など）である．
- 腱反射亢進，痙縮などの上位運動ニューロン徴候と，筋力低下，筋萎縮，線維束性収縮などの下位運動ニューロン徴候とが混在してみられる．経過中に呼吸筋障害による呼吸不全もみられる．

脊髄小脳変性症

- 本邦には，約3万人の患者がいる．2/3が孤発性であり，1/3が遺伝性（大半は常染色体優性遺伝）である．
- 主症状は小脳性運動失調である．多くは歩行障害で発症し，その後に四肢の失調，構音障害，眼振が出現する．

筋ジストロフィー

- 筋ジストロフィーは，筋線維の変性および壊死を主病変として，進行性の筋力低下をみる疾患である．
- Duchenne型筋ジストロフィーは，3〜5歳頃に歩行障害で発症し，以後は登攀性起立（Gowers徴候）がみられるようになる．10歳頃には歩行不能となり，その後に呼吸不全や心筋障害による心不全が出現する．

6 小児疾患

- 脳性麻痺，二分脊椎，発達障害などが生活期のリハビリテーション医療の主な対象疾患となる．

脳性麻痺

- 脳性麻痺の定義は，「受胎から新生児（生後4週以内）までの間に生じた，脳の非進行性病変に基づく，永続的な，しかし変化しうる運動および姿勢の異常である」と要約される．
- 発生率は，1950年代は出生1,000に対して3〜4人であったが，近年では2人前後である．
- アテトーゼ型，痙直型，固縮型，失調型，混合型に分類されるが，これらのうちアテトーゼ型と

痙直型の頻度が高い．

- 原因もしくは危険因子としては，早産，低出生体重，子宮内感染症，胎盤機能不全，新生児仮死，高ビリルビン血症などがあげられる．

◯ 二分脊椎

- 二分脊椎は，神経管閉鎖不全であり，先天的に脊椎の後方要素が欠損している疾患である．
- 発生頻度は，分娩1万件あたり4.8人と報告されている．葉酸の摂取量不足が発生の一因である．
- 脊髄が背側に脱出して瘤を形成するものを嚢胞性二分脊椎，脊椎後方要素の癒合不全のみのものを潜在性二分脊椎と称する．嚢胞性二分脊椎は，水頭症，Chiari奇形，脊髄空洞症を合併することが少なくない．
- 症状は障害高位によって異なるが，対麻痺，感覚障害，膀胱直腸障害などが出現する．

◯ 発達障害

- 発達障害者支援法では，発達障害は「自閉症，Asperger症候群その他の広汎性発達障害，学習障害，注意欠陥多動性障害などの脳機能の障害で，通常低年齢で発現するもの」と定義される．
- 広汎性発達障害では，社会性の障害，コミュニケーションの障害，行動・興味・活動の限定された反復的で常同的な様式が特徴である．学習障害では，知的発達に遅れはないものの読字の障害，計算の障害，書字表出の障害がみられる．注意欠陥多動性障害は不注意，多動性，衝動性が特徴である．

7 リウマチ性疾患

- リウマチ性疾患にはさまざまなものがあるが，代表的な疾患は関節リウマチである．

◯ 関節リウマチ

- 遷延化する滑膜炎により，骨，関節，脊椎，筋膜軟部組織などが破壊される自己免疫性疾患である．
- 「朝のこわばり」として自覚する手指の多発性関節炎で初発することが多い．通常は左右対称に発症する．
- 発熱，全身倦怠感，体重減少，強膜炎，血管炎，間質性肺炎，心外膜炎などの関節外症状もある．
- 診断に際しては，2010年米国・欧州リウマチ学会合同関節リウマチ分類基準が用いられる．
- X線検査で関節破壊（関節裂隙狭小化，骨びらんの出現）がみられる．血液検査において，リウマトイド因子，抗CCP抗体が陽性化する．

8 循環器・呼吸器疾患

- 慢性心不全，閉塞性動脈硬化症，慢性腎不全，慢性閉塞性肺疾患などが生活期のリハビリテーション医療の対象疾患となる．

慢性心不全

- 「心臓のポンプとしての構造および機能が障害され，慢性的に全身臓器への血液供給が損なわれている状態」と定義される．
- 原因疾患は，心筋梗塞，弁膜症（大動脈弁疾患，僧帽弁疾患），心筋症，高血圧（左室肥大），不整脈（心房細動など），先天性心疾患などである．
- 症状には，呼吸困難，息切れ，起座呼吸，頻脈，下腿浮腫などがある．NYHA（New York heart association）の心機能分類によって重症度を判定する（**表4-18**，159頁）．診断には，胸部単純X線，心臓超音波検査，血清 BNP 濃度，血清 NT-proBNP 濃度が有用である．

閉塞性動脈硬化症

- 症状として，しびれ，冷感，間欠跛行，疼痛，潰瘍，壊死などがある．Fontaine 分類で重症度を評価する．診断には，足関節上腕血圧比（ankle-brachial index；ABI），CT angiography，造影MRI が有用である．

慢性腎不全

- 原因疾患は，糖尿病性腎症が最多であり，次いで慢性糸球体腎炎，腎硬化症，多発性嚢胞腎などである．慢性腎不全のうち，内科的治療で対応できる時期にあるものを保存期慢性腎不全といい，透析療法が必要となった時期にあるものを末期腎不全という．

慢性閉塞性肺疾患

- 症状には，労作時の呼吸困難，咳，喀痰などである．スパイロメトリーで1秒率が70%未満が診断の目安である．

9 内分泌代謝性疾患

- 糖尿病，肥満症，メタボリックシンドロームなどが生活期のリハビリテーション医療の主な対象疾患となる．

糖尿病

- インスリン作用の不足による慢性の高血糖状態を主徴とする代謝疾患群である．これは，自己免疫を基礎にした膵β細胞の破壊によるインスリン欠乏（絶対的不足）を原因とする1型糖尿病と，内臓脂肪の過剰蓄積によるインスリン抵抗性の増大（インスリンの相対的不足）を原因とする2型糖尿病とに大別できる．
- 糖尿病の初期は無症状であるが，血糖値が非常に高値になると口渇，多飲，多尿，体重減少などがみられる．高血糖の状態が持続すると，網膜症，腎症，神経障害といった細小血管症や，虚血性心疾患，脳血管障害，閉塞性動脈硬化症などの大血管障害を合併する．

肥満

- 組織に脂肪が過剰に蓄積した状態をさし，BMI（body mass index）が $25\,\mathrm{kg/m^2}$ 以上の場合に診断される．肥満がそれを原因とする健康障害を合併しており医学的に減量を必要とする場合には，

肥満症と診断される．

● メタボリックシンドローム
- 内臓脂肪の蓄積によってインスリン抵抗性が生じ，心血管病発症の危険性が高まった状態である．腹囲の増大，高血圧，高血糖，脂質異常症の有無から診断される．

10 摂食嚥下障害

- 摂食嚥下障害の原因は，①器質的原因，②機能的原因，③心理的原因に大別できる．器質的原因としては，口腔・咽頭・食道がんの術後，咽頭・喉頭・扁桃・食道の炎症，口腔・咽頭・食道の異物，食道狭窄，外部からの圧迫（甲状腺腫，頚椎症など）などがある．機能的原因としては，脳血管障害（球麻痺と仮性球麻痺），頭部外傷，Parkinson 病，筋萎縮性側索硬化症，脊髄小脳変性症，筋ジストロフィー，認知症，老嚥（加齢による嚥下関連筋の筋力減少，咳反射の低下，舌圧の低下，唾液分泌量減少などによる摂食嚥下機能低下を指す），薬剤の副作用（ベンゾジアゼピン系薬剤，筋弛緩薬など）などがある．
- 嚥下のプロセスは，口腔期，咽頭期，食道期という 3 つの位相（phase）に分けることができる（口腔期を，口腔準備期と狭義の口腔期とに分けることもある）．
- 摂食嚥下障害が存在すると，脱水や栄養障害を誘起したり，誤嚥性肺炎のリスクを高めたりするため，生命予後にも悪影響を与える．
- スクリーニング検査としては，反復唾液嚥下テストと改訂水飲みテストが知られている．
- 精密検査としては，嚥下内視鏡検査（videoendoscopic evaluation of swallowing；VE）と嚥下造影検査（videofluoroscopic examination of swallowing；VF）がある．

11 排尿・排便障害

- 生活期にある脳脊髄疾患（脳卒中，頭部外傷，脊髄損傷，二分脊椎など）においては，神経因性膀胱がみられる．その評価には，ビデオウロダイナミックス検査が重要である．
- 便秘は非常に高頻度にみられる消化器症状であり，そのタイプと原因を考慮して対処するのがよい．

12 がん

- 早期発見や治療法の進歩によってがんの生存率は向上しており，最近においてはがん患者の 5 年生存率は 60％以上である．
- 本邦では，がんの治療を終えた，もしくはその治療を受けつつある "がんサバイバー" が 500 万人以上いるものと推定されており，その数は増加傾向にある．
- 2016 年に改正された「がん対策基本法」では，「がん患者の療養生活の質の維持向上に関して，がん患者の状況に応じた良質なリハビリテーションの提供が確保されるようにすること」と明記された．
- 2017 年から開始された「第 3 期がん対策推進基本計画」では，がんリハビリテーションの普及が重点課題のひとつとされた．

- がん患者では，がんそのものによる障害のみならず，その治療に伴って生じる障害（手術の合併症，化学療法の副作用，放射線治療の副作用，不動による合併症）もみられる．
- がん患者リハビリテーション料の算定対象患者は，入院患者のうちで，①手術を受ける胸腹部がん（食道がん，肺がん，胃がん，肝臓がん，大腸がんなど）患者，②手術もしくは放射線治療を受ける頭頸部がん患者，③リンパ節郭清を伴う乳房切除術を受ける乳がん患者，④手術，化学療法もしくは放射線治療を受ける骨軟部腫瘍またはがん骨転移患者，⑤手術もしくは放射線治療を受ける脳腫瘍患者，⑥化学療法もしくは造血幹細胞移植を受ける血液腫瘍患者，⑦骨髄抑制をきたしうる化学療法を受ける患者，⑧緩和ケアが主体となっているが在宅復帰を目指す進行または末期がん患者，である．

13 フレイル・サルコペニア・ロコモティブシンドローム

フレイル
- フレイルは，「加齢とともに心身の活力（運動機能や認知機能など）が低下し，生活機能が障害され，心身の脆弱性が出現した状態」である．身体機能のみならず，精神機能，社会的機能などにも言及する概念であり，要介護状態の前段階と位置づけられる．
- 本邦では，65 歳以上の高齢者の約 8% がフレイルであると推測される．
- 診断には，Fried の概念に基づいた日本版 CHS（cardiovascular health study）基準が用いられる．

サルコペニア
- サルコペニアは，高齢期にみられる骨格筋量の低下と筋力もしくは身体機能の低下により定義される．
- 本邦では，65 歳以上の高齢者の 7～10% がサルコペニアに該当し，全国で約 130～140 万人の患者がいると推測される．
- 危険因子は，加齢，活動不足，栄養不良（低エネルギー摂取量，低蛋白質摂取量），代謝性・消耗性疾患の既往などである．

ロコモティブシンドローム
- ロコモティブシンドロームは，日本整形外科学会によって提唱された概念であり，運動器の障害によって移動能力が低下した状態と定義される．
- 変形性膝関節症，骨粗鬆症，脊柱管狭窄症，骨折など運動器自体の疾患によるものと，四肢体幹の筋力低下，全身持久力の低下など加齢に伴う運動器の機能低下によるものとがある．

14 高次脳機能障害・認知症

高次脳機能障害
- 高次脳機能障害は，脳の損傷が原因で生じた認知または精神機能障害の総称である．
- 広範な前頭葉障害を原因とする広義の高次脳機能障害（記憶障害，注意障害，遂行機能障害，社会的行動障害など）と，限局性の大脳病変による古典的高次脳機能障害（失語症，失行症，半側空間無視など）に大別される．

- 厚生労働省の診断基準では，主症状として記憶障害，注意障害，遂行機能障害，社会的行動障害があげられている．
- 原因疾患は，脳血管障害が約 80%，頭部外傷が約 10%を占める．

認知症

- 認知症は，認知機能が，後天的な脳の障害によって持続性に低下し，日常生活や社会生活に支障をきたすようになった状態である．
- 本邦における認知症の有病率は増加傾向にあり，65 歳以上では約 15%である．
- 病型としては，Alzheimer 型認知症，脳血管性認知症，Lewy 小体型認知症の 3 つが多い．約 70%が Alzheimer 型認知症，約 20%が脳血管性認知症とされている．
- 危険因子は，加齢，遺伝的素因，高血圧，糖尿病，脂質異常症，喫煙などである．
- 主症状は，全般性注意障害，健忘，失語，視空間認知障害，失行などである．
- スクリーニング検査としては，MMSE（mini-mental state examination），HDS-R（改訂長谷川式簡易知能評価スケール），日本語版 MoCA-J（Montreal cognitive assessment）があり，詳細な評価としては WAIS-R（Wechsler 成人知能検査 [改訂版]），WMS-R（Wechsler 記憶検査 [改訂版]）がある．
- SPECT，PET（アミロイドイメージングなど），脳脊髄液中のアミロイド β_{42} およびリン酸化タウ濃度測定が診断に有用である．

文献

1) 厚生労働省政策統括官．グラフでみる世帯の状況　国民生活基礎調査　平成 28 年の結果から．p48，政府統計，2018．https://www.mhlw.go.jp/toukei/list/dl/20-21-h28.pdf
2) 厚生労働省老健局．平成 27 年度介護報酬改定の効果検証及び調査研究に係る調査　報告書．2018．https://www.mhlw.go.jp/file/05-Shingikai-12601000-Seisakutoukatsukan-Sanjikanshitsu_Shakaihoshoutantou/0000126194.pdf

（角田　亘）

リハビリテーション診断の項目と治療目標の設定

1 概要

- 生活期のリハビリテーション医療はその名の通り，生活する場において展開されるリハビリテーション医療である．対象となる疾患・障害・病態はほぼ全診療科に及ぶ．小児から高齢者までと年齢も幅広い．また，生活の場における障害は長期的かつ経時的に変化するものであり適切な診断をしたうえでの対応が求められる．

- 多角的な診断にもとづいて，患者がもつ人格も考慮したリハビリテーション治療やリハビリテーション支援が提供されるべきである．期限がある急性期のリハビリテーション医療や回復期のリハビリテーション医療とは異なる視点も必要である．まず，患者の活動性がどういうものであるか，その状態を診断する．どれだけ生活の場で動けるのか，認知機能の程度はどのようなものか，患者の状態を十分に把握する必要がある．最終的に家庭活動・社会活動のさまざまな状況で評価したうえで診断する．アプローチに対する評価として分類をするのが理解しやすい．

- 患者の障害程度は①精神機能，②感覚機能と痛み，③音声と発話の機能，④心血管系・血液系・免疫系・呼吸器系機能，⑤消化器系・代謝系・内分泌系機能，⑥尿路・性・生殖機能，⑦神経・筋・骨格と運動に関連する機能，⑧皮膚および関連する構造の機能で評価され，身体構造も同様に8項目に分類される．

- 上記のような機能障害（関節可動域制限・筋力低下・麻痺・感覚障害・嚥下機能障害・排泄障害・高次脳機能障害など）に対する評価は生活期のリハビリテーション医療の目標設定には不可欠である．また，家屋環境も確認し，生活様式，生活環境なども患者本人の障害に合わせ変更すべき場合も少なくない．また，患者のみでなく同居家族や周辺住民の状況も考慮しなければならない．

- 障害の把握においてはまず運動機能の評価が最も大切である．それから，心身機能の評価，日常での活動・家庭での活動・社会での活動の評価などでいかに生活できているかを診断することが肝要である．

2 診断

- 診断の詳細は便覧（215頁）を参照されたい．

3 治療目標の設定

- 生活期のリハビリテーション医療は患者が医療機関を退院したのちに生活の場で行われるものである．生活の場として施設などの場合もあるが，現在の医療保険制度や介護保険制度の枠の中にあって，生活期のリハビリテーション医療を行う場である．基本的には在宅が中心になる．疾病や障害を抱えての自宅生活はこれまで過ごしてきた自宅での生活とは別の初めての生活環境といっても過言ではない．また，この慣れない生活の場に疾病や外傷が完治する前にそれらに関連した障害も抱えながら戻らなければならない場合，地域包括ケアシステムが機能しているかを確認しなければならない．

- 患者本人・介護者のニーズを把握し，より具体的で実現可能な目標設定を行う必要がある．リハビリテーション科医は患者の ADL・認知機能・精神状態・意欲を評価し，社会的背景や家族関係などを把握しなければならない．そのうえで，理学療法士，作業療法士，言語聴覚士，義肢装具士，ケアマネジャー，訪問看護師，訪問介護職など多くの関連職種の役割を把握し，地域行政も巻き込んだ総合的・包括的地域リハビリテーションを構築し，家族と一緒になって具体的な目標設定をすることが重要となる．

🔊 文献
1) Toba K, et al：Vitality Index as a useful tool to assess elderly with dementia, Geriatr Gerontol Int 2：23–29, 2002
2) 加藤真介，他：リハビリテーション医学・医療便覧-1．用語解説．日本リハビリテーション医学会(監修)：リハビリテーション医学・医療コアテキスト．pp 300–311, 医学書院, 2018
3) 芳賀信彦：リハビリテーション医学・医療のすべて．pp1104–1178, 医歯薬出版株式会社, 2018

（山田尚基・安保雅博）

3

生活期のリハビリテーション治療の選択と その処方

1 概要

- 生活期においてもリハビリテーション治療の本質は急性期および回復期と変わることはない．しかし生活期におけるリハビリテーション治療は急性期および回復期に比べ時間的にも人員的にも提供量が少ないのが現状である．
- 身体機能は急性期から回復期にかけては改善が図られやすいが，生活期においては維持が主目的となることが多い．家庭での活動に関しては回復期から生活期にかけて改善が図られるが，生活期においては改善か維持になる．社会における活動に関しては生活期のリハビリテーション治療において改善が期待される．
- 生活期のリハビリテーション治療は，医療保険での外来でのリハビリテーション診療，訪問リハビリテーション，介護保険での通所・訪問リハビリテーションから選択することとなる．通院または通所が困難な場合や，実際の生活環境での調理，家事，公共交通機関の利用などの訓練が必要な場合には訪問リハビリテーションが選択される．医学的管理や機器を用いた運動療法や物理療法が望ましい場合には，外来でのリハビリテーション診療や通所リハビリテーションが選択される．
- 生活期においても身体機能の向上を目的とする場合は短期の集中的なリハビリテーション治療を検討すべきである．
- 急性期および回復期に比べて生活期のリハビリテーション治療で異なる点は，患者の主体性がより求められることである．入院中であれば専門職が主導しリハビリテーション治療を受けることができるため，患者は受身となりやすい．一方，生活期においては急性期や回復期と比較して医療従事者の関与は少なく，専門職が実施するリハビリテーション治療の量は限られる．そのため生活期においては主体的な取り組み（自主訓練など）が必要となる．医師は専門職種によるリハビリテーション治療の内容のみならず，自主訓練の内容を明確に指示するとともに患者に動機づけをしていくことが必要である．
- 生活期のリハビリテーション治療においては，理学療法，作業療法，言語聴覚療法それぞれを専門としない職種が実施することも多く経験する（たとえば，理学療法士が調理訓練を実施する，看護師が歩行訓練を実施するなど）．そのため医師による訓練内容の明確な指示が求められる．医師からのリハビリテーション処方には目的，訓練開始時，訓練中の留意点，運動負荷量，中止

基準，などが含まれなければならない[1]．

- 急性期病院または回復期リハビリテーション病棟などにおいてリハビリテーション治療を受けていた患者に対しては，退院後に早期から生活期のリハビリテーション治療をはじめる必要がある．介護保険を利用してリハビリテーション治療を実施する際にはケアプランが必要である．そのため，退院からリハビリテーション治療の実施までにタイムラグの生じる可能性があるためこれを短縮する努力が必要である．通所・訪問リハビリテーション開始までの期間が短いほど，機能回復が大きい傾向があると報告されている[1]．退院後に訪問・通所リハビリテーションを担当する専門職が入院患者を訪床し，病院の医師・専門職などとも直接情報交換を行うことは，早期にリハビリテーション治療を導入するためには有効な取り組みである．また，退院した患者に外来におけるリハビリテーション診療を開始する場合も同様である．急性期・回復期から生活期のリハビリテーション治療への円滑な移行のためには情報交換が不可欠である．

- 訪問・通所リハビリテーションを利用している患者において移動能力，起居・移乗動作能力はともに重要な課題といえる．ADL は通所リハビリテーションを利用している患者では比較的保たれ，訪問リハビリテーションを必要とする患者においては ADL 能力の維持・向上がより求められるといえる．また，訪問・通所リハビリテーションを利用している患者双方において趣味や社会活動はリハビリテーション治療の大きな項目である．

2 外来でのリハビリテーション治療

- 介護保険の認定を受けていない状態で，医療保険による訪問リハビリテーションが適さず，通院が可能な患者に対しては医療保険が適用される外来でのリハビリテーション治療が選択される．
- 外来でのリハビリテーション治療においては医師の関与が通所や訪問リハビリテーションと比べて大きく，状態に応じ医学的処置（内服調整やボツリヌス療法）や検査（呼吸機能検査や嚥下機能検査）が比較的容易に行えることが特徴である．

● 高次脳機能障害

- 外傷性脳損傷や脳卒中などの脳損傷に伴い高次脳機能障害を認め，通院が可能な場合には外来でのリハビリテーション治療が選択される．病歴，身体所見，画像所見，神経心理学的検査にもとづく包括的な高次脳機能障害の診断が重要となる．記憶，注意，遂行機能，社会的行動障害に対し認知機能訓練を実施するとともに，メモリーノートなどの代償手段を活用させるよう訓練を実施する．
- これらの患者に対する就労支援と運転再開支援も重要である．

● 失語症

- 失語症のタイプおよび重症度に基づいて訓練を決定する．失語症の訓練方法には言語機能の改善を図る方法と，言語機能のみならず代償コミュニケーション能力も促進させる方法がある．前者には刺激法，プログラム法，言語機能再編成などがある．後者の代表的なものに PACE 法（promoting aphasics' communicative effectiveness）がある．介護者への失語症に関する説明とコミュニケーションの方法を指導する．
- 外来においては集団での訓練が可能である．

• 失語症は数年単位で改善を認めることも少なくない.

⬤ 難病

• Parkinson 病関連疾患,多系統萎縮症,筋萎縮性側索硬化症などに対しては病状および進行状態に応じて外来でのリハビリテーション治療を実施する.厚生労働省の定める疾患を有し,身体障害者手帳を保有していない患者に対しては難病患者リハビリテーション料による外来でのリハビリテーション治療が実施可能である.

• Parkinson 病関連疾患に対してはバランス,歩行,筋力増強,関節可動域訓練を実施する.外部刺激の利用が有効である.多系統萎縮症に対してはバランス訓練,歩行訓練を実施する.筋萎縮性側索硬化症に対しては移動・ADL 能力の維持を目標に,関節可動域訓練,装具療法などを行うとともに,呼吸器に対するリハビリテーション治療も実施する.過用性筋力低下に注意し適切な運動負荷量を指示する.

⬤ 小児疾患

• 厚生労働省の規定する疾患に該当する場合,障害児(者)リハビリテーション料による外来でのリハビリテーション治療が実施可能である.障害児通所支援などのサービスや早期療育を心がける.

• 脳性麻痺に対しては関節可動域訓練を実施するとともに適切な補装具を処方することで関節変形を予防することが重要である.痙縮に対してはボツリヌス療法,拘縮に対しては手術療法を検討する.二分脊椎に対しては麻痺と年齢を考慮しながら起居動作訓練,歩行訓練を実施する.脳性麻痺と同様に関節可動域訓練と補装具による拘縮や側弯の予防が重要である.

⬤ 痙縮

• 痙縮に対しては持続伸張訓練,関節可動域訓練,自主訓練指導,電気刺激療法を行う.下肢装具やスプリントを用いた装具療法も用いられる.ボツリヌス療法(図 3-1),バクロフェン髄注療法は痙縮の軽減に有効である.痙縮治療においてはこれらを適切に併用することが重要である.

⬤ 物理療法

• 外来でのリハビリテーション治療においては機器が通所や訪問リハビリテーションと比べ整っていることもあり物理療法が実施可能である.

• 温熱,寒冷,超音波,マイクロウェーブ,水治療が一般的に用いられる.

• 電気刺激治療は除痛,筋力増強,機能改善に有効である.

• 非侵襲的脳刺激である経頭蓋磁気刺激(TMS),経頭蓋直流電気刺激(tDCS)は脳損傷後の片麻痺などの諸症状の改善に有効である.

• 物理療法の実施時には特に禁忌と注意事項に留意する.

⬤ 就労支援

• 就労を希望する患者に対しては就労支援を行う.ハローワーク(公共職業安定所),障害者職業センター,障害者就業・生活支援センター,障害者職業能力開発校などの支援機関と連携する.現在の身体・認知機能,具体的に可能な作業また不得意な作業,医学的リスク,必要な配慮などの情報提供を職業リハビリテーション実施機関および就労先に行う.

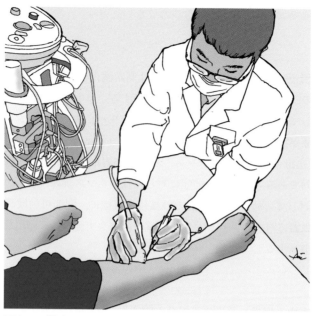

図 3-1　外来でのリハビリテーション治療における医学的処置の例（ボツリヌス療法）

・身体・精神障害者手帳，障害年金，労災補償制度，雇用保険制度などの社会保障制度の情報提供と，必要な場合は手続きを進めることも重要である．

3 通所リハビリテーション

・通所リハビリテーションでは個別のみならず集団でのリハビリテーション治療も行われる．通所リハビリテーションで実施されている訓練内容は，筋力増強訓練が最も頻度が高く，歩行訓練と関節可動域訓練がそれに次いで多い．体操の頻度が高いのは集団での訓練が可能な通所リハビリテーションの特徴である．

・通所リハビリテーションは介助ではなくリハビリテーション治療による身体機能の維持と家庭での活動・社会活動の向上を主な目的とするものである．漫然とした利用そのものが目的となる通所リハビリテーションの継続は避けるべきである．

関節可動域訓練

・個別訓練としても集団訓練としても実施される．

・関節可動域訓練は関節可動域の拡大と維持を図るために行われる．特に高齢者や障害者に対しては拘縮を生じさせないために重要である．

・患者自らが行う自動運動，他者や機器による他動運動に大別される．

・関節可動域を良好に維持・向上させることは，歩行を含めた ADL の質の向上や介助量の軽減に有効である．肩関節や股関節の可動域は更衣や清拭動作などの ADL に直結する．また股関節，膝関節，足関節の関節可動域を維持・向上させることは，基本動作や歩行能力の改善や維持につながるため重要である．

・関節可動域訓練の実施前には病歴，身体所見および画像検査に基づき各関節の変形や破壊の状態を評価する．

筋力増強訓練

・個別訓練としても集団訓練としても実施される．

・筋力は ADL に直接影響する．筋力増強訓練は筋力の改善のみならず，骨組織・軟部組織の強化，適正体重の維持に有効である．高齢者や障害者は安静となりやすいため筋力が減少しやすい．生活期においても筋力増強訓練を継続し，筋力の維持・向上を図ることは重要である．

・運動の種類としては等張性，等尺性，等速性運動がある．負荷量を漸増させる等張性運動が最も多用される筋力増強訓練である．等尺性運動訓練は関節疾患があり，関節痛や関節破壊が増大する恐れがある際に行う．循環器疾患では等尺性収縮により血圧上昇を認めるので注意深くモニタリングする必要がある．

・基本動作と歩行能力の改善には股関節と膝関節の安定性が重要である．腸腰筋，大腿四頭筋，大殿筋，中殿筋，ハムストリングスなどの訓練を重点的に行う．スクワットや大腿四頭筋訓練などの自主訓練を指導する．

・神経筋疾患においては筋力増強訓練を行う場合には筋肉への過負荷に注意する．訓練後の筋痛，疲労，筋力低下を注意深く評価する．

物理療法

・ホットパックやパラフィン浴などの温熱療法，超音波療法は関節可動域の改善に有効である．

歩行訓練

・個別訓練としても集団訓練としても実施される．

・歩行訓練は歩行能力のみならず耐久性向上に有効である．歩行訓練により歩行能力自体の維持・改善のみならず，関節可動域・筋力の維持・向上が図られる．訓練実施前には呼吸・循環機能，運動麻痺の有無，筋力，関節可動域，座位機能，立位機能などの運動機能に加え，認知機能の評価を行い，運動強度と中止基準を明確にする．荷重量，歩行補助具や装具，介助方法などを機能障害や歩容・歩行能力に応じて選択する（詳細は各疾患のリハビリテーション治療を参照）．

・ロボット，（免荷式）トレッドミル，機能的電気刺激（functional electrical stimulation；FES）を用いた歩行訓練は歩行能力の改善に有効である．通所リハビリテーションにおいては機器を用いた訓練が可能なため，これら種々の機器を積極的に訓練に取り入れる．

・装具を使用している患者に対しては，適合しているかどうか，破損がないかの定期的なチェックを行う．不適合を認めた場合には義肢装具士と相談し調整や再作製を行う．

・活動範囲の拡大のため，屋外歩行訓練および公共交通機関の利用訓練を行う．

・歩行訓練時の転倒には最大限留意する．循環器疾患や呼吸器疾患を有する患者に対しては自覚症状，心拍数，経皮的動脈血酸素飽和度をモニターしながら歩行訓練を行う．

摂食嚥下訓練

・重度介護者を中心に摂食嚥下訓練を実施する．起居動作訓練，座位保持訓練を実施するとともに，口腔ケアと間接・直接嚥下訓練を行い，経口摂取能力の維持・向上を図る．窒息と誤嚥性肺

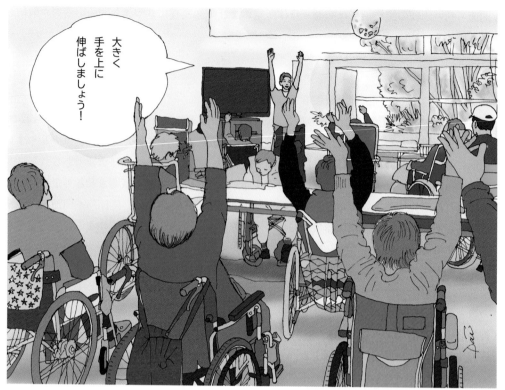

図 3-2　集団でのリハビリテーション治療 1

炎を防ぐための安全な食物形態と食事介助の配慮を行う．また，活動量をもとに必要エネルギー量も検討する．

● 集団でのリハビリテーション治療（図 3-2，3-3）

- 通所リハビリテーションにおいては集団での訓練も行われる．集団での訓練は筋力増強訓練，立ち上がり訓練，ストレッチ，体操などを組み合わせて実施する．集団での訓練においても個々の患者に対して運動負荷量，中止基準を明確に指示する．これらの集団での訓練に音楽療法を組み合わせることで，患者の意欲が高まる．また集団での訓練を実施する際には患者の疾患，身体認知機能，および集団での訓練の目的が共通するようにグループを設定する．

- 参加者同士の交流が進むことも集団でのリハビリテーション治療の利点である．患者同士の交流を通じ，疾患および身体の自己管理を促す．

- 失語症と構音障害などのコミュニケーション障害に対する集団でのリハビリテーション治療は言語機能・不安などの情動・コミュニケーション能力・社会性の改善に有効である．少人数での自由会話や歌を利用し言語課題を設定した訓練を実施する．サイコロを振って出たカテゴリー（動物や野菜など）に属する名前を順に答えていくなどといったゲームも有効である．他者との交流を介した訓練は本人のみならず，家族や介護者のコミュニケーション能力の向上に寄与する．

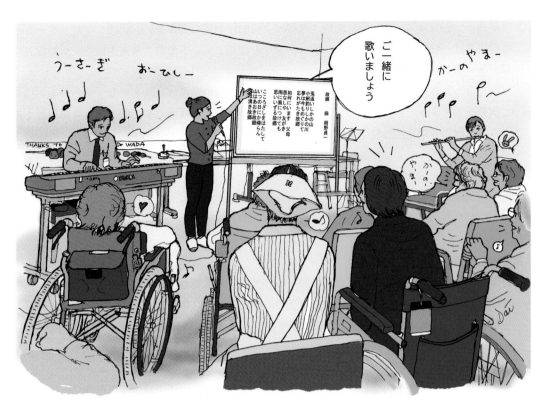

図 3-3　集団でのリハビリテーション治療 2

● 認知機能訓練

- 通所リハビリテーションの対象者において認知症を有する患者は 42% に及ぶとの報告があり[2]，認知機能訓練は大切である．
- 回想法は個々の体験に関する記憶が比較的保持されていることを利用し，過去の自分の出来事をそれぞれ思い出し共感的に対応することにより，情緒，意欲，協調性の維持・向上が得られる治療法である．主に集団で実施する．
- 認知刺激療法は集団での活動を通して，全般的な認知機能と社会性の向上を期待する治療である．このうちの見当識訓練は日付，曜日，季節，場所や天気，人物などを提示して伝えることにより，対象者の誤った認識に由来する行動や情動障害を改善することを目的とする．
- 運動療法は認知機能向上や認知症発症予防に有効である．ややきつい程度の運動強度において 45～60 分の運動を最低週 3 回，1 週間実施することが推奨されている．また，運動療法と認知訓練を組み合わせた二重課題訓練が認知機能の維持・向上に有効とされている．
- これらのリハビリテーション治療を組み合わせて短期間に集中的に実施することで認知症患者の認知機能，情動，周辺症状が改善する．

4　訪問リハビリテーション

- 訪問リハビリテーションにおいては原則として専門職による個別リハビリテーションが実施される．訪問リハビリテーションにおいて実際に実施されている訓練内容は関節可動域訓練が最も頻

度が高く，筋力増強訓練，歩行訓練，起居・立位動作訓練などが多い．訪問リハビリテーションの利用者は一般的には通所リハビリテーションを利用している患者より身体機能，活動能力に制限が多いことを反映している．

- 家族を含めた介護者へ患者に応じた介助方法と自主訓練の指導は訪問リハビリテーションにおいて重要なポイントである．各種訓練による身体機能の維持のみならず，低下した身体機能を補うよう家屋改修や福祉用具使用などの提案をし環境調整も行う．
- 訪問リハビリテーションにおいては神経・筋疾患，認知症，またがん患者の病状の進行や終末期への対応が求められる．
- 個々の訓練については通所リハビリテーションと共通するものが多い．訪問リハビリテーションにおいて特有のものについてここでは説明する．

関節可動域訓練

- 自らの体動が困難な重症患者において肩や股関節などの主要な関節の関節可動域を良好に保持することは，更衣，清拭，起居・移乗を行う際の介助軽減に有用である．嚥下障害患者に対しては頚部の関節可動域訓練を実施する．痙縮を伴っている場合にはボツリヌス療法の実施を検討する．

筋力増強訓練

- 壁，いす，ボールなど自宅にあるものを利用した筋力増強の自主訓練指導を中心に行う．実施状況を確認し，負荷強度や運動回数の調整と指導を行う．

物理療法

- 在宅においても家庭用低周波や温熱療法は実施可能であり，疼痛の改善や関節可動域の維持・向上に有効である．主に患者自身が使用することになるため使用方法を十分に指導する．

起居動作訓練

- 通院が困難な患者に対する訪問リハビリテーションでは起居動作能力の維持・向上は重要な課題である．座位訓練は特に重要でバランス能力，循環・呼吸機能，認知・精神機能，体幹筋力，関節可動域などの維持・向上に役立つ．ギャッチアップ，車いす座位，端座位訓練へつなげていく．立ち上がり訓練は下肢全体の筋力増強とバランス訓練を兼ねたものである．褥瘡と拘縮予防のためポジショニングを指導する．
- 全身状態が不良あるいは病状が進行している患者に対してはベッド柵，手すり，トランスファーボード，リフターの使用を検討する．移乗動作の指導も併せて実施する．

歩行（移動）訓練

- 訪問においては外来におけるリハビリテーション診療や通所リハビリテーションとは異なり，機器を用いた歩行訓練は実施できない．しかし，実生活をしている環境での歩行（移動）訓練を行うことは身体機能のみならず，家庭や社会での活動の維持・向上に有効である．
- 自宅内での移動における動線を確認する．トイレ，玄関（上がり框），階段，ベッド周囲，浴室に患者にとって必要な手すりや支持部があるかを確認する．過剰な手すりは移動の妨げとなりうるため撤去も検討する．移乗や移動に介助量が多い場合には介護サービスやリフター（吊り上げ

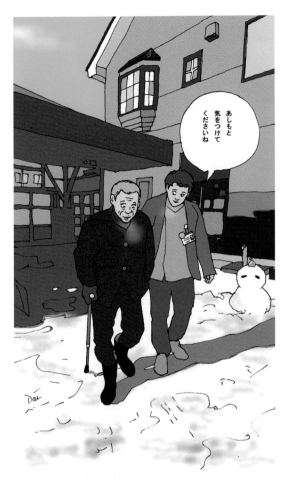

図 3-4　屋外歩行訓練

装置) の導入を図る.

- 屋外歩行訓練では日常生活に必要な不整地 (坂道, 階段, 雪道) や人通りのある場所での訓練を行う (図 3-4). 駅, バス停, 食料品店などへの経路を患者とともに確認しながら訓練を行う. 公共交通機関 (電車, バス) の利用も含まれる. 通常, 横断歩道を渡り切るには 1 m あたり 1 秒で歩くことが求められる. 屋外歩行に必要な補助具 (杖, シルバーカー, アイスピックなど) の使用を検討する.
- 歩行訓練時には転倒のみならず交通事故などに十分に注意し周囲の安全を確保する.

○ADL・手段的 ADL 訓練

- 訪問リハビリテーションにおける ADL・手段的 ADL 訓練は自宅や周辺環境という生活環境への適応が課題となる. 身体機能の向上のみならず, 実生活に必要な動作と能力に乖離がある場合には自助具や福祉用具を積極的に活用するとともに, 家具配置の変更や家屋改修など環境調整を行う.
- 排泄を自立させるための動作能力は在宅生活の維持に特に重要である. 立ち上がりを含めた起居移乗動作訓練や上肢機能訓練を実施するとともに, 手すりなどの環境調整を行う. 安定した下衣脱着のため上肢支持なしでの静的立位保持練習を行う. またトイレまでの動線と移動能力を評価し, 移動が困難である場合にはポータブルトイレまたは尿瓶などの利用を提案する.

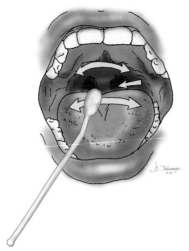

図 3-5　アイスマッサージ
冷やした綿棒で舌根部や咽頭後壁をマッサージする．

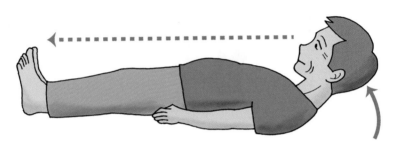

図 3-6　シャキア訓練
仰向けに寝た状態で，頭だけを持ち上げて足の指先を見る．誤嚥を防ぐための頭部挙上訓練（シャキア訓練），舌骨上筋群などの筋力強化によって，喉頭の前上方運動を改善し，食道入口部の開大を図る．

- 調理，掃除，選択などの手段的 ADL 訓練も在宅生活においては重要である．これらは活動としての側面のみならず，患者にとって自宅における役割（生きがい）となる．これらの遂行には運動機能のみならず高次脳機能が果たす役割も大きい．実際の動作を観察しながら，失敗のないように誘導し必要な指導を行っていく．
- 過度な環境調整により動作を容易にしすぎると身体機能の低下を招く恐れがある．

◯ 呼吸器疾患のリハビリテーション治療

- 呼吸障害を認める患者に対して呼吸器疾患のリハビリテーション治療を実施する．
- 肺理学療法としては口すぼめ呼吸や横隔膜呼吸などの呼吸訓練を指導する．また，胸郭の徒手的可動域訓練も呼吸機能の維持・向上に有効であり，可能な患者には呼吸筋体操とストレッチを指導する．呼吸筋の筋力増強には通常器具を用いるが，これらは在宅でも使用可能である．
- 気道クリアランスが保持困難な場合には咳を促す訓練を行う．体動が困難な患者に対しては無気肺を防ぐため体位変換の実施と介護者への指導を行う．呼吸介助法（スクイージング），軽打法，振動法などの徒手的な排痰手技を実施する．
- 持久力（心肺機能）訓練は呼吸器疾患のリハビリテーション治療において最も重要であり，平地

　歩行, エルゴメーター, トレッドミルを用いた下肢運動を行う. 四肢・体幹の筋力増強訓練も同時に実施するとよい.
- 訓練時には自覚症状, 心拍数, 経皮的動脈血酸素飽和度, 血圧, 呼吸数のモニタリングを欠かさない.

摂食嚥下訓練

- 間接訓練としてはアイスマッサージ (図3-5), シャキア訓練 (図3-6), 開口訓練などがある. 嚥下体操も有効である. 直接訓練としては息こらえ嚥下, 頸部回旋, 交互嚥下などの手法を用いる. 嚥下訓練のみならず, 食事環境と姿勢の調整, 食物形態の調整とトロミの工夫を行う. 家族や介護者へ食事介助, 自主トレーニング, 口腔ケア, 必要な食事と水分量, 嚥下食の調理方法などを具体的に指導する.

文献
1) 平成 27 年度介護報酬改定の効果検証及び調査研究に係る調査(平成 28 年度調査)
https://www.mhlw.go.jp/file/05-Shingikai-12601000-Seisakutoukatsukan-Sanjikanshitsu_Shakaihoshoutantou/0000126194.pdf
2) 全国老人デイ・ケア連絡協議会「通所リハビリテーションにおける様態別プログラムの検討. 厚労省老人保健事業推進費等補助金事業, 2008」

（木下翔司・安保雅博）

加齢や障害に代表的な併存疾患・合併症とその診断・治療・予防

1 併存疾患・合併症の定義

- 併存疾患とは，主な疾患とは別に罹患している疾患である．
- たとえば脳卒中では，高血圧症や糖尿病，脂質異常症，心房細動などは再発の予防上も重要な併存症である．一方，悪性腫瘍など偶発的に生命予後に影響する疾患を併存することもある．
- 合併症とは，ある疾患や障害を原因として二次的に生じる疾患・障害である．
- たとえば，脳卒中による仮性球麻痺を原因とした摂食嚥下障害や誤嚥性肺炎がある．
- 「主な疾患以外にも多くの疾患・障害がある」ことを念頭に，既往歴の聴取，問診，全身の診察・検査によって情報を収集し，早期に診断，治療，予防する．
- 特に，加齢に伴う併存疾患，不動に伴う合併症，疾患特有の病態に注意する．
- 機能・活動上の制約となっていないか，運動負荷制限の必要性を診断し，リハビリテーションチームで情報を共有し，治療にいかす．

2 誤嚥と誤嚥性肺炎

- 誤嚥とは食物，唾液，逆流した胃液などが声門を越えて気道に入ることであり，誤嚥性肺炎はこれらの異物を気管内に吸引することにより生じる．
- 肺炎治療ガイドライン2017（日本呼吸器学会）によると，肺炎の発症の際には重症度の診断に続いて，誤嚥性肺炎の場合を考慮して，治療方針を決定することが推奨されている．
- 誤嚥性肺炎は抗菌薬を中心とした治療に短期的な改善を望めるものの，その後容易に再発を繰り返す．その場合，死に至るという経過が多いことを踏まえておく必要がある．
- 生活期においては誤嚥リスクとなる摂食嚥下障害（171頁参照）や併存疾患を適切に診断し，誤嚥性肺炎の発症に至らぬよう対策を講じるべきである．そのうえで肺炎を発症した場合には軽症のうちに治療を開始する．治療の長期化は誤嚥リスクの増大を招くことを念頭におく．

診断
- 誤嚥リスクとなる併存疾患・既往歴として，脳血管疾患，Parkinson病などの神経変性疾患，反回神経麻痺，慢性閉塞性肺疾患，胃食道逆流が生じる胸部や腹部の手術歴，食道裂孔ヘルニアな

どがあげられる.

- 肺炎発症のリスクを高める薬剤には,患者の免疫力にかかわるステロイドや免疫抑制剤,嚥下反射の閾値を上げる抗精神病薬,唾液誤嚥のリスクを高める睡眠薬がある.これらの内服の有無を確認する.
- 加齢や疾患により全身の筋力低下をきたした状態であるサルコペニア(189頁参照)では,嚥下や誤嚥物の喀出にかかわる筋力も弱くなるため,誤嚥および誤嚥性肺炎の発症リスクが高い.栄養状態やサルコペニアの有無について明らかにする.
- 誤嚥リスクが高い患者では,肺炎を発症していても症状を訴えられずに身体所見が曖昧なこともある.
- 患者本人や家族への日常的な確認事項として,湿性嗄声の出現,活気の低下,食思不振,体重減少,認知機能の低下などがあげられる.誤嚥性肺炎発症に伴う脱水や炎症を疑う場合には,血液検査,胸部X線検査などをまず行う.

リハビリテーション治療

- 就寝中に唾液を不顕性誤嚥することも誤嚥性肺炎発症の一大リスクである.口腔内細菌数を減らすことを目的に日常的な口腔ケアを推奨し,積極的に歯科医と連携する.
- 高齢者であれば肺炎球菌ワクチン接種を行うことで肺炎発症時に重篤化することが多い肺炎球菌感染を予防する.
- サルコペニアによる嚥下機能・喀出機能の低下予防,免疫機能を維持し肺炎発症を予防するために十分なカロリーと蛋白質を摂取するよう栄養管理を行う.
- 発声や会話を伴う余暇活動,体幹のリラクゼーション,ストレッチ,筋力強化が図れる運動習慣を勧めることも有用である.

3 尿路感染

- 尿路感染症は頻度の高い疾患であり,腎臓,尿管,膀胱,尿道のほか,男性の場合は前立腺でも感染が生じる.
- 尿路感染症を繰り返す場合には排尿障害を念頭においたアプローチも必要となる.
- 排尿障害は排出障害と蓄尿障害に大別される.排出障害により尿閉や残尿をきたすと膀胱内で細菌が繁殖し,尿路感染症を繰り返す危険性が高まる.一方,蓄尿障害による尿意切迫や頻尿はQOLを著しく低下させる.そのため可能な限りQOLを損なわずに尿路感染症の再発予防に努めることが重要である.
- 生活期における原因疾患としては前立腺肥大症,過活動膀胱,神経因性膀胱があげられる.神経因性膀胱の基礎疾患として脊髄損傷,脳血管障害,神経変性疾患(Parkinson病など),糖尿病による末梢神経障害などがある.神経因性膀胱の確実なコントロールが尿路感染症の予防につながる.

診断

- 臨床症状として発熱を伴わない膀胱刺激症状(排尿時痛,残尿感,頻尿)があれば膀胱炎を疑う.発熱・悪寒戦慄などの全身症状を認めるものは腎盂腎炎か,男性の場合であれば前立腺炎を疑

う．それらの場合は特異的な所見として肋骨脊柱角叩打痛や直腸診で前立腺の腫大・熱感がみられることが多い．腎盂腎炎は発熱を伴い敗血症性ショックに陥るケースもあるため，早期の診断と速やかな対応が必要となる．

- 一般尿検査，沈渣での白血球・細菌の有無をまず行う．細菌尿であれば尿 Gram 染色によって起因菌の同定を行う．尿培養は再発性や難治性の場合に考慮する．
- 腎盂腎炎を疑った場合は，血液検査で炎症反応の程度や血液培養による菌血症の有無を確認する．
- 尿路閉塞がある場合は重症化する恐れがある．腹部超音波検査や腹部 CT で腎盂の拡張や尿路結石による閉塞機転がないかを確認する．

◯ リハビリテーション治療
- 尿路感染症の治療は，抗菌薬と利尿促進である．
- 抗菌薬は過去の培養結果や治療歴も参考にして選択する．
- 細菌を尿から排泄するために飲水量，輸液量をふやして利尿を促進させる．
- 尿路感染症を繰り返す症例は排尿日誌にて 1 回の排尿量や排尿回数，導尿や超音波検査で残尿量を測定する．
- 蓄尿障害には排尿筋の収縮を抑制する抗コリン薬や β_3 アドレナリン受容体作動薬が用いられ，夜間尿失禁に対しては三環系抗うつ薬なども有効である．排出障害においては排尿筋収縮を増強するコリンエステラーゼ阻害薬，膀胱出口部の抵抗を減弱させる α_1 遮断薬を用いる．前立腺肥大を伴う場合は抗男性ホルモン薬が適応となり，状況によっては間欠導尿を検討する．
- 日常生活で発症リスクを高めている可能性があり，1) 膀胱内に多量の尿を貯めない，2) 便が外陰部に付着しないように清拭する，3) オムツや尿もれパッドを定期的に交換するといった指導も行っていく．

4 褥瘡

- 骨突出部など体の一部に外力が持続的に加わると骨と皮膚との間に存在する軟部組織の血流が阻害され，不可逆的な阻血性障害による褥瘡が発生する．
- 褥瘡の好発部位として仙骨部，尾骨部，踵骨部，大転子部などがあげられる．
- 褥瘡発生の要因として 1) 局所的要因（皮膚の加齢変化や摩擦，失禁などによる湿潤，局所性皮膚疾患），2) 全身的要因（低栄養，やせ，加齢など），3) 社会的要因（介護のマンパワー不足，経済力不足，情報不足）などがあげられる．
- 筋力低下や障害により寝返りなどの床上動作が自立できていない患者では前述の条件を満たしやすいことから褥瘡発生のリスクは高い．
- 褥瘡に伴う疼痛により活動性の低下をきたしやすく，さらに褥瘡が発生する悪循環が生じやすい．生活期の患者では褥瘡の早期発見に加え，発生の予防に努める．

◯ 診断
- 深さ（D: depth），滲出液（E: exudate），大きさ（S: size），炎症/感染（I: inflammation/infection），肉芽（G: granulation tissue），壊死組織（N: necrotic tissue），ポケット（P: pocket）の項目

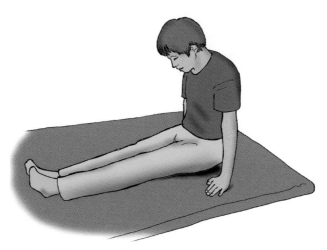

図 3-7 プッシュアップ

を用いて評価する.
- 評価方法として褥瘡重症度のための DESIGN や褥瘡経過のための DESIGN-R がある.
- 褥瘡の発生しやすさについて 1) 知覚の認知, 2) 湿潤, 3) 活動性, 4) 可動性, 5) 栄養状態, 6) 摩擦とずれについて項目ごとに評価する Braden スケールがある.

◯ リハビリテーション治療
- 褥瘡発生予防について, 身体に加わる外力を弱めるための耐圧分散や体位変換が有用である. また, 体位変換や移乗動作時の摩擦を軽減し, 栄養管理 (106 頁参照) をしっかりと行っていく.
- 安静時のポジショニングについては, 体圧測定器を用いて体圧 (40 mmHg 以下が目標) を測りながらマットレス (エア, ウォーター, フォーム, ゲル, ゴム, ハイブリッドなどの素材) や特殊ベッド (ベッドフレームとマットレスが一体化したもの) といった体圧分散用具, クッション, 枕を用いて調整する.
- 患者や介護者に指導するため, 正しいポジショニングを撮影し映像で共有しておくことは有用である.
- 体位変換や移乗の際には摩擦を避けるためにしっかり持ち上げる必要がある. 動作指導以外に, プッシュアップ (図 3-7) や立ち上がりのための四肢・体幹の筋力増強訓練を行う.
- 関節拘縮があると圧力が上昇しやすい部位が出現するリスクが大きくなるため, 関節可動域訓練を予防として行う.
- 褥瘡発生時には, 上述の方法を行いながら, 褥瘡発生部位やそれ以外の部位へ外力がかかりすぎないようにクッションや枕を用いてポジショニングを行って早期に治療する.

5 関節拘縮

- 生活期では安静臥床に伴う不動による関節拘縮のリスクがある (図 3-8).
- 関節拘縮とは皮膚, 筋, 関節包および靱帯など, 関節外にある軟部組織の変化によって生じる関節可動域制限のことを指し, 骨性の癒合による関節強直と区別される.

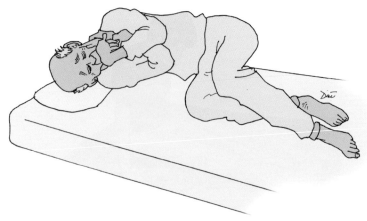

図 3-8　長期臥床により起こりやすい体位

- 肘関節では屈曲，手関節・手指では屈曲，股関節・膝関節では屈曲，足関節では底屈で拘縮が生じやすい．
- 拘縮は適切な関節運動を妨げ，筋萎縮と可動域制限を助長する．
- 整容，更衣，トイレ動作を困難にし，介護者の介助量を増加させる．

◉ 診断
- 患者の関節に可動域制限がある場合，視診，触診など全身の診察を行い，関節腫脹・熱感・疼痛など急性炎症を疑う所見がないか確認する．
- 可動域制限を呈するのが単関節か，片側上下肢もしくは全身の関節に及ぶものかを確認する．
- 患者の病歴と身体所見から，関節拘縮を引き起こしている要因を検討する．
- 皮膚の瘢痕形成，筋緊張の亢進，疼痛や麻痺による不動などが要因となる．
- 単純 X 線撮影など画像検査を行い，該当関節の形態の評価を行う．X 線学的に骨と骨の癒合がある場合は，関節拘縮ではなく，関節強直である．

◉ リハビリテーション治療
- 臥床時間が長い患者においては，関節拘縮の予防が重要である．
- ベッド上でのポジショニングでは，ハンドロールや上腕・膝窩部へのクッションなどで良肢位を保つよう工夫する．
- 関節拘縮の予防および改善のために関節可動域訓練を行う．すでに拘縮をきたしている患者には，持続伸展の装具や，温熱療法を用いて軟部組織の伸展を促す．
- 装具としてはたとえば手関節の持続伸展装具や下肢伸展装具などがあげられる．
- 筋の痙縮がある場合，装具療法，振動刺激療法，筋弛緩薬の内服，ボツリヌス療法，フェノールを用いた神経ブロックなどが効果的である．顕著な痙縮に対しては，バクロフェン髄注は有効な治療法であり適応をよく検討する．
- 適切な治療がなされないと次第に拘縮が進行し可動域の改善が難しくなる．そのため，活動性の低い患者については良肢位を保持しながら，安全に実施可能な訓練を本人・介助者にも指導し関節拘縮を予防することが望ましい．

- 介護保険サービスを利用したリハビリテーション治療を行うことも関節拘縮の予防につながる. ただし関節拘縮をきたす要因は一様ではなく, 患者個人に合わせた治療計画を立てることが重要である.

📖 文献

1) 日本脳卒中学会 脳卒中ガイドライン［追補 2019］委員会：脳卒中治療ガイドライン 2015.［追補 2019］, pp302-305, 協和企画, 2019

6 低栄養

- 人口の高齢化に伴い高齢者の栄養管理の必要性は増大し, 介護保険においても栄養改善加算や栄養マネジメント加算等が算定可能となっている. 生活期においても栄養管理が必要なことが認知されつつある.
- 低栄養状態では積極的な筋力増強訓練等は施行できないため, まず栄養状態を改善させることが大切である.

◉ **診断・リハビリテーション治療** （106 頁参照）

7 心肺機能低下

- 安静時の左室駆出率は加齢によって変化しないが, 運動時の左室駆出率は加齢とともに低下し負荷に対する予備能が低下して心不全を生じやすくなる. また, 心筋の拡張能は加齢とともに低下し, 拡張障害による心不全の原因となる.
- 加齢とともに洞結節, 房室結節などの刺激伝導系の線維化が進行し, 構成細胞数の減少が生じるため, 心房細動や上室性期外収縮など不整脈の出現頻度が増加する. 心筋拡張能低下による心房負荷の増大も心房細動の原因となる.
- 加齢により動脈硬化が進行するため, 心筋梗塞, 脳梗塞, 閉塞性動脈硬化症などを発症しやすくなるほか, 収縮期血圧の上昇が生じる. 特に脳梗塞の既往のある患者はすでに動脈硬化が進行しておりリスクは高い.
- 大動脈弁や僧帽弁の弁膜や弁輪には加齢によって石灰化が生じやすい. 閉鎖不全や狭窄などの弁膜症の原因となる.
- 加齢とともに肺活量や最大換気量などの呼吸機能は低下し, 動脈血酸素分圧も年齢に比例して低下する. このため, 高齢者では COPD や気管支喘息などの肺疾患による機能低下が生じやすい.

◉ **診断**

- 高齢者では心肺機能低下による自覚症状に乏しく典型的な症状を示さないことが多い. 息切れ, 咳嗽, 呼吸困難, 食欲の低下, 元気がないなどの非定型的な症状の出現に注意する.
- 診察の際に, 外出はどこまで（近くのスーパーまでなど）可能か, 階段で何階まで上がるか, 食事はどの程度の量かなどの生活状況を把握すると身体機能の変化に気づくことがある. 認知症や失語症により身体症状を伝えられない患者では特に注意を要し, 家族やリハビリテーション専門職など日常的に接しているスタッフからの情報も重要である.

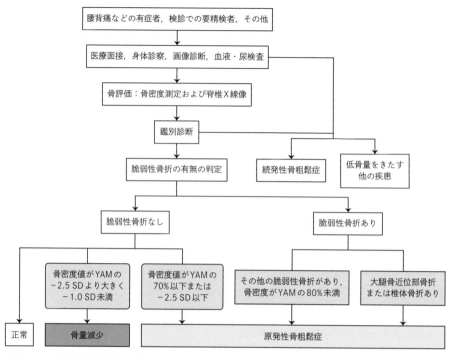

図 3-9　原発性骨粗鬆症の診断手順
YAM：若年成人平均値（腰椎では 20〜44 歳，大腿骨近位部では 20〜29 歳）
〔骨粗鬆症の予防と治療ガイドライン 2015 年度版作成委員会（編）：骨粗鬆症の予防と治療ガイドライン 2015 年版．p18，ライフサイエンス出版，2015 より〕

- 心肺機能低下が生じる疾患の可能性を疑った場合，血圧・脈拍・体温などのバイタルサイン，聴診による心音・呼吸音，下腿前面などの浮腫などの身体所見を取る．必要に応じて心電図，血液検査，胸部 X 線，胸部 CT，心臓超音波などの検査を行う．前述のように自覚症状のみでは診断を絞りきれないことも多く，検査所見をしっかり組み合わせる．

◯ リハビリテーション治療

- 併存症や既往歴に合わせて，適切な運動療法，薬物療法，生活指導を行う．薬物療法では適切に内服や吸入ができているかの確認が大切である．
- 日常診療では定期的に患者の身体所見を診察することに加え，身体機能や生活能力に変化がないか本人や家族に確認することが重要である．定期的な血液検査，心電図，胸部 X 線検査が自覚症状に現れない心肺機能の低下を明らかにすることがある．

8 骨粗鬆症

- 骨粗鬆症は骨密度の低下などにより骨が脆弱化し，骨折リスクが増大した状態である．
- 転倒すれば骨折する可能性が高い．転倒予防のための訓練はリハビリテーション治療として位置づけることができる．
- 骨粗鬆症そのものによる ADL や QOL の制限や低下はほとんどない．このため，積極的に診断しなければ，骨折をきたすまで骨粗鬆症に気づかないことも多い．

- 骨折は QOL を大きく損ねるため，骨折のリスク因子である骨粗鬆症へのアプローチは，健康寿命の延伸の点からも重要である．
- 日本全体での骨粗鬆症の有病者数は 1,280 万人（男性 300 万人，女性 980 万人）と推計されており，生活期の患者においても，有病率の高い併存疾患と考えられる．
- 定期的な骨粗鬆症の検査は必要である．

診断

- 骨粗鬆症の診断は，日本骨代謝学会の原発性骨粗鬆症診断基準に従って行う（図 3-9）.
- 続発性骨粗鬆症をきたす疾患を鑑別したうえで，脆弱性骨折の有無と骨密度測定によって骨粗鬆症と診断する．

骨粗鬆症の治療と転倒予防

- 骨粗鬆症を見逃さないために，積極的に評価する姿勢が重要である．
- 脆弱性骨折の既往のある患者に加え，65 歳以上の女性，危険因子（過度のアルコール摂取，現在の喫煙，大腿骨近位部骨折の家族歴）を有する 65 歳未満の閉経後の女性，70 歳以上の男性，危険因子を有する 50 歳以上の男性において，骨折リスク評価を目的に骨密度測定を行うことは有効であるとされる．
- 骨粗鬆症の診断がついた患者においては，骨折の予防目的に薬物療法を行う．薬物療法による骨密度の増加，運動療法による骨密度の維持や転倒予防効果が骨折の予防に有効であると考えられる．
- 薬物療法では，さまざまな薬剤が使用される．活性型ビタミン D_3 製剤や骨吸収抑制薬としてビスフォスフォネート，骨形成促進薬として副甲状腺ホルモン製剤などがある．
- 転倒を予防するための簡便な運動療法として，日本整形外科学会が推奨するロコモーショントレーニングがある．このなかで，片足立ちや椅子と机を用いた立ち上がり訓練が推奨されている．

文献
1) 骨粗鬆症の予防と治療ガイドライン 2015 年度版作成委員会（編）：骨粗鬆症の予防と治療ガイドライン 2015 年度版．ライフサイエンス出版，2015
2) 川口浩：骨粗鬆症の基礎と最近の話題．Jpn J Med Rehabil 56：349-360, 2019

（下堂薗　恵）

5

予防と治療としての高齢者の身体機能増強

1 高齢者の身体機能増強の有効性

- 加齢は多くの臓器に形態的・機能的変化をもたらし，運動，呼吸，循環，神経，感覚，精神，消化吸収，代謝，排泄，免疫，造血などの身体機能を低下させる．

- 身体機能は，生活習慣に少なからず影響を受けており，その改善によって機能の維持・向上が得られることも多い．なかでも定期的で継続的な身体活動については，高齢者の身体機能の活性化に非常に有効である．

- 「身体活動（physical activity）」とは，いわゆる「運動（exercise）」のみを意味するものではない[1, 2]．厚生労働省による「健康づくりのための身体活動基準2013」では，身体活動を「安静にしている状態よりも多くのエネルギーを消費するすべての動作」と定義しており，「生活活動」（日常生活における労働，家事，通勤・通学などを含む）と「運動」（体力の維持・向上を目的とし，計画的・継続的に実施されるもの）の2つからなるとしている．

- 定期的な身体活動が高齢者の身体機能に与える効果には**表3-2**のようなものがあげられる[1-3]．

2 転倒予防について

- 人口の高齢化に伴い，転倒は世界的な問題になっている．高齢者の3人に1人には転倒歴がある．転倒による外傷は加齢とともに増加し，高齢者の致死的・非致死的外傷の第1位になっている．

- わが国においても転倒は高齢者の不慮の事故死の第2位（2016年人口動態統計），要介護の原因

表 3-2　定期的な身体活動が高齢者の身体機能に与える効果

- 死亡率の低下
- 心血管系疾患による死亡率の低下
- 心疾患や脳卒中などの心血管系疾患，高血圧症，2型糖尿病，脂質異常症のリスク低下
- 各種のがん（結腸がん，膀胱がん，乳がん，子宮内膜がん，食道がん，肺がん，胃がんなど）のリスク低下
- Alzheimer病などの認知症の発症予防，不安・うつのリスク低下
- 骨密度や筋力の改善．運動機能の改善．転倒リスクの低下
- 体重コントロールに有効
- 睡眠の質の改善
- QOL（quality of life）の改善

表 3-3　健康のための身体活動に関する国際勧告（WHO，2010）

> 65 歳以上の高齢者に対する推奨身体活動量
> 1. 週に少なくとも 150 分の中強度の有酸素運動，または 75 分の高強度の有酸素運動を行うこと．または これらと同程度の量となるように適宜中〜高強度の身体活動を組み合わせて行うこと．
> 2. 有酸素運動は，1 度につき少なくとも 10 分以上行うこと．
> 3. 健康促進効果をさらに高めるためには，週 300 分の中強度の有酸素運動，または週 150 分の高強度 の有酸素運動，またはこれらと同等量となるように中〜高強度の身体活動を組み合わせて行うこと．
> 4. 活動性が低下している者では，転倒を防ぐために，週に 3 日以上はバランス能力を高めるような身体 活動を行うこと．
> 5. 週に 2 日以上，主要筋群に対する筋力増強訓練を行うこと．
> 6. 身体の状況により推奨されている身体活動量を達成することができない場合，その時の能力や健康状 態において可能な範囲で，活動的に行動すること．

※身体活動のレベル
中強度：安静時の 3.0〜5.9 倍の強度で行う身体活動．各個人の最大身体活動量を 10 とした相対的基準では，5〜6 程度 の強度．
高強度：安静時の 6.0 倍以上の強度で行う身体活動．各個人の最大身体活動量を 10 とした相対的基準では，7〜8 程度の 強度．

の第 4 位である（2016 年度国民生活基礎調査の概況）．
- 運動や包括的な評価・介入に転倒予防効果があることが，系統的レビューで報告されている．
- 地域社会の中で転倒リスク評価，個別のフィードバック，転倒予防講義を含むプログラムの実施 は転倒予防の効果がある．

3 介護予防について

- 要介護状態の軽減や悪化の防止だけでなく，高齢者が地域で自立した生活を送れるようにするた めに，「介護予防」の取り組みが推進されている．
- 介護予防は，機能回復訓練などの高齢者本人へのアプローチだけでなく，生活環境の調整，地域 の中で生きがい・役割を持てる居場所・出番作りなど高齢者本人を取り巻く環境の整備を重要視 している．地域においてリハビリテーション専門職も活かした自立支援の取り組みを推進し，要 介護状態になっても生きがいと役割を持って生活できる地域の実現を目指すものである．

4 高齢者の身体活動ガイドライン

- 高齢者の身体活動ガイドラインが，さまざまな機関によって作成されている．
- 2010 年に WHO により発表された「健康のための身体活動に関する国際勧告」（表 3-3）[1] および 2018 年に米国保健福祉省により発表された「身体活動ガイドライン第 2 版」[3] では，両者ともに 65 歳以上の高齢者に対して，週に 150 分以上の中強度または 75 分以上の高強度の有酸素運動を 行うこと，あるいはこれらと同等の量となるように適宜中〜高強度の有酸素運動を組み合わせて 行うことを推奨し，さらに健康促進効果を高めるためには，週 300 分以上の中強度の有酸素運 動が必要であるとしている．また，週に 2 日以上，主要筋群に対する筋力増強訓練を行うこと， 転倒予防を目的としたバランス訓練も行うべきであるとしている．
- 本邦では 2013 年に厚生労働省によって「健康づくりのための身体活動基準 2013」が策定された

表 3-4　65 歳以上の高齢者に対する推奨身体活動量

血糖・血圧・脂質に関する状況	身体活動（生活活動＋運動）	運動
検診結果が基準範囲内	・強度を問わず，身体活動を毎日 40 分（＝ 10 メッツ・時/週） ・今より少しでも増やす（たとえば 10 分多く歩く）	・運動習慣を持つようにする（30 分以上，週 2 回以上）
血糖・血圧・脂質のいずれかが保健指導レベルの者	医療機関にかかっておらず，「身体活動リスクに関するスクリーニングシート」でリスクがないことを確認できれば，対象者が運動開始前・実施中に自ら体調確認ができるようにした上で，保健指導の一環としての運動指導を積極的に行う．	
リスク重複者またはすぐ受診を要する者	生活習慣病患者が積極的に運動をする際には，安全面での配慮が特に重要になるので，まずかかりつけの医師に相談する．	

〔厚生労働省 健康づくりのための身体活動基準 2013（概要）より一部抜粋・改変〕

（表 3-4）[2]．この中では 65 歳以上の高齢者の身体活動の基準として，強度を問わず身体活動を 10 メッツ・時/週行うこと，具体的には横になったままや座ったままにならなければどんな動きでもよいので，身体活動を毎日 40 分行うことが推奨されている．さらに高齢者を含む全年齢層において，運動習慣を持つこと，具体的には 30 分以上の運動を週 2 日以上行うよう奨めている．

・少ない身体活動でも健康促進効果は得られるため，推奨されている量の身体活動が基礎疾患などによって実施できない場合でも，かかりつけ医に相談したうえで，その時の能力や健康状態において可能な範囲で活動的に行動することが重要である．

・健康促進のみならず疾患の治療についても，身体活動や運動の有効性が数多く報告されている．詳細については各論の項に譲るが，高血圧症，糖尿病，脂質異常症，動脈硬化性疾患，慢性心不全，肥満・メタボリックシンドロームを伴う慢性腎不全，認知症，骨粗鬆症，変形性膝関節症，関節リウマチ，腰痛，サルコペニア，フレイル，慢性疼痛，などの高齢者に多くみられる疾患について，国内外の多くの診療ガイドラインにおいて身体活動や運動が推奨されている．

5 高齢者の主体性を引き出すプログラム

・2015 年の介護報酬改定において厚生労働省は，ADL，手段的 ADL，社会での活動などの生活行為の向上に焦点を当てた「生活行為向上リハビリテーション」を打ち出した．居宅などの実際の生活場面において具体的な指導を行うことに実施加算がつくようになった．実際の生活の場面に必要な活動や行為そのものがプログラムとして取り上げられ，生活行為そのものをリハビリテーション治療の手段としたことは，少ない社会資源を有効に利用する政策といえる．

・高齢者の身体活動を向上させるためには，高齢者自身が獲得したい行動や行為を見つけ出して動機付けを行い，自らの意思を持って判断し活動することができるように，主体性を引き出すプログラムが必要である．

・生活期におけるリハビリテーション医療の関与は，時間的にも人員的にも圧倒的に不足しているのが現状である．この状況で高齢者の主体性を引き出すプログラムを効率的に展開していくためには，以下の 3 点を重視する必要がある．

①個別性：個々の高齢者の障害程度に適した訓練プログラムであること
②継続性：定期的なチェックと訓練内容の更新を行うこと

③簡便性：費用などがかからない，家にあるものを利用しながら気軽に行えること

- 生活期においては，専門職が高齢者の障害や能力に合わせてどこでも気軽に行える訓練プログラムを作成し，それを高齢者自らが在宅で主体的に行うよう教育（指導）する方法が効率的である．

- 高齢者に筋力増強訓練を実施する際の注意点は，各種目間に十分な長さの休憩を入れることである．高齢者は回復力が低いため，休憩時間が不十分だと次の種目で十分な訓練を実施できないばかりでなく，頭痛やめまいなどの症状を呈する恐れがある．施設で行う場合には，種目間の休憩時間を参加者相互の交流に活用すれば，訓練の継続性も期待できる．

6 リハビリテーション科医の役割

- 障害を持ちながら日々の活動性を維持しつつ，高齢者が社会での活動に取り組んでいくためには，リハビリテーション科医による定期的なフォローアップが重要な意味を持ってくるが，医師の関与はいまだ十分ではない[4]．

- 日本リハビリテーション医学会では，リハビリテーション科専門医を「さまざまな疾患・障害・病態などにより低下した機能と能力を回復し，残存した障害や不利益を克服するために，人々の活動を育む医学分野を専門とする医師」と定義した（2017年）．リハビリテーション科医は障害者や高齢者のかかりつけ医として最も適している．

- リハビリテーション科医は，生活期においては，専門性の高いかかりつけ医として活動を評価し，その制限の原因となる機能障害や背景にある疾患などを診断し，社会での活動を見据えて解決可能な要因について適切なリハビリテーション医療を提供している．

- 活動を育むという視点で生活期のリハビリテーション医療に携わる医師が増え，多職種とともに取り組むようになれば，高齢者の地域生活にとって大きな支えとなる．

🔖 文献

1) 世界保健機関. Global Recommendations on Physical Activity for Health 2010. https://apps.who.int/iris/bitstream/handle/10665/44399/9789241599979_eng.pdf
2) 厚生労働省. 健康づくりのための身体活動基準 2013. https://www.mhlw.go.jp/content/000306883.pdf
3) 米国保健福祉省. Physical Activity Guidelines for Americans 2nd edition 2018. https://health.gov/paguidelines/second-edition/pdf/Physical_Activity_Guidelines_2nd_edition.pdf
4) 平成 27 年度厚生労働科学研究費補助金長寿科学総合研究事業：要介護高齢者の生活機能向上に資する効果的な生活期リハビリテーション/リハビリテーションマネジメントの在り方に関する総合的研究. 分担研究報告書 2016

（大橋鈴世・坂野元彦）

（6）

補装具・日常生活用具の種類・用途と給付制度

1 補装具，日常生活用具の概要

- 補装具・日常生活用具の例を**表3-5**，**3-6**に示す（厚生労働省）．
- この他，小児のみ適応の装具・用具や重度障害者用意思伝達装置などがある．
- 歩行補助具，下肢装具，車いす，座位保持装置，歩行器，リフトのポイントと関連する制度について，その概要を知ることは大切である．

表 3-5　**補装具**

- 義肢
- 装具
- 座位保持装置
- 盲人安全杖
- 義眼
- 眼鏡
- 補聴器
- 車いす
- 電動車いす
- 歩行器
- 歩行補助杖

表 3-6　**日常生活用具**

イ　介護・訓練支援用具 特殊寝台，特殊マットその他の障害者等の身体介護を支援する用具並びに障害児が訓練に用いるいす等のうち，障害者等及び介助者が容易に使用できるものであって，実用性のあるもの
ロ　自立生活支援用具 入浴補助用具，聴覚障害者用屋内信号装置その他の障害者等の入浴，食事，移動等の自立生活を支援する用具のうち，障害者等が容易に使用することができるものであって，実用性のあるもの
ハ　在宅療養等支援用具 電気式たん吸引器，盲人用体温計その他の障害者等の在宅療養等を支援する用具のうち，障害者等が容易に使用することができるものであって，実用性のあるもの
ニ　情報・意思疎通支援用具 点字器，人工喉頭その他の障害者等の情報収集，情報伝達，意思疎通等を支援する用具のうち，障害者等が容易に使用することができるものであって，実用性のあるもの
ホ　排泄管理支援用具 ストーマ装具その他の障害者等の排泄管理を支援する用具及び衛生用品のうち，障害者等が容易に使用することができるものであって，実用性のあるもの
ヘ　居宅生活動作補助用具 障害者等の居宅生活動作等を円滑にする用具であって，設置に小規模な住宅改修を伴うもの

2 歩行補助具（杖・歩行器）

杖

- 歩行補助杖（以下，杖）を使用する目的は，歩行における安定性・速度・耐久性を向上させ，疼痛や麻痺のある下肢の免荷を図ることなどである．
- 下肢の機能に左右差がない場合，杖を使用する上肢は左右どちらでも構わない（上肢の機能に左右差がある場合には考慮する）．
- 下肢の機能に左右差（疼痛や麻痺など）がある場合には，杖は健側下肢と同側の上肢で使用するよう指導する．患側下肢の立脚期に，杖が接地する必要があるためである．
- 代表的な杖として，T字杖，多脚杖（多点杖），Lofstrand杖（肘杖），松葉杖がある（図3-10）．
- 杖の種類によって，主として制御される使用側上肢の関節数が異なる．一本杖は0関節，Lofstrand杖（肘杖）は2関節（手・肘関節），松葉杖は3関節（手・肘・肩関節）である．固定できる関節数が多ければ，荷重を調整できる量（免荷量）も多い．
- 多脚杖（多点杖）では，四脚杖の使用がもっとも一般的である．支持基底面が広いため安定性が高く，手を離しても杖自体が自立するなどの特徴がある．一方，屋外の不整地などでは多脚杖の先端がすべて接地しないため，不安定なことが多い．
- 先ゴムの劣化について，定期的な確認と交換が必要である．

歩行器

- 歩行器は，四脚のフレーム構造をもつ歩行補助具である．
- 身体との接触部位として，手指で把持するタイプ，前腕を支持するタイプなどがある．
- 床との接点としては，先ゴムのタイプ，キャスターのタイプ，その両方を有するタイプなどがある．

3 下肢装具

- 下肢装具を使用する目的は，変形予防・矯正，免荷，立位・歩行機能改善などである．
- 医療保険を使用して治療目的で作製される装具を治療用装具と呼ぶ．移乗・立位・歩行機能の改善を目的として，医師の処方のもと義肢装具士によって採型され作製される．
- 主に障害者総合支援法を使用して作製する装具を更生用装具と呼ぶ．移乗・立位・歩行機能の維持や日常の活動を可能とすることを目的として，更生相談所による判定の後，義肢装具士によって採型され作製される．
- 本項では，長下肢装具，短下肢装具について説明する（図3-11）．
- 長下肢装具は，足関節および膝関節を覆う．脳卒中の急性期・回復期で使用することが多い．膝継手は立位・歩行時にはロックをかけて伸展位で固定し，座位時はロックを解除して膝関節を屈曲可能な状態にする．足継手は固定，制限，遊動などの調整が可能である場合が多い．脳卒中患者で，生活期に長下肢装具を用いて歩行をする者は少ない．脊髄性小児麻痺（ポリオ）など，幼少期に障害を生じた者で可能な場合がある．
- 短下肢装具は，足関節を覆う．急性期・回復期・生活期とすべてのフェーズで使用する．さまざまな短下肢装具が開発されている．足継手の固定・制動・制限・遊動など対象者にとって必要な機能を見極め，種類・部品を選択することになる．膝関節伸展機能が低下している場合は，短下

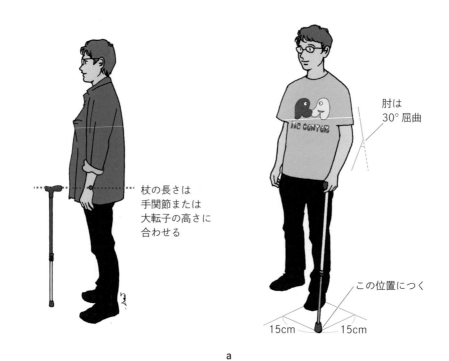

杖の長さは
手関節または
大転子の高さに
合わせる

肘は
30°屈曲

この位置につく

15cm 15cm

a

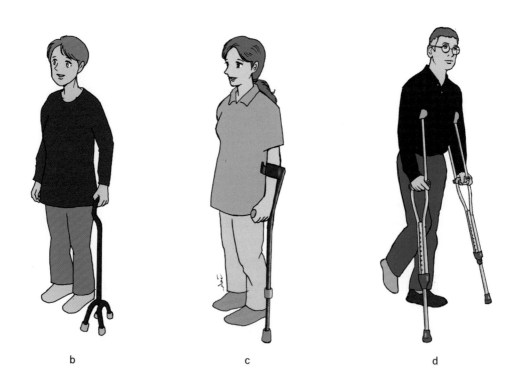

b　　　　　　　　　　　c　　　　　　　　　　　d

図 3-10　杖の例
a：T 字杖，b：多脚杖（多点杖），c：Lofstrand 杖（肘杖），d：松葉杖．

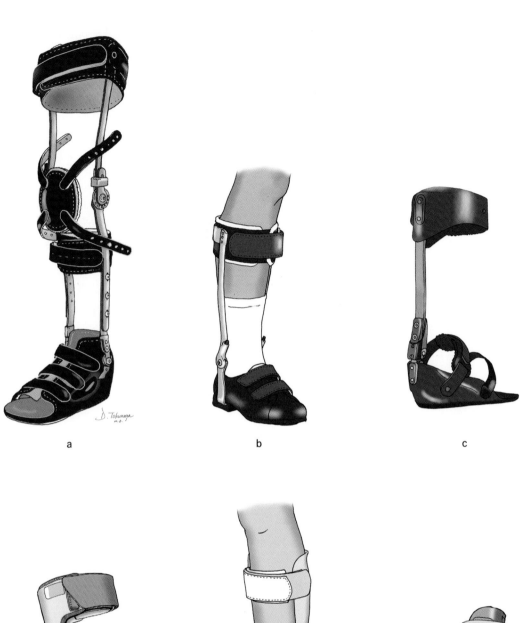

a   b   c

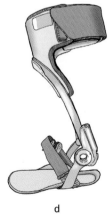

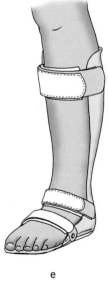

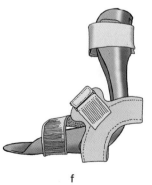

d   e   f

図 3-11　下肢装具の例
a は長下肢装具，b〜f は短下肢装具に分類される．

肢装具の足継手は背屈方向への可動域を制限し，足関節の背屈機能低下による下垂足，下腿三頭筋の痙縮による尖足があれば，短下肢装具の足継手は底屈方向への可動域を制限する場合が多い．後脛骨筋の痙縮により患側の足部の接地が不安定な場合にも使用する．

- リハビリテーション科医，理学療法士，作業療法士，義肢装具士は十分にディスカッションを行い，装具の適応や種類を決定する．対象者・介護者の意向も尊重する．生活期において，実生活に適合しない装具は実用的に使用されない．

- かかりつけ医は，下腿三頭筋の痙縮による尖足や後脛骨筋の痙縮による内反を認めた場合，抗痙縮薬の服用やボツリヌス療法などの適応について検討する．必要に応じてリハビリテーション科医に紹介すべきである．

- 装具は使用によって，破損，継手の設定のずれ，ベルトの面ファスナーや滑り止めの劣化などが生じる．対象者，かかりつけ医，リハビリテーション科医，看護師，介護福祉士，理学療法士，作業療法士，義肢装具士などが関与して定期的に確認し，修理，部品交換，作り替えなどを行う．

- 装具の耐用年数は，その種類によって異なる．その期間が経過したのちは，該当する制度を利用して，再度，装具を作製する．それまでの期間は，制度を利用した修理で対応する．

- 装具の使用や修理についての履歴を記載する冊子を作成し，対象者と関係するスタッフで情報を共有することでフォローアップに役立てている地域もある．

4 車いす

- 車いすは，歩行による移動が困難な場合に使用する機器である．使用時間が長くなることが多いため，適切なクッションを選択するなど，シーティングには十分に配慮する．

- 車いすには，介助用の手押し型車いす，自走用（自操用）の普通型車いす，リクライニング式車いす，普通型電動車いすなどがある（図3-12）．上肢や体幹などの身体的機能，認知機能，使用場面・目的などを考慮して選択する．

- 電動車いすは，タイヤをモーターで駆動する車いすで，四肢に障害がある対象者，長時間の自走が困難な対象者などが適応である．

- 介護保険や，障害者自立支援法などの制度を用いる．

5 座位保持装置

- 座位保持装置は，長時間座位姿勢をとることができない者，自力で座位姿勢を保持できない者に対して，身体各部を外的に支えて安定した姿勢を維持しやすいようにするものである．

- 制度では，平面形状型，モールド型，シート張り調節型に分類されている．

- 姿勢の変化や発達（小児）に応じて，修正・再作製の必要がある．

6 移動用リフト

- 移動用リフトは，対象者が自ら移動できない場合に使用が検討される．移動に複数の介助者が必要な場合などは介助の軽減のために積極的な適応となる（図3-13）．

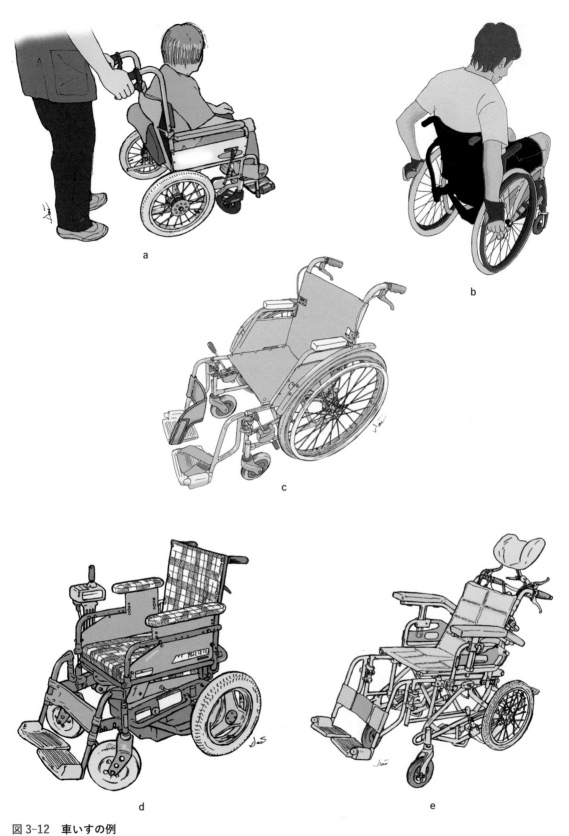

図 3-12　車いすの例

a：介助型車いす，b：モジュラー式車いす，c：標準型車いす，d：電動車いす，e：リクライニング式車いす．

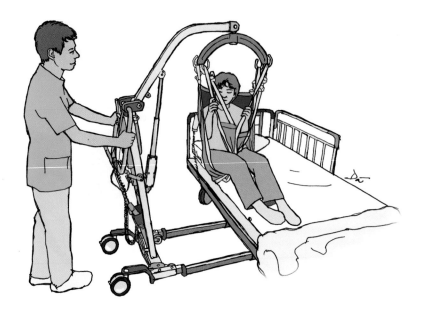

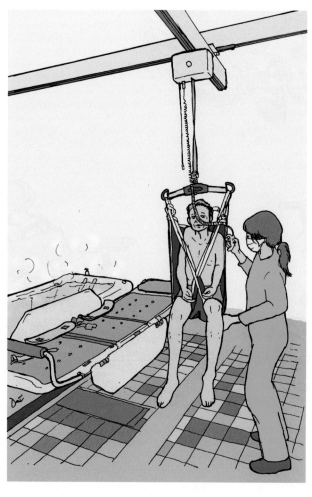

図 3-13　移動用リフトの例

- 車いすからベッドの移乗や入浴などで使用されることが多い.
- 在宅生活で使用するリフトは，固定式リフト，据置式リフト，天井走行式リフトなどである.
- 固定式リフトはベッドや浴槽の周囲に設置され使用される. 降下場所が限られてしまうが，それで問題がなければコンパクトで使い勝手がよい.
- 据置式リフトは，車いす・ベッドをまたいで設置され移乗に使用されることが多い. 在宅生活でこのタイプの使用が多い.
- 天井走行式リフトは，天井にレールを設置する工事が必要である. レールを設置さえすれば，玄関，車いす，ベッド，浴槽などの間を行き来することが可能となる.

7 補装具の給付制度

- 補装具の給付はそれぞれの目的に応じて，災害補償，医療，介護，社会福祉，公的扶助（生活保護）により行われている.
- 治療中の状態であれば医療保険や公的扶助により治療用装具の給付を受けることができる. 治療用装具の処方は医師であれば誰でも可能である. 医療保険として健康保険，国民健康保険，各種共済組合保険などがある. 治療用としてのみ，装具・練習用義肢が療養費払いで給付される. 費用は，まず対象者が製作所に直接全額を支払い，領収証と医師の装着証明書を保険組合や国民健康保険窓口に療養費支給申請することで保険者負担分が払い戻される. この方式を償還払い方式や療養費払いという.
- 災害補償には，労働者災害補償保険法，公務員災害補償法，船員保険法などがある. 治療中の段階では，治療用装具や練習用義肢が療養費払いで給付される. 治療終了後も障害が残る場合は，更生用として義肢・装具・車いす等が給付される.
- 介護保険制度の居宅サービスの1つとして，福祉用具の貸与・販売サービスがある. 原則貸与であるが，再利用に心理的抵抗感が伴う用具や使用により形態や品質が劣化する用具については特定福祉用具として販売可能である. 要介護度に応じて使用できる種目に制限がある.
- 具体例として，取り付け工事を伴わない手すりやスロープ・歩行器・杖などは要支援1からが対象となる. 車いす・特殊寝台などは要介護2からが対象である.
- 社会福祉には，戦傷病者特別援護法と，障害者総合支援法がある. 生活援護，および自立支援として更生用の義肢・装具・車いす等が給付される.
- 各種制度の優先関係は**図3-14**に示す通りである.

8 障害者総合支援法による補装具の支給

- 障害者総合支援法により身体障害者が補装具の支給を受ける際には，まず対象者が医師の作成した補装具支給意見書と見積もり書を市区の福祉事務所または町村の障害福祉課に申請し，都道府県，政令指定都市に設置されている身体障害者更生相談所で適否が判断される.
- 意見書を作成する医師の要件は，身体障害者福祉法第15条第1項に基づく指定医，指定自立支援医療機関の医師，国立障害者リハビリテーションセンター学院で行う補装具関係の適合判定医師研修会を終了している医師，その他上記と同等と認められる医師である.
- 適合判定方法は文書判定と直接判定（来所判定など）があり，多くのケースでは書類による文書

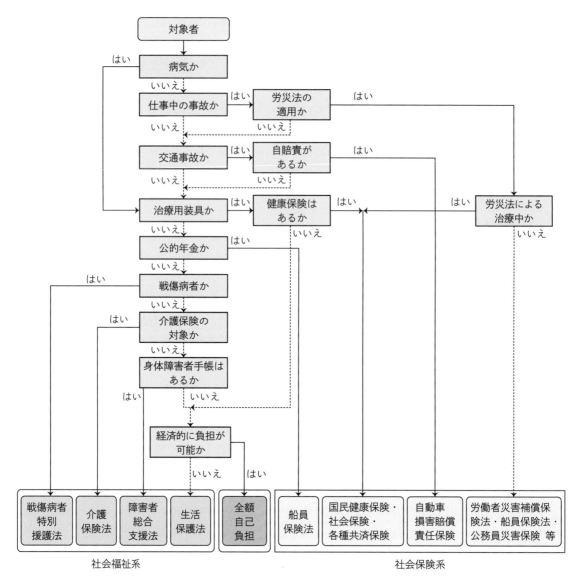

図 3-14　各種制度の優先関係―福祉用具支給制度選択のチャート―
（公益財団法人テクノエイド協会：補装具費支給事務ガイドブック．2018，http://www.techno-aids.or.jp/research/
guidebook_180411.pdf　33 頁より改変・引用）

判定であるが，高度な専門的知識を要する補装具については，使用者が更生相談所に来所し直接
判定を受けることもある．
- 支給対象となる補装具の個数は原則として 1 種目につき 1 個であるが，身体障害の状況を勘案
し，職業または教育上特に必要と認められる場合は複数認められる場合がある．
- 費用は，公的負担として国 2/4，都道府県 1/4，市町村 1/4 である．総経費の 1 割を対象者が自
己負担するが，低所得者対策として市町村民税非課税世帯と生活保護受給世帯では負担金はな
く，一般世帯においても所得に応じて月額の負担上限額が設定されている．
- 医療保険における治療用装具と同様に，対象者がまず全額を製作業者に支払う．その後，領収書
などの証明書を市町村に提出すれば 9 割が払い戻される，償還払い方式を行うことが建前上の手

続きであるが，実際の手続きとしては利用者が諸経費の1割を製作業者に支払うとともに製作業者に代理受領を委任して，製作業者は残り9割を市区町村に請求する仕組みとなっている．

- 自治体により対応が異なる場合がある．

文献

1) 伊藤利之：補装具の支給．伊藤利之，他（編）：義肢装具のチェックポイント，第8版，pp373-377，医学書院，2017

（沢田光思郎・河﨑　敬）

7

生活期のリハビリテーション医療における栄養管理

1 生活期における栄養管理の必要性

- 生活期では患者への栄養教育や在宅での運動指導が十分に行えていないと，低栄養や活動量低下による筋力低下や肥満などが起こる．
- 生活期のリハビリテーション医療における栄養管理では，低栄養の予防と改善，筋力・持久力などの改善を目標とする．訓練や活動における体への負荷量を考慮しながら適切な栄養管理を行う．

2 栄養状態の評価について

- 栄養状態の評価法には，主観的包括評価（subjective global assessment；SGA）と簡易栄養状態評価表（mini nutritional assessment-short form；MNA-SF），GNRI（geriatric nutritional risk index）が使用されることが多い．
- SGA は，病歴と身体所見から主観的かつ包括的に評価する方法である．
- MNA-SF は高齢者を対象とした評価法である．食事歴，体重減少，BMI（body mass index），疾病の状態，精神状態などから栄養状態を評価する．
- GNRI は，〔1.489×血清アルブミン値（g/dL）〕＋（41.7×［現体重/理想体重］）で数値化する．
- 栄養状態の経過観察には，血液検査とともに体重，上腕周囲長，皮下脂肪厚，下腿周囲径が目安となる．握力や指輪っかテストなどが簡便な評価法である．
- 日本栄養アセスメント研究会身体計測基準値検討委員会が発表した「日本人の新身体計測基準値（JARD 2001）」では．身長，体重，BMI（body mass index），上腕周囲長，下腿周囲長，上腕三頭筋皮下脂肪厚，肩甲骨下部皮下脂肪厚，上腕筋囲，上腕筋面積の 9 項目についての基準値が性別および年齢区別に示されている．
- 指輪っかテストは，被検者が自分の両手の親指と人指し指で輪をつくり，下腿周囲のもっとも太い部分を，指でつくった輪で囲めるか否かをみる検査である（図 4-32，194 頁）．
- 下腿周囲長（calf circumference；CC）は，DXA（dual energy X-ray absorptiometry）法による四肢筋肉量と有意な相関を示している．カットオフ値を CC 31 cm とすると，ADL の障害の程度とも相関することが示されている．
- 上腕筋周囲長は運動機能と生存率に相関すること，上腕筋面積・上腕三頭筋皮下脂肪厚は生存率

アセスメント ▶ 診断

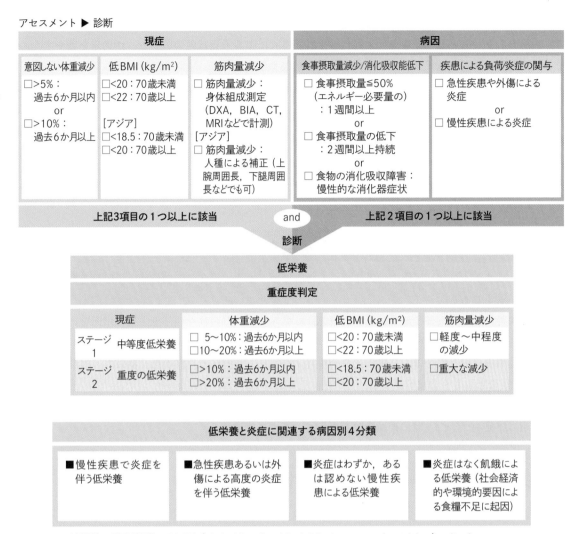

図 3-15　低栄養の診断基準：GLIM（global leadership initiative on malnutrition）criteria

に相関することが明らかにされている．

- 握力は簡便な身体機能評価の 1 つであり，その低下は将来的な骨折の発生，認知機能低下あるいは認知症の発症と相関するとされている．
- 低栄養の診断基準については，欧州臨床栄養代謝学会と米国静脈経腸栄養学会が合同発表した，GLIM（global leadership initiative on malnutrition）criteria を使用する[1]（図 3-15）．

3　栄養摂取の方法について

- 生活期での栄養管理は，経口摂取が主となる．経口摂取が十分でないか困難な場合には在宅経腸栄養法や在宅静脈栄養法が行われる．
- 栄養補助食品や経腸栄養剤は，食事の摂取量に応じて食間や運動直後に摂取する．補助食品や栄養剤にはさまざまな味があり，フレーバーをつけられるものもある．嗜好に合わせて提供することが可能である．

- 低栄養やサルコペニアの患者で介護保険のサービスを利用している場合は，ケアマネジャーと連絡を取り，栄養士による訪問栄養食事指導の導入による栄養状態の改善や，活動量を増やすための通所・訪問リハビリテーションの導入を相談する．
- 胃瘻がある患者は，チューブが太いため半固形化経腸栄養剤の使用が可能である．半固形化経腸栄養剤は下痢や逆流の防止に有効なものが多い．
- 半固形化経腸栄養剤の1回注入時間は約5〜15分であり，注入時間は短い．介護者の負担軽減だけではなく，胃瘻患者にとっても注入の間の安静時間を減らすことができ，活動する時間を増やすことができる．
- ゲル化剤が選択される場合もある．

4 リハビリテーション治療の効果を高めるための栄養管理

- リハビリテーション治療の効果を高めるためには，まず，現在の栄養状態と活動量を把握することが重要である．
- 低栄養状態でリハビリテーション治療を行っても効果が得られない．低栄養の増悪を招かないためにも適正な栄養管理が重要である．
- 栄養療法を行う場合は，基礎疾患や合併症（肝疾患，炎症疾患，腎疾患，糖尿病，摂食嚥下障害など）などにも十分に留意する．
- 消化管疾患や術後などで1回の食事摂取量が少ない場合は，5回食などを提案する．朝昼夜の食事に加え10時と15時に補助食品を摂取するように指導する．

5 リハビリテーション治療とエネルギー量について

- エネルギー必要量は，個々の症例で決定する．具体的には①体重あたり25〜30 kcalが基準であり，運動量に応じて増加する，②間接熱量測定により安静時エネルギー消費量を測定して算出する，③Harris-Benedict式などを用いて基礎エネルギー消費量を予測し，活動量や病態によるエネルギー代謝の変化を考慮して算出する．
- リハビリテーション治療における運動療法では，エネルギー消費量を算出してそれに見合った栄養を摂取する必要がある．訓練の強度や時間によって，100〜500 kcal/日以上が消費される．
- 運動の強さを示すメッツ（metabolic equivalents；METs）は，安静時を1メッツとしている．すなわち，安静時に比較して何倍の運動量に相当するかを示している．メッツから運動によるエネルギー消費量を計算することができる．
- エネルギー消費量（kcal）＝1.05×体重（kg）×メッツ×時間（hr）〔例：体重60 kgの患者が3メッツの筋力増強訓練を合計2時間行った場合は，1.05×60（kg）×3メッツ×2（hr）＝378（kcal）である〕

6 運動療法における負荷・頻度について

- 健康日本21では，1日1万歩，1回30分以上の運動を，週2回以上実施し，1年以上継続することを目安にした運動習慣を推奨している．

表 3-7 米国スポーツ医学会と米国心臓協会による推奨運動習慣

運動頻度	中等度強度（最低週 5 日），高強度（最低週 3 回）
運動強度	中等度強度（5〜6/10）から高強度（7〜8/10）
運動時間	中等度強度（少なくとも 10 分，合計 30 分/日以上，合計 150〜300 分/週） 高強度（少なくとも 20 分/日以上，合計 75〜150 分/週）
運動様式	過度でなければ各種の運動や歩行は一般的な運動様式とされる．水中運動または固定された自転車での運動は体重負荷に制限のある人に有効である．

- 米国スポーツ医学会と米国心臓協会によるガイドラインでは**表 3-7** が推奨されている．
- サルコペニア診療ガイドラインでは，運動療法に関して筋力増強訓練を含む包括的プログラム（60 分/回，週 2 回）を推奨している．
- サルコペニア予防の運動習慣は 1 日あたり 7,000〜8,000 歩以上，または 3 メッツの強さで 1 日に 15〜20 分以上の運動が推奨されている．

7 生活期に生じやすい病態への栄養管理

- 患者や介護者が十分に栄養や運動の重要性を理解し，適切な栄養管理や運動習慣を身につけるようにサポートと指導をしていく必要がある．

A. 褥瘡

- 褥瘡の発生は経口摂取不良，体重減少，低栄養状態と強く関連している．
- 2009 年にヨーロッパ褥瘡諮問委員会と米国褥瘡諮問委員会が共同で作成した合同臨床実践ガイドラインでは，褥瘡発症予防のために，エネルギー 30〜35 kcal/kg/日，蛋白質 1.25〜1.5 g/kg/日，水分 1 mL/kcal/日を投与することが推奨されている[2]．創部からの滲出液に伴う蛋白質喪失や，基礎疾患や合併症に応じて調整する必要がある．
- 経腸栄養剤の補助的な追加は，褥瘡の発生予防に有効である．
- 適切な栄養管理を行ったうえで，アルギニン，ビタミン C，亜鉛などを強化した栄養補助食品を付加することは予防として推奨される．
- 褥瘡治療において必要なビタミンと微量元素は，ビタミン C，ビタミン A，ビタミン E，亜鉛，銅，鉄である．治療過程で不足する場合があるため，必要に応じてモニタリングを行いながら投与していく．

B. フレイル

- フレイルとは，日本老年医学会が提唱した frailty の訳語であり，健常な状態と要介護状態の中間的な状態を意味する．
- フレイルは，筋力や歩行速度の低下といった身体的要因の他に，認知機能の低下や抑うつによる精神・心理的要因，独居や経済的困窮による社会的要因などさまざまな要因が影響しており，適切な治療によって健常な状態へと改善する可能性が含まれている．

- 身体的フレイルの診断は，Freid らによる cardiovascular health study（CHS）基準があり，長寿医療研究開発費事業によって考案された日本語版 CHS（J-CHS）基準が用いられる．5 項目のうち，3 項目以上をフレイル，1〜2 項目該当したものをプレフレイルと判定する．
- 高齢者では，蛋白質摂取後に誘導される骨格筋における蛋白質合成の反応性が成人と比較し低下しており，成人以上にアミノ酸の血中濃度を上げる必要がある．毎食良質な蛋白質を少なくとも 25〜30 g 程度摂取するか，ロイシンや HBM などのアミノ酸の摂取が必要になる．
- サルコペニアの栄養療法と同様に，蛋白質の必要量は 1.0〜1.5 g/kg/日である．
- 骨格筋の増強や骨格筋機能の改善には，蛋白質の摂取と運動療法を併用することが有用である．栄養療法単独での改善は困難である．若年者でも高齢者でも運動中に蛋白質を補給することは筋肉量と筋力の増大を促進するとされている．
- 十分な栄養管理をしたうえで，ビタミン D 配合の補助食品を摂取することは推奨されている．

C. サルコペニア

- サルコペニアとは，加齢などの原因による筋肉量減少・筋力低下・身体機能低下を意味する．
- 診断には，アジア・サルコペニア・ワーキンググループ（AWGS）の診断基準を用いる．骨・筋肉量の評価が必要不可欠であり，その方法としては，精度の高い DXA 法や BIA（bioelectrical impedance analysis）法が推奨されている．これらの測定装置の利用ができない場合は，より簡便な下腿周囲径・上腕筋面積・指輪っかテストなどが用いられる．
- 高齢者のサルコペニアに対する適正蛋白質必要量は 1.0〜1.5 g/kg/日である．サルコペニア診療ガイドライン 2017 年版では，最低でも 1.0 g/kg/日以上を摂取することが推奨されている．
- 食事に追加すべき蛋白質量としては，30 g または必須アミノ酸 20 g が妥当である．
- ロイシンは mTOR 経路の刺激効果があり骨格筋蛋白質合成を促進する．
- ビタミン D，β-ヒドロキシ-β-メチル酪酸（beta-hydroxy-beta-methylbutyrate；HMB），クレアチニン，コラーゲンペプチドは筋力増強や骨格筋減少抑制効果がある．

🔵 文献

1) Cederholm T, et al：GLIM criteria for the diagnosis of malnutrition − A consensus report from the global clinical nutrition community. Clin Nutr 38：1-9, 2019
2) Ranel NPUAP/EPUAP. Prevention and treatment of pressure ulcers：clinical practice guideline.30-33, 2009
3) Chen LK, et al：Sarcopenia in Asia：consensus report of the Asian Working Group for Sarcopenia. J Am Med Dir Assoc 15：95-101, 2014

（渡邉浩司・山内克哉）

8

生活期のリハビリテーション医療における
リスク管理

1 生活期のリハビリテーション医療とリスク管理

- 生活期のリハビリテーション診療では，急性期や回復期のリハビリテーション診療が終了し，全身状態は安定していることが多い．しかしながら，生活期のリハビリテーション診療が必要な患者は虚弱な場合も多く，有害事象の発生する危険性は高く，生活機能への影響も大きくなる可能性がある．有害事象としては，急変などの合併症，転倒などの事故，医療関連感染など各種のものがあげられる（表3-8）．

- これらの有害事象は患者のADLやQOLを低下させることになり，生命予後の不良にもつながる．生活期のリハビリテーション診療を提供するにあたっては，有害事象を回避しつつ，積極的な訓練を継続することが必要である．

2 リハビリテーション医療における安全管理・推進のためのガイドライン

- 日本リハビリテーション医学会より，「リハビリテーション医療における安全管理・推進のためのガイドライン」[1] が上梓されている．2006年に初版が，2018年に改訂第2版が刊行されている．この中においても，合併症や事故，医療関連感染などに対する対策がクリニカルクエスチョン（CQ）としてあげられ，それらに対する推奨がなされている[1]．

- ガイドラインでは，運動負荷を伴う訓練を実施するための基準が設けられ，高頻度に遭遇する症

表 3-8　生活期のリハビリテーション医療において生じる可能性がある有害事象

合併症	リハビリテーション診療対象疾患の増悪・再発 併存疾患の増悪 新規に発生した疾患
事故	転倒・転落 窒息 チューブ抜去（気管切開カニューレ，胃瘻など）
医療関連感染	流行性感染症（インフルエンザや嘔吐下痢症など）

状やバイタルサインの変動などに関する記述がされている．CQ は「〜の場合に運動負荷を伴う訓練を行うか？」および「訓練中に〜が生じた場合はどのようにするか？」の２つの様式がある．

- 前者の CQ は訓練前の問診やバイタルサイン測定において異常がみられた場合，当日の訓練を実施するか・中止するかの判断をするための基準である．ここでの推奨文は「〜の原因が明確であり，全身状態が安定していると判断できる場合は，訓練を実施することを提案する」とされているものが多い．患者の状態が安定している場合には，訓練を実施しないことの「害」を考慮して，可能な範囲で訓練を実施することを考える必要がある．

- 後者の CQ は訓練開始後に患者に新しい異常が生じた際の対応方法が記述されている．この場合は，患者に生じている異常の原因をその場で特定することは容易ではないため，訓練中止とし，精査を進めることを推奨するものとなっている．

- しかし，本ガイドラインの対象施設は，病院および診療所などの医師が常駐する環境とされている．生活期のリハビリテーション診療が実施される環境は，訪問リハビリテーションやデイケアセンターなど，医師が常駐していない場合も多いと考えられる．その場合はこのガイドラインの推奨を参考とし，施設ごとに適切な対応ルールを設定し，患者ごとに安全対策を講じることが求められる．またリハビリテーション診療の対象となる疾患やリハビリテーション診療に精通した医師であるリハビリテーション科専門医が関与することが望ましい．

3 ハイリスク患者の識別

- 生活期のリハビリテーション医療の対象となる患者はさまざまである．全身状態は良好で積極的なリハビリテーション治療を実施できる患者も多いが，虚弱な状態で慎重に訓練を実施しなければならない患者もいる．また，生活期のリハビリテーション医療は患者とかかわる期間が長期となる．患者の状態は経時的に変化することが多く，その変化に対応してリハビリテーション治療を行わなくてはならない．

- 有害事象を予防するためには，有害事象の生じるハイリスク患者を識別していくべきである．患者の病歴や治療状況，血液検査や画像検査，などさまざまな情報を収集することが求められる．急性期や回復期のリハビリテーション治療を担当していた前医や現在のかかりつけ医との連携が重要となる．診療情報提供書や訪問リハビリテーションの指示書などから，患者の状態を把握するように努める．患者の状態の変化も把握できるよう，かかりつけ医に報告や相談をできるようにしておくことも必要である．

- 生活期の疾患管理は主に薬剤によるものである．薬剤の処方状況を把握することで疾患の治療状況を知ることも可能である[2]．処方中の薬剤から疾患の状況を把握し，薬剤の変更から病状が変化していることを知ることができる．さらに，薬剤の副作用による合併症や，薬剤がリハビリテーション治療の阻害因子になっていないか注意して治療を進める．

- 患者の日々の状態を把握することも重要である．患者に死に至るような急変が生じる際は，その急変前に何らかの予徴を示すことが少なくない．予徴としては，意識レベル低下，血圧低下，頻脈・徐脈，頻呼吸・徐呼吸，SpO_2 低下，胸痛などがあげられている[3-5]．バイタルサインの変動は，急変の予徴ともなるものであり，日々の訓練前にはバイタルサインを測定することが必須である．急変の予徴の１つである胸痛の原因としては，急性冠症候群など重大なものが含まれているため注意を要する．

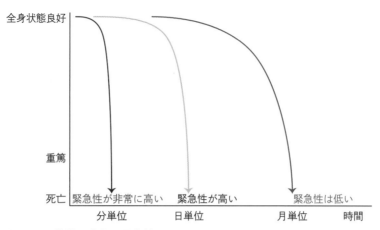

図 3-16　状態の変化と緊急性
分単位で重篤化するものは緊急性が非常に高いものである．数日単位で重篤化す
る可能性がある緊急性が高い疾患に対しても注意する必要がある．

表 3-9　生活期のリハビリテーション診療における不安定なサイン

症状	胸痛 呼吸困難 腹痛
身体所見	ショック 冷汗 チアノーゼ 苦悶様表情
発症様式	急速に生じた変化 経時的な悪化

4　患者の状態が変化した時の対応

- 患者の状態は日々変化し，さまざまな症状や身体所見の異常に遭遇するが，訓練を実施しないことは患者に「害」を与えることとなるため，可能な範囲で訓練を実施する．

- しかし，背景に重篤な疾患が潜んでいる場合もある．患者の状態の変化に関する原因を推察し，全身状態が安定しているかを確認する必要がある．ここでは緊急性の判断が求められる．緊急性の判断は，生じている問題がどの程度重篤な結果になる可能性があるか，重篤な結果がどの程度の時間で生じるか，ということがポイントになる．分単位のきわめて短時間で状態変化するものと数日〜月単位のものがあり，緊急性は異なる（図 3-16）．

- 数分単位で重篤な状態となる疾患は緊急性が非常に高く，早急に救急車を要請する．BLS（basic life support）をすぐに開始できるよう常から準備をしておくことが大切である．非常に緊急性が高い疾患としては，肺血栓塞栓症，急性冠症候群，大動脈瘤破裂，大動脈解離，大動脈弁狭窄症などがあげられる．いずれも大血管が閉塞あるいは破裂することで生じるものである．これらを示唆する所見としては，胸痛，呼吸困難などの症状と急速な状態の変化があげられる．これらは「不安定なサイン（表 3-9）」として念頭においておくことが求められる．

- 生活期のリハビリテーション診療では，入院中の患者のような頻繁なバイタルサイン測定や，看護師・医師の訪問はない．定期的な医師の診察日や訪問看護の日程などを確認し，それまでの全

身状態の安定性をしっかり把握していく．数日単位で重篤化する可能性がある疾患を鑑別していくことが必要である．

- 嘔気・嘔吐などの高頻度にみられる訴えにおいても，急性冠症候群などの重篤な疾患が背景に潜んでいる場合がある．胸痛や冷汗などの随伴症状にも注意を払い，重篤感がある場合には早急に救急医療機関の受診を勧める．

- 訪問リハビリテーションなどでは専門職が単独で対応することも多い．必要最低限の能力を習得しておくことが求められる．ここでは，緊急性が高い疾患の特徴を知り高頻度に遭遇する状態の変化への対応が必要となる．

5 事故対策のための環境調整と患者指導

- 生活期のリハビリテーション診療で生じる可能性がある事故としては，転倒や窒息があげられる．

- 転倒は頻度が高く，骨折や頭蓋内出血など重大な結果となる場合がある．退院直後の患者では，環境の変化により特に転倒のリスクは高いと考えられる．十分な配慮が必要であるが，安全を重視するあまりに活動制限をすることは，不動による合併症という重大な「害」を生じる結果となる．生活期のリハビリテーション医療の目指すところは「改善した活動の維持」と「さらなる活動の改善」である．このためには，「できるADLを実際に行っている」ことが求められる．

- 転倒を生じると，外傷により機能予後や生命予後に悪影響を及ぼす．また，転倒恐怖により活動性が低下する．このため，「安全にかつ，できるADLを実際に行う」ことが必要となる．患者の精神機能や身体機能に応じた安全な移動方法などを検討する．ベッドやトイレ周囲などは転倒を生じやすい場所であり，これらの環境調整も検討する．

- 窒息は死に至ることも多い重大な事故である．生活期のリハビリテーション診療では摂食嚥下障害を持つ患者も多く，ハイリスクな患者が含まれている．嚥下能力に応じた食形態の選択や食事姿勢の指導が必要である．生活期の患者ではこれらが遵守できていないことも多いため，食事状況についても確認していくべきである．

🔖 文献

1) 日本リハビリテーション医学会 リハビリテーション医療における安全管理・推進のためのガイドライン策定委員会編：リハビリテーション医療における安全管理・推進のためのガイドライン第2版．診断と治療社，2018
2) 宮越浩一（編）：リハに役立つ治療薬の知識とリスク管理．pp16-21，羊土社，2019
3) Buist M, et al：Association between clinically abnormal observations and subsequent in-hospital mortality：a prospective study. Resuscitation 62：137-141, 2004
4) Hillman KM, et al：Duration of life-threatening antecedents prior to intensive care admission. Intensive Care Med 28：1629-1634, 2002
5) Franklin C, et al：Developing strategies to prevent inhospital cardiac arrest：analyzing responses of physicians and nurses in the hours before the event. Crit Care Med 22：244-247, 1994

（宮越浩一）

生活期のリハビリテーション医療の
対象疾患・障害・病態

1

脳血管障害

1 概要

● 脳血管障害の分類，症状，診断

- 脳血管障害は，脳梗塞，脳出血，くも膜下出血の3つに分類される．さらに脳梗塞は，ラクナ梗塞，アテローム血栓性脳梗塞，心原性脳塞栓症に分類される．
- わが国の場合，脳血管障害の約75%は，脳梗塞である．

● 脳血管障害の急性期治療

- 急性期治療は，脳卒中センターの脳卒中ケアユニット（stroke care unit；SCU）で行われることが理想的である．SCUには，リハビリテーション科療法士が常勤していることが望まれる．
- 発症後4.5時間以内の急性期脳梗塞に対しては，組織プラスミノーゲンアクチベーター（tissue-plasminogen activator；t-PA）の経静脈的全身投与を行う（アルテプラーゼ 0.6 mg/kg）．t-PA 投与によっても血流再開が得られなかった場合，もしくは t-PA が非適応であった場合は，発症後8時間以内であれば血管内治療による脳血栓回収術（Merci リトリーバー，Penumbra システム，Solitaire，Trevo など）が行われる．
- 脳出血に対しては，圧迫所見が高度な被殻出血や皮質下出血に対して，血腫除去術が行われる．血腫が小さい場合，神経症状が軽微な場合，深昏睡の場合には，保存的に対処される．
- くも膜下出血に対しては，発症後72時間以内に脳動脈瘤頸部クリッピング術もしくは血管内治療のコイル塞栓術が行われる．

● 脳血管障害に対する急性期および回復期のリハビリテーション診療

- 意識障害がなく（もしくは軽微），神経症状の増悪がなく，全身状態も安定している場合は，可及的速やかに離床を含めた急性期のリハビリテーション治療を開始するのがよい．AVERT（a very early rehabilitation trial）研究の結果は，"より早期の離床開始"を推奨するものであり，Head-PoST（head positioning in acute stroke trial）研究の結果は，"早期離床の安全性"を示すものである．
- 急性期のリハビリテーション治療を行うことで，脳の代償機能が促進され，不動による合併症も予防される．
- できるだけ早期から立位歩行訓練を開始し，片麻痺が重度の場合は，長下肢装具を用いながら立位歩行訓練を進める．

- 回復期のリハビリテーション治療では，ADLの向上と在宅生活再開を目指す．急性期のリハビリテーション治療からシームレス（継ぎ目なく）に継続されることが重要である．機能障害回復がプラトー状態に達した場合は，障害が残存していても生活が営めることに重きをおいて治療を進める．
- 回復期リハビリテーション病棟では，立位歩行訓練，ADL訓練，認知訓練，摂食嚥下訓練などが，リハビリテーション治療チームにより包括的に行われる．

2 診断

- 脳血管障害の症状は，その病巣の部位と大きさによって異なる（表4-1）．よって，その症状から，ある程度は病巣を診断することができる．脳梗塞，脳出血でよくみられる症状は片麻痺，感覚障害，失調，失語症，半側空間無視などである．くも膜下出血では，典型的には激しい頭痛を伴った突然の意識障害が出現する．
- 脳卒中の神経学的重症度を診断するためには，NIHSS（national institute of health stroke scale）が有用である．
- 脳出血，くも膜下出血は，通常は頭部CTで診断される．発症後超早期の脳梗塞・脳幹梗塞の診断には，MRIの拡散強調画像（diffusion weighted imaging）が有用である．MRAによって，脳主幹動脈病変や脳動脈瘤を評価することができる．

表4-1 脳血管障害の主な症状とその主な病巣部位

症状	病巣部位
片麻痺	錐体路（皮質脊髄路．中心前回，放線冠，内包後脚，大脳脚，橋腹側）
感覚障害（しびれ，痛み）	脊髄視床路，視床，一次体性感覚野
失調	小脳，橋（ataxic hemiparesis），延髄（Wallenberg症候群），視床
視野障害	後頭葉（同名半盲．後大脳動脈領域），視放線
眼球運動障害	中脳，橋（one-and-a-half syndrome），視床（wrong side deviation）
失語症	優位半球下前頭回（運動性失語），優位半球上側頭回（感覚性失語），優位半球角回（失読失書）
半側空間無視	右頭頂葉の下頭頂小葉（左半側空間無視）
認知症	視床（前内側部，傍正中部），海馬，角回，帯状回後大脳動脈領域，前脳基底部，内包膝部
失認	一次視覚野（視覚性失認），後頭-側頭葉腹側部（紡錘状回，海馬傍回など．右半球病変では相貌失認）
無動性無言	前頭葉内側面（前大脳動脈領域），帯状回
不随意運動	視床下核〔ヘミバリスム（hemiballismus）〕，視床〔ヘミヒョレア（hemichorea）〕，中脳赤核（振戦，Benedikt症候群）

〔下堂薗恵，岡本隆嗣：脳血管障害—急性期から回復期—，久保俊一（総編集）：リハビリテーション医学・医療コアテキスト，p95．医学書院，2018より引用〕

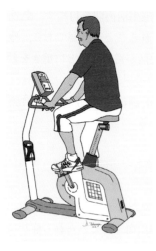

図 4-1　通所でのリハビリテーションマネジメント
通所でのリハビリテーションマネジメントにおける自転車エルゴメーター訓練．生活期であっても，筋力増強は期待できる．

3 治療の実際

○ 片麻痺に対する生活期のリハビリテーション診療

- 生活期においても，①片麻痺の程度を維持（軽度改善）すること，②全身の筋力を維持（軽度改善）すること，を目指したリハビリテーション診療は重要である．特に，麻痺側下肢の筋力を軽度改善あるいは維持させることは重要であり，これが歩行能力など ADL 能力の軽度改善や維持に直結する．

- 歩行可能な患者に対しては，日常生活の中で可能な限り歩行の機会を増やすように指導する（家人と散歩に行く，近所に買い物に行くなど）．すでに歩行能力が高くなっている患者に対しては，課題を行いながら同時に歩行を試みる二重課題歩行を訓練するとよい．

- 下肢筋力増強訓練としては，立ち上がり訓練（椅子からゆっくりと立ち上がり，その後に座る．大腿四頭筋を強化），座位や立位での大腿挙上（腸腰筋を強化），つま先立ち（下腿三頭筋を強化），座位や立位でのつま先上げ（前脛骨筋を強化）などが自主訓練として推奨される．

- 外来でのリハビリテーション診療や通所リハビリテーションにおいては，トレッドミル訓練や自転車エルゴメーター訓練（**図 4-1**）が推奨される．これらを行うことで，下肢筋力の増強のみならず，心肺持久力の改善も期待できる．

- 高齢の脳血管障害患者においては，その発症以前からサルコペニアの状態にあった患者が含まれる．よって，サルコペニアに対する一般的な運動指導（下肢筋力増強の自主訓練）と栄養指導（蛋白質，分岐鎖アミノ酸，ビタミン D の投与）を行うことがある．

- 通所リハビリテーションにおいては，複数の筋力増強訓練と持久力（心肺機能）訓練を組み合わせたサーキット訓練が行われることもある．

- 下肢運動機能の変化に伴って，短下肢装具の調整が必要となる場合もある．踵接地ができない場合や反張膝がみられる場合は，底屈制限を強める．槌趾や鉤爪趾がみられる場合は，インヒビターバーを用いるとよい．短下肢装具を処方した後も，定期的にその適合性を確認することが重要である．

- 片麻痺を残存した患者に対しては，転倒予防対策を徹底すべきである．下肢筋力増強訓練を行うのみならず，患者への教育（自らの移動能力を過信しないように指導し，適宜補助具を使用す

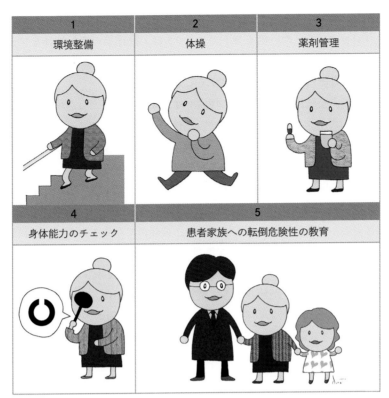

1	2	3
環境整備	体操	薬剤管理

4	5
身体能力のチェック	患者家族への転倒危険性の教育

図 4-2　転倒予防のポイント

る），環境調整（屋内の障害物を除去する，照明を明るくする，手すりを設置する）なども積極的に行うべきである（図 4-2）．ただし，過剰な転倒恐怖感によって，生活が過剰に制限されている患者もいることに留意する．

- 健側上肢を拘束して麻痺側上肢の使用を強制する CI 療法（constraint-induced movement therapy）は，生活期にある上肢麻痺に対しても有用であると報告されている．
- 最近においては，反復性経頭蓋磁気刺激（repetitive transcranial magnetic stimulation；rTMS）や経頭蓋直流電気刺激を併用して運動療法を行うことで，生活期であっても片麻痺の改善が得られるとの報告がみられている．

上下肢痙縮に対する生活期のリハビリテーション診療

- 脳血管障害による上下肢痙縮は，脳血管障害の発症後 1〜6 か月の時期に（場合によっては生活期に入ってから）顕性化してくる．典型的には，Wernicke-Mann 肢位（麻痺側上肢は屈筋群の筋緊張が高まり，下肢は伸筋群の筋緊張が高まる）を呈する．
- 上下肢痙縮に対する治療としては，経口筋弛緩薬内服，フェノールブロック，バクロフェン髄腔内持続投与，A 型ボツリヌス毒素注射，手術療法などがある．
- 痙縮に用いる経口筋弛緩薬としては，ジアゼパムやエチゾラム（GABA-A 受容体作動薬），バクロフェン（GABA-B 受容体作動薬），エペリゾン，チザニジン，ダントロレンなどがある．いずれも安価であるが，中等度以上の痙縮に対する効果は十分ではなく，眠気，ふらつき，めまい，全身の脱力感などの副作用がみられる．これらの内服によって，転倒リスクが高まる可能性も

ある.

- フェノールブロック（モーターポイントブロック）は，痙縮筋の支配神経をフェノールの蛋白変性作用で破壊する治療である．その効果は数か月間は持続するが，手技に熟練を要し，施術後に感覚低下やしびれなどの異常感覚が発生することがある.

- バクロフェン髄腔内持続投与は，皮下に埋没させた薬液ポンプから，髄腔内に挿入したカテーテルを通して持続的にバクロフェンを投与する治療である（バクロフェンは脳血液関門を通過しない）．対麻痺が最もよい適応であるが，脳血管障害後の片麻痺に対して行うこともある．定期的なポンプへの薬剤補充やバッテリー交換が必要である.

- 上下肢痙縮に対するA型ボツリヌス毒素による治療は，わが国では2010年に承認された．大胸筋，上腕二頭筋，浅/深指屈筋，撓/尺側手根屈筋，下腿三頭筋（腓腹筋，ヒラメ筋）など痙縮筋への筋肉内注射として直接投与する方法である．神経毒である本毒素は，神経筋接合部におけるアセチルコリンの放出を阻害することで筋弛緩作用を示し，その効果は2～4か月間持続する．現状では，薬価が高いこともありその投与量の上限が定められている.

- 重度の痙縮が持続しており，関節変形もきたすような場合には，筋解離術や腱延長術などの選択的痙性コントロール手術が行われる．肘関節の屈曲，股関節の内転，内反尖足などが適応である．過剰な伸張反射を抑制するために，選択的末梢神経縮小術，機能的脊髄後根切断術などが行われることもある.

- これら痙縮に対する治療に引き続いて，関節可動域訓練，筋力増強訓練，促通訓練，上肢運動訓練，歩行訓練などのリハビリテーション治療を積極的に行うことが推奨される．痙縮が改善されることで，これらの訓練をより有効に行うことができる．定期的な外来でのリハビリテーション診療として，自主訓練を指導することも重要である.

- 痙縮は，気温が低い場合，疼痛がある場合，精神的緊張が強い場合などに増悪するため，これらについても患者に指導する.

⚪ 高次脳機能障害（失語症を含む）に対する生活期のリハビリテーション診療

- 失語症の回復は，発症後6か月間以上にわたって緩徐に続くことが珍しくない（生活期になってから言語機能が回復する患者も多く存在する）.

- 失語症に対しては，外来でのリハビリテーション診療として治療を継続することがある．言語機能評価を適宜行いながら，その症状の改善度にあわせて自主訓練課題を与える．患者およびその介護者に，生活の中でできるだけ会話の機会を増やす（買い物に行く，地域の集会に参加する，デイサービスに行く，カラオケを楽しむなど）ように指導する.

- 失語症の改善がよくない場合には，ジェスチュア，イラスト，写真などを用いた代替コミュニケーション手段を習得させる.

- 生活期になっても半側空間無視が持続している場合には，本人への意識づけを行うと同時に，「大切な物品は体の右側に置く」「患者の右側から話しかける」などの環境調整を行うことが重要である.

- 生活期になってから記憶障害が顕著に改善することは少ない．したがって，生活期には，「記憶障害が残存していても家庭および社会生活が円滑に送れる」ことを目的としてリハビリテーション治療を行う．外的補助手段として，手帳，ノート，メモ，カレンダーなどに予定や日課を書き込み，それをチェックする習慣をつけさせる．タイマーやアラームで約束の時間を知らせるとい

う方法も有用である．行うべきことをラベルとして貼り付けたり，行動のチェックリストを作ったりするのもよい．

- 注意障害に対するリハビリテーション治療として，抹消課題，視覚探索課題，間違い探し課題，パズルなどを行わせる．環境調整として，課題に集中できる環境（静かな場所，整理整頓された場所など）を用意する．
- 生活期になってから，不動による合併症として認知機能低下が明らかになることがある（日常的および社会的活動性の低下は，認知機能低下につながる）．そのような場合には，自主訓練としての認知訓練を指導し，必要があればドネペジル，ガランタミン，リバスチグミンなどを投与する．
- くも膜下出血後の患者に緩徐に増悪する認知機能低下がみられた場合，正常圧水頭症の合併を考慮する．

摂食嚥下障害に対する生活期のリハビリテーション診療

- 在宅で生活する摂食嚥下障害患者に対しては，患者本人とその介護者に対して，安全な摂食嚥下方法と食事内容を指導することが重要である．適切な摂食姿勢を保ち（必要があれば頸部を前屈させたリクライニング位をとらせる），一口量を調整して，嚥下に集中させる（嚥下の意識化）．嚥下しやすい食品は，適度な粘度がある，食塊形成しやすい，密度が均一である，口腔や咽頭を滑らかに通過する，べとつくことがない，などの条件を満たすものである．
- 自主訓練として，口腔運動訓練，頸部運動訓練，pushing 訓練（声門閉鎖訓練），頭部挙上訓練（Shaker 法），blowing 訓練などの間接嚥下訓練を継続させることも重要である．
- 通所リハビリテーションや訪問リハビリテーションの1つとして，間接および直接嚥下訓練を行うこともある．ただし，病院外で直接嚥下訓練を行う際には，緊急時のために携帯型の吸引器などを準備しておく．
- 摂食嚥下障害を原因として，低栄養が増悪することがある．低栄養に対しては，栄養補助食品を用いて迅速に対処するように心がける．
- 誤嚥性肺炎の合併が示唆された場合は，迅速な診断（胸部単純 X 線撮影，胸部 CT，血液検査などによる）を行い，必要があれば入院下での治療（ペニシリン系，キノロン系，セフェム系などの抗菌薬の点滴投与）を開始する．

精神症状に対する生活期のリハビリテーション診療

- 脳血管障害によるうつでは，活動性の低下や活気のなさが目立つ．一方，抑うつ気分，絶望，苦痛，希死念慮，罪業感は重篤でないことが多い．薬物治療として，選択的セロトニン再取り込み阻害薬（フルボキサミン，パロキセチン，セルトラリンなど）を投与する．
- 脳血管障害によるアパシーでは，自発性の欠如，情動の平坦化，持続力の欠如，社会性の減退，無関心，無頓着などがみられる．その評価には，やる気スコアが頻用される．薬物治療としてミルナシプラン，アマンタジン，ニセルゴリンなどを投与することがある．
- うつやアパシーに対しては，患者の趣味や興味を考慮したうえで，身体活動および社会活動を高めるように運動療法や作業療法を行うとよい．他者との交流を維持するために定期的にデイケアやデイサービスに通うことも推奨される．
- 脱抑制や易怒性（anger burst）に対しては，まずは認知行動療法が推奨される．これの効果が不

十分な場合は，バルプロ酸，チアプリド，ハロペリドール，リスペリドンなどを投与する．

● 排尿障害に対する生活期のリハビリテーション診療

- 脳血管障害後の神経因性膀胱は，生活期においても高頻度にみられる．これは，蓄尿障害（尿失禁，頻尿）を呈することも排出障害を呈することもある．排尿日誌などで毎日の排尿状態を正確に記載し，病態を評価したうえで，投薬を含めた対処を決定する．
- 蓄尿障害の場合は，抗コリン薬やβ_2受容体刺激薬を投与するが，これらの効果が不十分な場合はオムツまたはパッドを用いる．
- 排出障害の場合は，コリン作動薬やコリンエステラーゼ阻害薬を投与する．尿閉が顕著な場合は，間欠自己導尿や尿道カテーテル留置が必要となる．
- 尿路感染症（排出障害がある場合に生じやすい）を合併した場合は，十分に水分を投与したうえで，キノロン系やセフェム系の抗菌薬を投与する．
- リハビリテーション治療として（特に訪問リハビリテーションにおいて），排尿にかかわる動作（下衣の上げ下げ動作，トイレへの移乗動作，フットレストの上げ下げ動作，便座上での座位保持など）を訓練するとよい．
- 在宅で生活する場合，介護者が患者をトイレへ誘導する（尿失禁をする前にトイレに連れて行く），居室とトイレ間の距離を短くする，ポータブルトイレを導入するなどの環境調整も重要である．

● 疼痛に対する生活期のリハビリテーション診療

- 視床出血などの脳血管障害後の中枢性疼痛に対しては，最近ではプレガバリン（150〜600 mg/日）の内服が最も推奨されている．これ以外に，アミトリプチリン，ラモトリギン，クロナゼパム，ガバペンチン，カルバマゼピン，メキシレチンが処方されることもある．眠気，脱力感，ふらつき感などの副作用に注意しながら，徐々にこれらの投与量を増していくのがよい．
- 中枢性疼痛に対してこれらの薬剤が無効の場合には，rTMS，脊髄電気刺激療法（spinal cord stimulation；SCS），大脳皮質電気刺激療法（motor cortex stimulation；MCS）を考慮してもよい．ただし，rTMSの鎮痛効果はその持続性に問題があり，SCSやMCSは侵襲的な治療手段でありその施行できる施設が限られる．
- 片麻痺があり，その麻痺側の肩関節に疼痛がある場合は，非ステロイド系抗炎症薬投与，局所ステロイド（関節内）注射などを行う．肩関節亜脱臼がある場合は，肩手症候群を予防するためにも三角巾やスリングを用いるとよい．自主訓練として，肩関節の関節可動域訓練を行うことも重要である．
- 麻痺側上下肢の痙縮が疼痛の原因となっていることもある．その場合は，ボツリヌス毒素注射などの抗痙縮治療を行う．

● 脳血管障害の再発予防

- ラクナ梗塞およびアテローム血栓性脳梗塞の再発予防には，抗血小板剤を投与する．アスピリン（75〜150 mg/日），クロピドグレル75 mg/日，シロスタゾール200 mg/日の投与が推奨される．ただし，現在においては，2剤以上の抗血小板剤の長期的併用は，推奨されていない．
- 非弁膜症性心房細動による心原性脳塞栓症の再発予防には，ワルファリンもしくはDOAC

(direct oral anticoagulant) を投与する．ワルファリンによる抗凝固療法は，INR (international normalized ratio) が 2.0〜3.0 の範囲になるようにコントロールする (70 歳以上の患者の場合は，INR 1.6〜2.6 の範囲内にコントロールする)．わが国の現状では，ダビガトラン，リバーロキサバン，アピキサバン，エドキサバンと 4 種類の DOAC がある．ワルファリンと比して DOAC は高価であるが，血中濃度をモニターする必要がない．頭蓋内出血をはじめとする出血性合併症の危険性は，ワルファリンと比して DOAC で有意に低い．非弁膜症性心房細動以外の心疾患 (リウマチ性心臓病，機械人工弁など) を原因とする心原性脳塞栓症の場合は，DOAC の有用性を示唆するエビデンスが乏しく，ワルファリンが第 1 選択薬となる．

- 脳梗塞では，血圧レベルは少なくとも 140/90 mmHg 未満として，糖尿病，脂質異常症も積極的に治療する (高用量のスタチン系製剤を投与することもある)．
- 脳出血では，血圧コントロールが不良な場合に再発の危険が高くなるため，少なくとも血圧を 140/90 mmHg 未満 (可能であれば 130/80 mmHg 未満) にする．T2*画像で microbleeds がみられる患者 (微小脳出血の既往がある患者) では，より厳格な血圧コントロールが望まれる．

⬤ その他の合併症に対する生活期のリハビリテーション診療

- 脳血管障害後てんかんは，大脳皮質を含んで大きな病変を持つ患者や比較的若年の患者で高頻度にみられる．血中濃度をチェックしながら，カルバマゼピン，バルプロ酸，レベチラセタムなどを予防的に投与する．特に第三世代抗てんかん薬であるレベチラセタムは，副作用が少なく他剤との相互作用もほとんどないので，その使用頻度が増えている．
- 脳血管障害の発症によって臥床や座位の時間が長くなると，褥瘡のリスクが高まる．したがって，仙骨部，踵骨部，大転子部など褥瘡好発部位の皮膚を定期的にチェックする．褥瘡が発生したら，局所の圧迫を取り除き，スキンケアなどに努める．低栄養も褥瘡の危険因子である．
- 復職を目指す患者の場合，その仕事内容に沿った書字訓練，パソコンの操作訓練などの訓練プログラムを作成する．必要であれば，リハビリテーション科医がその職場の上司と面談をして，患者の病状を説明するのがよい．
- 脳血管障害では，運動機能障害 (片麻痺，肢失調など)，感覚機能障害 (視野障害，聴覚障害など)，高次脳機能障害 (注意障害，半側空間無視など) が生じるため自動車運転に支障をきたすことが少なくない．運転再開については，非常に慎重な判断が求められる．症状の改善が思わしくない場合には，代替の移動手段 (バスや電車の利用) を勧めることも重要である．
- 生活期になると，すでに多くの患者が自らの障害を受容している．しかしながら，症状の改善がプラトー状態に達していることも多いため，リハビリテーション治療への意欲が低下してくる場合がある．患者には，「リハビリテーション治療を終了することで，生活機能が低下する可能性がある」などの治療を継続する必要性を十分に説明する．

⬤ 文献

1) 角田亘, 他：脳血管障害・頭部外傷. 久保俊一 (総編集). リハビリテーション医学・医療コアテキスト. pp91-113, 医学書院, 2018
2) 水尻強志, 他 (編)：脳卒中リハビリテーション. 医歯薬出版株式会社, 2013
3) 藤島一郎, 他 (監修)：地域包括ケア時代の脳卒中慢性期の地域リハビリテーション. メジカルビュー社, 2016
4) 正門由久, 他 (編)：脳卒中 基礎知識から最新リハビリテーションまで. 医歯薬出版株式会社, 2019

(幸田　剣・田島文博)

② 運動器疾患

1 概要

- 運動器とは，身体運動にかかわる骨，筋肉，関節，神経などの総称である．運動器疾患には肩関節周囲炎，変形性関節症や変形性脊椎症，脊柱管狭窄症などの退行変性疾患，骨折や脱臼，腱・靱帯損傷などの外傷性疾患，関節リウマチなどの炎症性疾患，骨粗鬆症などの代謝性疾患，スポーツ傷害，脊髄損傷，切断，小児の運動疾患などが含まれる．

- 急性期病院もしくは回復期リハビリテーション病棟を退院して間もない運動器疾患の術後患者においては，運動療法の指導・施行と同時に，内服や注射による薬物療法，創部の処置，画像診断や専門的な機能評価などが必要なことが少なくなく，そのような場合は外来でのリハビリテーション診療が推奨される．

- 一方で，術後に長時間が経過した，または慢性的に症状が持続する運動器疾患患者には，筋力増強訓練を含むグループ訓練が提供される通所リハビリテーションが勧められる．

- 運動器疾患に対する生活期のリハビリテーション診療においては，患者自身による毎日の自主訓練（特に下肢の筋力増強を目的とするもの）の重要性が高い．しかし，運動習慣のない患者に自主訓練を定着させるためには，その必要性と方法について繰り返し説明する必要がある．

- 生活期のリハビリテーション治療においては，健康維持・向上を目指すために，ロコモティブシンドロームに対して推奨されている運動療法を念頭におくことが望ましい[1]．

- 肩関節周囲炎は炎症期，拘縮期，回復期を経て1〜数年の経過で治癒する疾患である．炎症期では肩関節の動作時痛による可動域制限や安静時痛，夜間痛が出現する．拘縮期では疼痛は軽減するが全方向に可動域制限が生じる．回復期では拘縮が徐々に改善する．

- 変形性股関節症の80％は寛骨臼形成不全や発育性股関節形成不全などの既往を持ち，歩行や階段昇降などでの股関節への荷重で強くなる疼痛が主な症状であり，疼痛や患側の下肢短縮によって跛行が生じる．

- 変形性膝関節症では明らかな原疾患のない一次性のものが多く，初期には起立動作や階段昇降などで疼痛がみられ，進行すると平地歩行も障害される．日本人では内側型が多く，進行すると内反変形が生じる（図4-3）．

- 変形性脊椎症では頚椎・腰椎で椎間板の変性を基盤とする椎間関節や周囲の軟部組織の変性を伴い，さまざまな症状を呈する．変形性脊椎症により脊柱管狭窄が生じ神経が圧迫を受け発症するのが脊柱管狭窄症である．腰部脊柱管狭窄症では間欠跛行が特徴的な症状である．

- 腰痛ガイドライン[2]では，慢性腰痛は発症からの期間が3か月以上と定義されている．生活期に

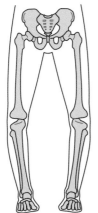

図 4-3　内反変形

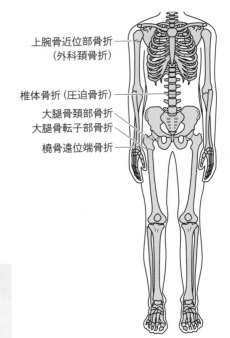

上腕骨近位部骨折
（外科頚骨折）

椎体骨折（圧迫骨折）

大腿骨頚部骨折
大腿骨転子部骨折

橈骨遠位端骨折

図 4-4　骨粗鬆症によるおもな骨折

表 4-2　重篤な脊椎疾患の合併を疑うべき red flags（危険信号）

・発症年齢＜20 歳 または＞55 歳	・栄養不良
・時間や活動性に関係のない腰痛	・体重減少
・胸部痛	・広範囲に及ぶ神経症状
・がん，ステロイド治療， HIV*感染の既往	・構築性脊柱変形
	・発熱

*HIV : human immunodeficiency virus

みられる慢性疼痛では，原因が単一でないことも多く，心理社会的要因がその症状を重篤にしている可能性がある．

- 腰痛ガイドライン[2]で示されている重篤な脊椎疾患の合併を疑うべき red flags（危険信号）を**表 4-2** に示す．高齢者では，悪性腫瘍の既往や体重減少がある場合には腫瘍性疾患を念頭におく．また，運動麻痺や膀胱直腸障害は不可逆性の障害となる可能性があり，速やかな専門医による治療が必要である．

- 大腿骨近位部骨折は骨粗鬆症を持つ高齢者に多くみられ，軽微な転倒でも発生する．関節内骨折である頚部骨折と，関節外で骨折する転子部骨折に分類される．できる限り早期に骨接合術や人工骨頭置換術などの手術を行うことが推奨される．

- 骨粗鬆症患者はわが国で 1,280 万人（男性 300 万人，女性 980 万人）と推計され[3]，閉経やステロイド治療が危険因子で，高齢女性に多くみられる．骨粗鬆症が進行すると転倒によって骨折が生じやすくなる（**図 4-4**）．椎体骨折は明らかな受傷機転がなく発生することが珍しくない．大腿骨頚部骨折では受傷後も歩行が可能な場合があるため，転倒後に歩けても疼痛が持続する場合には専門医を受診させる．

2 診断

- 運動器疾患の場合，生活期のリハビリテーション診断で用いられる評価方法は，急性期もしくは回復期で用いられる評価方法とほぼ同一であり，急性期・回復期から生活期にかけて経時的に評価できる．

- 筋力と関節可動域は ADL に重要な各機能に大きくかかわっている．

- 筋力の評価には，徒手筋力テスト（manual muscle testing; MMT）が頻用される（**表 4-3**）．これ

表4-3　徒手筋力テスト（manual muscle testing；MMT）

5	normal	強い抵抗下で重力に抗して可動域内を完全に動かせる.
4	good	かなりの抵抗下で重力に抗して可動域内を完全に動かせる.
3	fair	重力に抗して可動域内を完全に動かせる.
2	poor	重力を除くと可動域内を完全に動かせる.
1	trace	筋の収縮のみで関節の動きはない.
0	zero	筋の収縮なし.

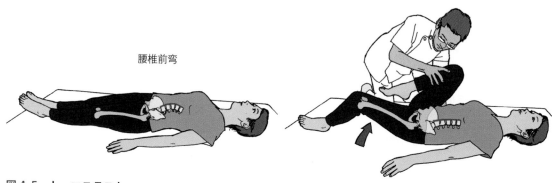

腰椎前弯

図4-5　トーマステスト
股関節屈曲拘縮が腰椎前弯で代償されている場合，反対側股関節を屈曲させると拘縮が明らかになる.

は，個々の筋ではなく，"個々の関節運動それぞれの筋力"についての評価スケールであることに留意する．筋力をより正確に客観的に評価するには，ハンドヘルドダイナモメーターなどを用いる.

- 関節可動域を評価する際には，基本肢位や運動の方向を十分に理解しておく（日本整形外科学会および日本リハビリテーション医学会が，その方法の詳細を制定している）．各関節の代償運動にも留意する．トーマステスト（図4-5）は，股関節運動の代償を診る診察手技である.
- 疼痛の評価では，どのような姿勢，状況で痛みが増強・減弱するか，安静時痛か運動時痛かなどを聞き取る．圧痛の部位を明らかにし，腫脹・発赤・熱感などの炎症所見の有無にも注意を払う.
- そのほか形態（姿勢，変形，長さ，周囲径），筋緊張，感覚などの評価が必要である．注意すべき事項を表4-4にまとめた.
- わが国では日本整形外科学会の評価法（JOAスコア）が汎用されている．頚髄症，腰部疾患，肩・肘・股関節，足部・足関節などについての判定基準が整備されている．これらの評価法は手指機能，歩行能力，しゃがみこみや立ち上がりなどのADLに対する項目も含まれており数値化されていることから，リハビリテーション治療前後の変化を客観的に把握できる.

3 治療の実際

- 高齢者は複数の運動器疾患に罹患していることが多く，生活期のリハビリテーション診療においては活動性を維持増進させることが目的である．特に骨粗鬆症や変形性膝関節症，腰痛症，肩関節周囲炎に罹患している高齢者に対しては，栄養管理を行いながら体重を管理し，また筋力増強訓練や関節可動域訓練を行いながら有酸素運動を習慣化させる．装具の使用や薬物療法を併用することもある．高齢者では四肢および体幹の疼痛，筋力低下，可動域制限，易転倒性などに留意して診療にあたることが望ましい.

表 4-4　生活期のリハビリテーション診療における運動器疾患の評価

疼痛

・安静時痛か運動時痛か，運動で軽減するか悪化するか．
・圧痛の有無および部位．
・疼痛部位の炎症所見（腫脹・発赤・熱感）の有無．

可動域評価

・単に可動域と称する場合は他動可動域を指し，自動可動域の場合は（　）内に表記するか，その旨を記載する．
・可動域測定では運動方向の用語（外転・内旋など）や基本肢位など「日本整形外科学会，日本リハビリテーション医学会制定」（便覧 1，210 頁）に定められた方法に従う．また，たとえば膝関節屈曲の測定時は股関節屈曲で，足関節の背屈は膝関節屈曲でなどと定められているので留意が必要である．やむを得ず標準的な肢位以外で測定した場合にはその旨を記載しておく．
・股関節伸展における骨盤の動きなど，代償運動にも配慮しておく．

筋力評価：徒手筋力評価（MMT）として 0～5 の 6 段階が一般的に用いられる

・原則として個々の筋ではなく，関節運動における総合的な筋力を評価するものである（「三角筋」の筋力ではなく，「肩関節外転」の筋力）．
・本来，正式な徒手筋力評価法は，個々の関節運動ごとに細かく定められていることを認識しておく．
・同一患者で経時的な評価には，ハンドヘルドダイナモメーターによる測定が有用である．

その他

・脊柱の変形は，円背など矢状面に加えて，前額面で側弯についても評価しておく．
・膝関節の屈曲拘縮（伸展障害）や内外反変形が脚長差の原因となりうる．
・歩行障害の場合，歩行補助具使用に支障がないか上肢も評価しておく．

- 肩関節周囲炎で疼痛の強い時期には上肢の安静，消炎鎮痛剤の投与，ヒアルロン酸の関節内注射などを行う．可動域制限が明らかとなる拘縮期では，肩関節の前挙・内外旋運動を中心とした自主訓練を指導し可動域の再獲得を図る．

- 変形性股関節症では保存療法として中殿筋などの股関節周囲筋，膝関節周囲筋，体幹筋などの筋力増強訓練を指導する．Trendelenburg 徴候がみられる場合は，股関節外転筋である中殿筋をより一層強化することが望ましい．歩行補助具（特に杖）を用いることで，患肢への荷重減少による疼痛改善効果を期待できる．症状が増悪すれば，人工股関節全置換術（total hip arthroplasty；THA）や骨切り術などの手術療法が行われる．

- THA の術後では股関節脱臼に注意する．人工股関節の脱臼は術後 3 か月以内が多いと報告されているが，脱臼の既往をもつ患者は長期的に脱臼のリスクを伴うものと考える．手術手技によって注意すべき肢位（いわゆる脱臼肢位）が異なり，一般的な後外側アプローチでは，股関節の屈曲・内転・内旋（図 4-6）を避ける．一方で，近年増加している前方/前外側アプローチでは，股関節の伸展・内転・外旋で脱臼が生じやすい（図 4-6）．脱臼肢位をとらずに日常生活を送れるよう指導する（図 4-7）．

- 変形性膝関節症について，ガイドライン[4]で推奨されている非薬物療法を表 4-5 に示す．運動療法として四頭筋訓練や可動域訓練が推奨されている．可能であれば，エアロバイクや水中歩行訓練などもリハビリテーションプログラムに取り入れて，筋力のみならず心肺持久力も訓練するとよい．肥満がある場合は，減量を試みる．

- 高齢者では手術治療として人工膝関節全置換術（total knee arthroplasty；TKA）が実施されることが多い．術前の極端な変形や拘縮，筋力低下は術後成績に影響する．必ずしも手術を最終手段と捉えず，早めに専門医への相談を勧める．術後は特別な生活の制限は不要であるが，下肢の筋力増強訓練を継続するとともに，杖を使用して関節を保護し転倒予防に努める．

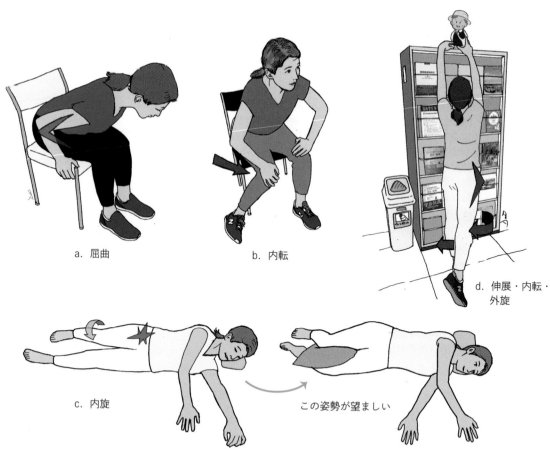

a. 屈曲　　　　　　　b. 内転　　　　　　　d. 伸展・内転・
　　　　　　　　　　　　　　　　　　　　　　　外旋

c. 内旋　　　　　　　　　　　この姿勢が望ましい

図 4-6　人工股関節全置換術後の脱臼肢位
a～c：後外側アプローチ．d：前方/前外側アプローチ．

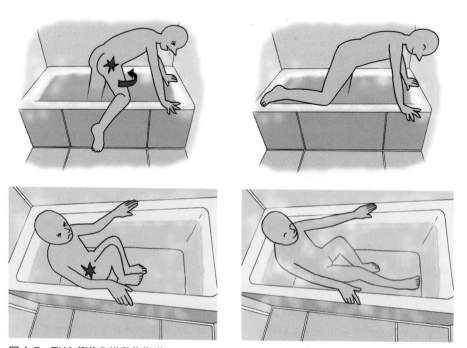

図 4-7　THA 術後入浴動作指導

表 4-5 変形性膝関節症に対し推奨される非薬物療法

推奨度 A (行うよう強く推奨する)	患者教育 減量 定期的な有酸素運動療法, 筋力強化・関節可動域訓練の継続 疼痛緩和目的の歩行補助具使用
推奨度 B (行うよう推奨する)	疼痛緩和・身体機能改善のための運動療法, 杖や歩行器などの処方 内反のみられる軽度から中等度の患者に対する膝関節装具療法 疼痛緩和, 歩行能力改善目的の足底板使用
推奨度 C (行うことを考慮してよい)	定期的な電話指導 疼痛緩和目的の温熱療法 短期的な疼痛緩和目的の経皮的電気刺激療法

- 変形性脊椎症に対しては, 日常生活で患部へ負担をかけないよう指導し, 体操, 消炎鎮痛剤の投与, 装具療法などを行う. 脊柱管狭窄症では腰椎を後屈させると脊柱管がより狭くなって症状が増悪する. 腰椎後屈を避け, 間欠跛行に対しては歩幅を狭く, ゆっくり歩くと歩行距離が延びる. 薬物療法では経口プロスタグランジン E_1 誘導体製剤が有効である. 疼痛が強い時には, 硬膜外ブロックや神経根ブロックが有効な症例が多い. 保存療法で効果がなければ除圧手術が行われる.

- 慢性腰痛に対するリハビリテーション治療では運動療法の有効性に高いエビデンスが示されているが, 運動の種類による効果の差は認められず, 至適な運動量, 頻度, 期間については不明とされている. また温熱療法やコルセットの有効性は認められないとされる[2].

- 大腿骨近位部骨折では退院後のリハビリテーション治療の継続が身体機能や QOL の向上に有効とのエビデンスがあり, 術後最低 6 か月程度の継続がガイドラインで推奨されている[5]. 高齢者では受傷前の歩行状態まで回復しないことも多く, 機能の向上や維持を目指して生活期でもリハビリテーション治療を継続する必要がある. 通所リハビリテーションにおけるグループ訓練でも, これらのリハビリテーション治療を行える.

- 骨粗鬆症では薬物療法が主体となるが, 生活期の運動療法により, 骨密度の維持, 疼痛の緩和, 歩行能力の改善および維持, 転倒の予防が期待される. 下肢のストレッチと筋力増強訓練, ウォーキングなどが推奨される. 脆弱性骨折の既往がある場合, 他の部位に脆弱性骨折を発生する確率が高くなるため, 骨折の連鎖を防ぐことが重要となる. 特に椎体骨折や大腿骨近位部骨折の既往がある場合, 骨密度によらず, 骨粗鬆症に対する薬物治療が必要である.

🔵 文献
1) 日本整形外科学会　ロコモパンフレット 2015 版. https://www.joa.or.jp/public/locomo/locomo_pamphlet_2015.pdf
2) 日本整形外科学会/日本腰痛学会(監), 日本整形外科学会診療ガイドライン委員会, 腰痛診療ガイドライン策定委員会(編):腰痛ガイドライン 2019 改訂第 2 版, 南江堂, 2019
3) 骨粗鬆症の予防と治療ガイドライン作成委員会(編):骨粗鬆症の予防と治療ガイドライン 2015 年版, ライフサイエンス出版株式会社, 2015
4) 日本整形外科学会変形性膝関節症診療ガイドライン策定委員会:変形性膝関節症の管理に関する OARSI 勧告 OARSI によるエビデンスに基づくエキスパートコンセンサスガイドライン(日本整形外科学会変形性膝関節症診療ガイドライン策定委員会による適合化終了版).
5) 日本整形外科学会/日本骨折治療学会(監), 日本整形外科学会診療ガイドライン委員会(編):大腿骨頸部/転子部骨折診療ガイドライン(改訂第 2 版), 南江堂, 2011

（新井祐志・遠山将吾）

3

脊髄損傷

1 概要

- 脊髄損傷に対する治療の進歩により，四肢麻痺，対麻痺のような運動障害や感覚障害，自律神経障害などさまざまな障害を有する患者の生命予後が向上している．

- 生活期では，自己管理を行い社会活動が可能になるように脊髄損傷患者を支援していく必要がある．合併症を予防するための生活管理方法，身体機能の維持を目的とした運動療法の指導を行う．

- 在宅生活において，それぞれの身体機能，年齢，性別，介護資源，住環境，福祉機器の整備，就労・就学状況などさまざまな違いがある．そのために，患者の麻痺の重症度，神経学的所見，ADL などについて定期的に評価し，変化に応じた治療や指導が必要である．

- 生活に欠かせない装具，補助具，車いす，クッション，ベッド，環境制御装置，支援機器など使用状況や適合について点検し，必要に応じて仕様変更を行う．

- 損傷脊椎における脊柱アライメント異常，隣接椎間障害，脊髄内の変化などが生じた場合には新たな神経症状が出現する可能性があり注意を要する．

- 脊髄損傷患者は車いす上で過ごす時間が長く，股関節屈曲・外旋位，膝関節屈曲位，足関節底屈位，円背となりやすい．関節拘縮は寝返り，起き上がり，プッシュアップ，移乗や移動の動作，床上や車いす上での動作などにおいて，阻害因子となる．

- 円滑な動作を行うために，特に体幹，肘関節，肩関節，股関節の可動域は重要で，正常よりも大きな可動域が必要な場合もある．

- 脊柱や胸郭の柔軟性の低下は呼吸機能に影響を与え肺炎のリスクを高める．

- 脊髄損傷では日常の活動量が減少し，基礎代謝が低下し，麻痺による筋萎縮，脂肪組織の増加など体組成の変化が生じる．耐糖能異常，脂質代謝異常，メタボリックシンドロームなど生活習慣病予防に注意が必要である．

- 生活習慣病予防には，有酸素運動などの運動療法を積極的に取り入れ，規則正しい生活と栄養の指導を行う．

- 運動負荷やスポーツにより，身体機能・体力の向上，生活習慣病の予防をはじめ心身の健康の増進や維持を図れるため，意識的に取り組む必要がある．

- 超高齢社会を迎え，転倒による高齢者の頚髄不全損傷が増加しつつあり，脊髄損傷患者の高齢化も進むと考えられる．高齢者では，自覚症状が乏しいこと，悪性疾患の存在があること，などを念頭におく．定期的な全身のスクリーニングも大切となる．

表 4-6　ASIA impairment scale および Frankel 分類

ASIA Impairment Scale	
A (complete)	S4〜5 領域の運動・感覚機能の完全消失
B (incomplete)	神経学的レベルより下位の運動は完全麻痺，感覚は S4〜5 領域を含み残存
C (incomplete)	神経学的レベルより下位に運動機能が残存し，麻痺域の key muscle の過半数が筋力 3/5 未満
D (incomplete)	神経学的レベルより下位に運動機能が残存し，麻痺域の key muscle の過半数が筋力 3/5 以上
E (normal)	運動・感覚機能ともに正常
Frankel 分類	
A (complete)	損傷レベルより下位の運動・感覚機能の完全消失
B (sensory only)	損傷レベルより下位の運動は完全麻痺，感覚はある程度残存
C (motor useless)	損傷レベルより下位にある程度の運動機能が残存するが実用性なし
D (motor useful)	損傷レベルより下位に実用的運動機能が残存し多くの例で歩行可能
E (recovery)	神経症状（運動・感覚・括約筋の障害）なし．反射の異常はあってもよい

〔日本リハビリテーション医学会（監）：リハビリテーション医学・医療 Q & A，p115，医学書院，2019〕

2 診断

A. 神経学的評価法

○ American spinal injury association impairment scale（ASIA 分類）

- 脊髄損傷の神経学的および機能障害の評価についての国際基準となっている．
- この分類では仙髄機能が残存している場合（sacral sparing）には不全損傷としており，Frankel 分類と異なる（表 4-6）．
- ISNCSCI（international standards for neurological classification of spinal cord injury）の評価表（図 4-8）を用いて，定量的な評価が可能である．
- 運動に関しては，上下肢のそれぞれ 5 つの key muscle（C5〜T1，L2〜S1）について徒手筋力テスト（manual muscle testing；MMT）を行い，0〜5 の 6 段階で評価する．左右上下肢の key muscle の MMT の総和でスコア化し，最高合計は 100 点となる．
- 知覚に関しては，C2 から S4-5 髄節までの 28 対の部分（key sensory point）の触覚と痛覚を 0（脱失），1（鈍麻または過敏），2（正常）の 3 段階で評価する．左右それぞれ 28 髄節ずつの総和でスコア化し，最高合計で 112 点となる．
- 神経学的損傷レベルとは，身体の両側で，運動・知覚に正常な機能を有する最下位の髄節で表す．知覚の損傷レベルは，触覚・痛覚に両側で正常な最下位の皮膚髄節で表す．運動の損傷レベルは，key muscle の筋力が 3 以上で，かつその直上の髄節の key muscle の筋力が 5 である髄節で表す．

○ Frankel の重症度分類（表 4-6）

- 麻痺の重症度を分類し，機能障害および歩行能力を大まかに評価する方法である．
- 上肢機能に関しては評価項目に含まれない．
- A から E まであり，A が完全麻痺，E は完全回復を表す．

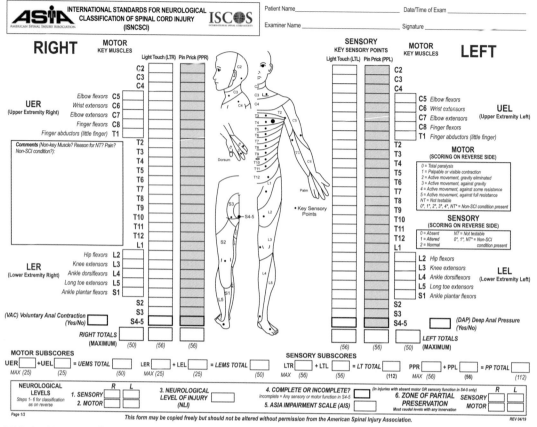

図 4-8　ISNCSCI（international standards for neurological classification of spinal cord injury）評価表

（https://www.iscos.org.uk/sitefiles/Internat%20Standards%20Worksheet.pdf より）

- Frankel 分類 B，C，D の予後の違いから細分化した改良 Frankel 分類が考案された．

Zancolli の分類

- 頸髄損傷患者の上肢の機能障害と能力低下の評価に広く用いられている．
- ASIA 分類による一髄節ごとの評価では詳細な予後予測が困難であるのに対し，上肢機能を細かく分類し，残存機能を容易に表現することが可能である．知覚は考慮されない．

B．ADL の評価

- FIM（functional independence measure）：「している」基本的 ADL の評価尺度で，13 の運動項目および 5 つの認知項目からなり，合計点は 18〜126 点である．
- BI（Barthel index）：「できる」基本的 ADL の評価尺度で，10 項目の動作からなり，合計点は 100 点となる．
- FIM もしくは BI を用いて評価を行い，回復期までに獲得した ADL が維持できているか，介助量が増えていないかなどを確認する．
- 運動項目の中で移乗動作は，個人の生活レベルに大きな影響を及ぼす．動作指導，環境調整が必

要である.

- 身体機能低下による ADL に変化を認めた場合には，積極的なリハビリテーション治療を検討する.
- 在宅生活での住環境の問題に対して，トイレ，浴室，洗面所，居室などの具体的な住宅改修の指導を行う.

3 治療の実際

- 生活期の脊髄損傷患者の診療において重要なことは，状態の変化に対して適切な早期の医学的管理を行うことである．生活期では呼吸機能，排尿排便機能，体温調節機能などの低下に注意が必要である．感覚障害を伴うと感染や褥瘡の発見が遅れる可能性がある.
- 病態別に知っておくべき医学的管理について以下に述べる.

A. 運動麻痺

○ 痙縮

- 痙縮は，腱反射亢進を伴った緊張性伸張反射の速度依存性増加を特徴とする運動障害である.
- 伸張反射の亢進の結果生じる上位運動ニューロン症候群の一徴候であり異常な筋緊張のため，患者の ADL および QOL は低下する.
- 疼痛や不快感を伴う褥瘡，陥入爪，便秘，尿路結石や，皮膚・呼吸器などの感染症，不良肢位，合わない装具や衣服などは痙縮を悪化させるため，これらの因子の有無について確認し，改善させる必要がある.
- 痙縮治療には，上記の因子の除去のほか，薬物療法（内服薬），神経ブロック療法，ボツリヌス療法，外科的治療（末梢神経縮小術，選択的脊髄後根遮断術，脊髄後根進入部遮断術，整形外科的選択的痙性コントロール手術），バクロフェン髄腔内投与（intrathecal baclofen；ITB）療法，リハビリテーション治療などがある．単独で行われることは少なく，複数の治療法を組み合わせて施行される.
- 全身性に痙縮を認める場合，経口抗痙縮薬を使用するが，重度の場合には無効であることが多い.
- 重度痙縮が限局性の場合にはボツリヌス療法やフェノールブロック，痙性対麻痺などの局在性に痙縮を認める場合や痙性四肢麻痺には，ITB 療法が有効であることが多い.
- 運動療法，温熱や寒冷療法などの物理療法，電気刺激，バイオフィードバック，装具療法，ポジショニングなども重要なリハビリテーション治療である.

B. 感覚障害

○ 疼痛

- 脊髄損傷では，侵害受容性疼痛や神経障害性疼痛を合併することが多い.
- 侵害受容性疼痛の原因として，骨，関節，筋の損傷や炎症，痙縮，脊柱不安定，内臓痛などがある.

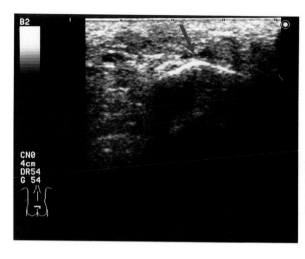

図 4-9　褥瘡

仙骨部の視触診で皮膚には異常を認めなかったが，B モード超音波検査で皮下組織の不明瞭化，径 0.2 cm の低超音波域（矢印），および脂肪組織の浮腫性肥厚を認める．深部組織損傷の存在が明らかであり，褥瘡と診断できる．（伊藤倫之先生提供）

- 神経障害性疼痛の原因として，脊髄，神経根，馬尾の損傷，CRPS（complex regional pain syndrome），脊髄空洞症などがある．
- 疼痛部位に関しては，損傷部位と同じ高位もしくは下位レベルに多く認められる．
- 疼痛の強さの評価法として，VAS（visual analogue scale），NRS（numerical rating scale），VRS（verbal rating scale）および FPS（face pain scale）などを用いる．
- 神経障害性疼痛スクリーニング質問票，pain DETECT，NPSI（neuropathic pain symptom inventory）などが神経障害性疼痛の診断の一助になる．
- 神経障害性疼痛に対する薬物療法では，プレガバリン，三環系抗うつ薬，セロトニン・ノルアドレナリン再取り込み阻害薬，ワクシニアウイルス接種家兎炎症皮膚抽出液などを組み合わせて用いる．侵害受容性疼痛に対しては，非ステロイド性抗炎症薬，アセトアミノフェン，オピオイド鎮痛薬を用いる．いずれも副作用があるため，漫然とした使用は避ける必要がある．
- 慢性疼痛に対しては，多職種による集学的治療が有効とされ，運動療法，心理療法，認知行動療法が推奨されている．

◯ 褥瘡

- 褥瘡の原因として，皮膚への圧迫，摩擦，剪断力および湿潤などがあげられる．
- 脊髄損傷患者では感覚障害のため，褥瘡が重症化しやすい．常に発症を念頭におきながら早期発見と患者指導による予防が重要である．
- 好発部位は骨突出部の中でも，坐骨部，仙尾骨部，大転子部，腸骨部，足部などであり，視診および触診を心がける．
- 皮下の軟部組織の損傷である深部損傷（deep tissue injury；DTI）の早期診断には B モード超音波検査が有用である（図 4-9）．
- 車いす座位では，身体の圧迫部位の有無を確認し，特に殿部の下に手をいれて，底づきがなく適度な沈み込みと全体に圧力が分散されていることを確認する．
- 褥瘡を予防するためには，皮膚を清潔に保ち，同一箇所に長時間圧迫が加わらないように体位変換やプッシュアップなどの ADL 訓練を行い，体圧を分散させることが重要である．
- 接触圧を定量的に評価し，患者へのフィードバックをしながら姿勢や除圧動作の指導を行うこと

は褥瘡予防の一助になる.

- 感染に対しては速やかに処置を行わなければ、壊死性筋膜炎、骨髄炎、化膿性関節炎、敗血症などを併発し致死的になることがある.

C. 自律神経障害

● 尿路合併症　排尿管理

- 仙髄より上位の核上型損傷では、排尿筋過活動、排尿筋括約筋協調不全により下部尿路の高圧環境が引き起こされる.
- 仙髄あるいはそれ以下の末梢神経の損傷による核型・核下型損傷では排尿反射は消失し膀胱は収縮しない.
- 排尿管理の目標は、膀胱内圧と容量を適切に維持しながら、衛生的に体外へ排尿し、腎臓の機能を正常に保ち、また皮膚が清潔で乾燥した良好な環境を維持することである.
- 残尿は感染症や膀胱尿管逆流現象（vesicoureteral reflux；VUR）の原因となるため、残留量の評価が必要である.
- 清潔間欠（自己）導尿〔clean intermittent (self) catheterization；CIC〕では、定期的に尿道口から膀胱内にカテーテルを挿入して尿を排出する. 導尿カテーテルには、1回ずつ使い捨て用のカテーテルと、反復使用するカテーテルがある. カテーテルを留置する方法と比べ感染のリスクが少なく、収尿器を身につける必要がない.
- 導尿手技が困難な場所や、尿路の通過障害や、腎機能障害を認める場合には、膀胱内にカテーテルを留置する方法を用いる. ただし、尿路感染の併発は必発で、膀胱結石、膀胱萎縮、尿道狭窄や男性では前立腺炎などの原因となるため、他の管理方法への変更を検討すべきである.
- 夜間導尿が必要な場合には間欠式尿道留置カテーテルを使用することがある.
- 膀胱の収縮を認めず括約筋の緊張が強くない場合には、下腹部を圧迫するクレーデ法と腹筋を用いて膀胱を押し下げるバルサルバ法により排尿が可能である. しかし、上部尿路障害を生じる危険性がある.
- 外尿道括約筋切開術後では、尿失禁状態となるので収尿器が必要となる.
- 第6頸髄高位以上の高位頸髄損傷症例において、CIC の継続や、カテーテル挿入が困難な場合には、男性では外尿道括約筋切開術を施行し収尿器を装着し反射性排尿を行う.
- 外尿道括約筋切開術を希望しない場合には、膀胱瘻による排尿管理の適応となる.
- 第6胸髄高位での損傷の場合には、過剰な膀胱内圧の上昇や感染症が誘因となり自律神経過反射が生じる.
- 尿路感染症により、発熱、痙縮の悪化、自律神経過反射などの症状が出現した場合には、抗菌薬による治療が必要である.

● 起立性低血圧

- 脊髄損傷による麻痺域以下では、交感神経の活動障害により末梢血管に血液が貯留し静脈還流量が減少する.
- 臥位から座位や起立位への体位変換時や食事の際に、麻痺域の血管収縮が障害されているため静脈還流量が増加せず、血圧低下が生じる.

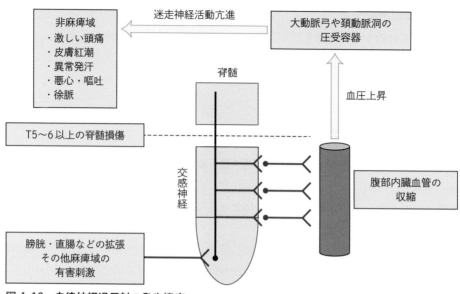

図 4-10　自律神経過反射の発生機序

- 動悸，あくび，めまい，眠気，耳鳴り，冷や汗，暗点などが生じ，ときに意識消失する場合がある．
- 弾性ストッキングや腹部圧迫帯を用いて下肢や腹部に対して圧迫を加えることで静脈還流量を増加させる．
- 起立台を使用した起立訓練や座位の時間を増やし，運動を促すことで代償機能を向上させる．
- 選択的α受容体作動薬が収縮期血圧を上昇させる効果を認めることが多い．
- 発症時には，車いす上での対応としてはティルトを用いて頭部を下げ足部を挙上する．ベッド上であれば，ギャッジダウンし下肢を挙上して，症状の改善を確認する．

自律神経過反射（autonomic dysreflexia）（図 4-10）

- 第 6 胸髄高位以上の脊髄損傷例でみられる重篤な合併症で，脳出血の原因となるため緊急な対応が必要である．
- 急激な血圧上昇に伴い，激しい頭痛，頭部や頚部の多汗，紅潮や発赤，目のかすみや暗点，鼻づまり，不安感やいらいら感，呼吸困難感などの症状が現れる．
- 原因として，膀胱の充満や感染，便秘による腸管拡張，褥瘡，陥入爪，外傷，熱傷，衣類による圧迫，靴，装具などの不適合，性行為，深部静脈血栓症，検査（膀胱鏡，尿流動態検査，注腸検査，大腸内視鏡など），などがあげられる．
- 対処法について，まず体位を座位にして，身につけているものを緩める．
- 原因を検索して対応するが，その多くは膀胱充満である．間欠導尿を行っている場合には導尿を行い，カテーテルを留置している場合には閉塞の有無を確認する．
- 原因の除去後も高血圧が持続する場合には，αブロッカー，Caブロッカー，アンギオテンシンⅡ変換酵素阻害薬などの降圧薬を投与する．

体温調整障害

- 脊髄損傷患者は皮膚血流および発汗の調整障害により産熱と放熱のバランスが崩れ，体温調節が

障害される.
- 高体温を認めた際には血液検査などからうつ熱と発熱の鑑別を行う. 発熱の場合には原因を検索する. うつ熱の場合には, 頚部, 腋窩, 鼠径部を冷却したり, 冷水を用いた霧吹きやアルコール清拭により放熱を促し体温を下げる.

D. その他の病態

◉ 異所性骨化
- 麻痺域の股関節, 膝関節, 肘関節などの関節周囲に好発する.
- 多くの場合, 発赤, 熱感, 腫脹などの炎症所見を伴い, アルカリフォスファターゼ (ALP) が上昇する.
- 早期診断には骨シンチグラフィーが有用であり, 単純X線像で異常がみられない時期でも取り込みが確認できる.
- 外傷が主因と考えられており, 可動域訓練時には粗暴な手技を避けるべきである.
- 骨化巣の増大抑制にはエチドロン酸二ナトリウムが有効である.
- ADLに影響が出る場合には, 骨化の成熟後に手術により摘出を行うことがある.

◉ 骨粗鬆症
- 生活期においても麻痺域の骨量が緩徐に減少する.
- 軽微な外傷で脆弱性骨折を生じやすいため, 骨密度の定期的な測定が必要である.
- 骨粗鬆症の予防には, ビスフォスフォネートなどの骨吸収抑制作用を有する薬物療法や, 骨への荷重負荷をかけるために立位・歩行訓練を継続する.

◉ 呼吸障害
- 第1〜3頚髄高位の損傷では人工呼吸器などの呼吸補助装置が必要である.
- 第4頚髄高位以下の損傷では横隔膜呼吸が可能だが, 呼息筋である内肋間筋群や腹筋群が麻痺しているため, 肺活量, 予備呼気量の減少, 残気量の増加し, 拘束性換気障害を呈する.
- 呼吸器合併症の改善や予防のために, 呼吸理学療法は重要である. リラクセーション, モビライゼーション, 体位排痰, 呼気・吸気促通, 呼吸筋筋力強化, 呼吸法の指導, 咳嗽訓練などを行う.
- 喀痰の排出が困難な場合には, 徒手による咳介助や機械による咳介助 (mechanical insufflation-exsufflation；MI-E) を行う.

文献
1) 日本排尿機能学会, 日本脊髄障害医学会, 日本泌尿器科学会, 脊髄損傷における下部尿路機能障害の診療ガイドライン作成委員会(編)：脊髄損傷における下部尿路機能障害の診療ガイドライン2019年版. 中外医学社, 2019
2) 日本褥瘡学会：褥瘡ガイドブック第2版 褥瘡予防・管理ガイドライン(第4版)準拠. 照林社, 2015

(池田 巧・三上靖夫)

神経・筋疾患

1 概要

- 神経・筋疾患は脳血管障害，運動器疾患とならびリハビリテーション診療が大きなウェートを占める疾患である．急性に発症し発症時に最も障害が重く徐々に改善する急性発症型の疾患と，発症時は障害が軽いが徐々に進行する慢性進行型の疾患に大別され，生活期のリハビリテーション診療の意義もそれぞれ異なる（表4-7）．
- 急性発症型の疾患では生活期では症状の変化は少なく，不動による合併症に対する予防のアプローチが中心となるが，慢性進行型疾患では生活期においても症状が進行し，新たな症状が加わることもある．そのため後者に対しては，生活機能をできる限り維持していくということが基本的な考え方であり，長期的な視点に基づき個別性を重視したプランの作成が必要である．
- 疾患の種類と個人により，進行の速さや予後はさまざまであるため，神経内科医と連携をとりな

表4-7 発症のタイプによるリハビリテーション診療の意義

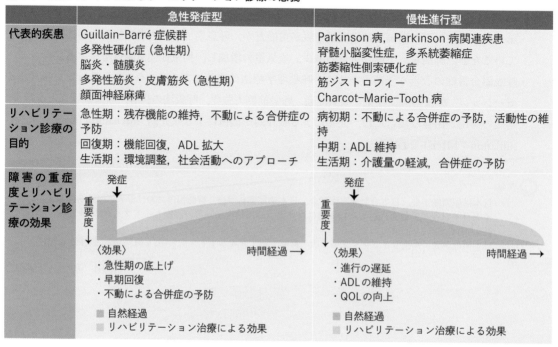

	急性発症型	慢性進行型
代表的疾患	Guillain-Barré 症候群 多発性硬化症（急性期） 脳炎・髄膜炎 多発性筋炎・皮膚筋炎（急性期） 顔面神経麻痺	Parkinson 病，Parkinson 病関連疾患 脊髄小脳変性症，多系統萎縮症 筋萎縮性側索硬化症 筋ジストロフィー Charcot-Marie-Tooth 病
リハビリテーション診療の目的	急性期：残存機能の維持，不動による合併症の予防 回復期：機能回復，ADL 拡大 生活期：環境調整，社会活動へのアプローチ	病初期：不動による合併症の予防，活動性の維持 中期：ADL 維持 生活期：介護量の軽減，合併症の予防
障害の重症度とリハビリテーション診療の効果	発症 重要度 〈効果〉 時間経過→ ・急性期の底上げ ・早期回復 ・不動による合併症の予防 ■ 自然経過 ■ リハビリテーション治療による効果	発症 重要度 〈効果〉 時間経過→ ・進行の遅延 ・ADL の維持 ・QOL の向上 ■ 自然経過 ■ リハビリテーション治療による効果

がら病態や治療内容の把握につとめる．病初期の軽症例でも原疾患による障害以外に，不動による合併症の要素を認めることがあり，外出や仕事が可能である場合は就業能力をできる限り維持し社会での活動の機会を増やしていく．

- 住宅環境や介護者のマンパワーなどの生活環境を把握し，適切な時期に介護保険申請，身体障害者手帳の申請，住宅改修なども行う．リハビリテーション治療について医療保険が主体としてかかわる時期から介護保険に移行していくタイミングも，個々の病状と生活環境を勘案する．

- 筋ジストロフィーや多発性硬化症，重症筋無力症，Guillain-Barré 症候群（GBS）などは介護保険の特定疾病に含まれないため，65 歳にならないと介護保険が利用できない．この場合，生活期においても長期にわたり医療保険でのリハビリテーション治療が必要となる．

- Parkinson 病（進行性核上麻痺，大脳皮質基底核変性症を含む Parkinson 病関連疾患），脊髄小脳変性症，筋萎縮性側索硬化症（amyotrophic lateral sclerosis；ALS），多系統萎縮症（multiple system atrophy；MSA）は介護保険の特定疾病に含まれる．生活期においても症状が進行し，摂食嚥下障害や呼吸機能障害をきたす場合，適切な時期に医学的な処置を行わないと致命的となる．

- 気管切開，人工呼吸器，胃瘻造設などの治療選択においては，メリット，デメリットを説明したうえで本人の意向を考慮し，家族とともに最善の選択を考慮する．

2 診断

- 生活期における神経・筋疾患の評価には疾患により特殊なものもあるが，ADL の評価には一般に用いられる Barthel index や FIM（functional independence measure）が有用である．QOL の評価には SF-36 や SEIQoL-DW（schedule for the evaluation of individual quality of life）などが用いられる．

- 神経筋疾患の呼吸機能障害は呼吸筋の筋力低下による拘束性障害が主体であり，末期まで動脈血酸素飽和度（SpO_2）は保たれるが，CO_2 貯留による CO_2 ナルコーシスをきたす可能性がある．評価としてはスパイロメトリーによる肺活量と SpO_2 のモニターのみでなく，CO_2 濃度のチェックも必要である．

- 摂食嚥下障害に対しては，反復唾液飲みテスト（repetitive saliva swallowing test；RSST）や改訂水飲みテスト（modified water swallowing test；MWST）を診察時にスクリーニングとして行い，問題があれば嚥下造影検査・嚥下内視鏡検査により精査を行い，食形態の調整や適切な時期の胃瘻造設も検討する．

- Parkinson 病の重症度評価である Hoehn & Yahr 分類は，活動を中心とした評価であり，生活期においても有用である．修正版として 1.5 と 2.5 を加えたものが細かな変化を反映し使用しやすい（表 4-8）．UPDRS（unified Parkinson's disease rating scale）はより細かい評価が可能であるが，42 項目にわたる評価が必要であり日常診療に用いるにはやや時間がかかる．

- ALS の評価で最も使用されているのは，ALSFRS-R（ALS functional rating scale）である（表 4-9）．Hoehn & Yahr 分類と同様に活動を中心とした評価法で，生活期において有用である．

- 脊髄小脳変性症を含む運動失調の評価に最も使用されているのは，SARA（scale for the assessment and rating of ataxia）である（表 4-10）．全 8 項目について評価し，最も重症では 40 点となる．バランスの評価法には Berg balance scale が頻用される．

- 多発性硬化症の重症度分類である EDSS（expanded disability status scale）は，機能障害だけでなく移動能力や ADL を含む全般的な評価法である．

表4-8 Hoehn-Yahr の重症度分類（修正版）

ステージ0	症状なし
ステージ1	症状は一側性で体幹障害なし
ステージ1.5	症状は一側性で体幹障害あり
ステージ2	症状は両側性だが体幹障害なし
ステージ2.5	pull test 陽性だが，自分で立ち直れる
ステージ3	姿勢反射障害を認めるが，歩行は可能で日常生活は自立している
ステージ4	介助なしで何とか起立歩行は可能だが，日常生活に著しい障害がある
ステージ5	介助なしでは車いすあるいはベッド上の生活

表4-9 ALSFRS-R（ALS functional rating scale）

	項目	点数
1	言語	0〜4
2	唾液分泌	0〜4
3	嚥下	0〜4
4	書字	0〜4
5	摂食動作（食事/指先）	0〜4
6	着衣，身の回りの動作	0〜4
7	ベッド上動作	0〜4
8	歩行	0〜4
9	階段昇降	0〜4
10	呼吸困難	0〜4
11	起座呼吸	0〜4
12	呼吸不全	0〜4
	合計点数	0〜48

4正常 − 0全介助で評価（48点満点）

表4-10 SARA（scale for the assessment and rating of ataxia）

		評価項目	点数
1. 歩行		通常歩行および継ぎ足歩行	0〜8
2. 立位		閉脚立位および継ぎ足立位（Mann 肢位）	0〜6
3. 座位		上肢を伸ばして足を浮かせて座る	0〜4
4. 言語障害		通常の会話を評価	0〜6
5. 指追い試験		検者の指を被検者の指で追わせる	0〜4
6. 鼻-指試験		検者の指と被検者の鼻を指で往復させる	0〜4
7. 手の回内・回外試験		座位にて手の回内・回外動作を行う	0〜4
8. 踵-すね試験		ベッド上臥位で踵を膝からすねに沿わせる	0〜4
		合計点数	0〜40

表4-11 Hughes の functional grade

Grade	症状
0	正常
1	軽微な神経症候を認める
2	歩行器などを使用せず介助なしで5m 歩行可能
3	歩行器また介助があれば5m 歩行可能
4	ベッド上あるいは車いすでの移動
5	補助換気を要する
6	死亡

- GBS の評価には重症度分類として Hughes の functional grade が使用されることが多い（**表4-11**）．
- 筋ジストロフィーはタイプにより経過が異なるが，わが国で最も多いのは Duchenne 型筋ジストロフィー（Duchenne muscular dystrophy；DMD）である．わが国では上田の分類を改変した厚生省筋ジストロフィー研究班によるステージ分類が用いられることが多い（**表4-12**）．関節拘縮も早期よりみられることがあり，可動域を評価することも重要である．進行した場合は呼吸機能・心機能の評価（胸部単純X線検査，心電図，心臓超音波検査，BNP 測定）も定期的に行う必要がある．

表 4-12　筋ジストロフィーの機能障害度分類

ステージ		機能障害度
1	1a	階段昇降可能（手の介助なし）
	1b	階段昇降可能（手の膝おさえ）
2	2a	階段昇降可能（片手手すり）
	2b	階段昇降可能（片手手すり＋手の膝おさえ）
	2c	階段昇降可能（両手手すり）
3		いすから起立可能
4	4a	歩行可能（独歩で5 m以上）
	4b	歩行可能（一人では歩けないが，何かにつかまれば5 m以上歩ける）
5		四つ這い
6		ずり這い
7		座位保持可能
8		座位保持不可能

3 治療の実際

● Parkinson 病

- Parkinson 病は本邦では神経・筋疾患の中で最も有病率が高いとされている．L-ドパ，ドパミンアゴニストを中心とする薬物療法の発達により生命予後は格段に改善し，有病者の平均寿命は一般の平均寿命とほぼ変わらなくなってきている．

- 固縮，振戦，無動，姿勢反射障害などの運動症状以外に，非運動症状として，起立性低血圧・排尿障害・便秘などの自律神経症状，うつ・アパシー・幻覚などの精神症状を認めることがある．生活期において，在宅患者を診察する際は運動症状に目が行きがちだが，しっかりと問診をすることで非運動症状を見落とさないようにすることが重要である．

- 症状の日内変動のある患者においては，診察時や治療のタイミングが on か off かを患者と介護者から聴取することが重要である．薬の変更に伴い身体能力も変動することもある．治療内容を把握し，薬剤の影響による幻覚やジスキネジアの出現，ドパミンアゴニストの副作用による突発性睡眠にも注意する．

- 固縮，無動，振戦などの錐体外路症状そのものをリハビリテーション治療で改善させることは困難である．ただし，固縮による頚部，体幹，股関節の可動域制限は転倒の原因となるため，頚部，体幹の回旋運動を取り入れた運動を行うことは大切である．すくみ足（freezing）に対しては cue（合図）を用いた歩行訓練の有用性が報告されており，自宅内ですくみ足が生じやすい場所の床に平行線を描いておくという方法がある．

- 死因のトップは肺炎であり，誤嚥性肺炎の予防は生命予後に直結する．むせのない誤嚥（不顕性誤嚥）にも注意が必要であり，流涎が多い例では摂食嚥下障害を疑って早めに嚥下機能評価を行い，摂食嚥下療法と口腔ケア指導を行うことが必要である．

● 筋萎縮性側索硬化症（ALS）

- ALS は神経筋疾患の中でも未だ有効な治療がない難病である．上肢，下肢の筋萎縮，筋力低下か

ら発症し徐々に症状が進行し，球麻痺症状による摂食嚥下障害，呼吸筋麻痺による呼吸不全が出現し，長期的には代替栄養手段，呼吸補助などの処置が必要となる．

- 筋力低下は進行性であり，関節拘縮予防目的のストレッチや関節可動域訓練は生活期においても有効である．筋力増強訓練は MMT 3 以上の軽度～中程度の筋力低下に対しては有効であるといわれるが，確立されたエビデンスはない．首下がりをきたしているような症例では頚椎装具の使用を検討する．

- 球麻痺による摂食嚥下障害は運動障害に先行することがある．口腔ケア，頚部可動域訓練，姿勢調整，必要に応じた食形態の変更を行う．経口摂取が困難となった場合は胃瘻造設を検討する．胃瘻造設の時期は肺活量（% FVC）が 50％以上の時期を選ぶのが望ましく，経口摂取ができている段階でも導入することがある．

- 呼吸機能障害に対しては，定期的に肺活動・SpO$_2$ 測定や，血液ガス分析を行い，非侵襲的陽圧換気療法（non-invasive positive pressure ventilation；NPPV）や人工呼吸器導入の時期を検討する．それ以前より胸郭の可動性の維持と排痰目的に積極的に呼吸理学療法を実施する．必要に応じて排痰機器（mechanical in-exsufflation；MI-E）を用いた排痰介助法を行ってもよい．

- 重度の構音障害や気管切開を行った場合などコミュニケーションが困難になった場合は，上肢が実用的に使用できる際は筆談を利用する．それも困難になった場合は，対面式の透明アクリル文字板を用いた瞬目を利用したコミュニケーション法が広く利用されている．

脊髄小脳変性症・多系統萎縮症（MSA）

- 脊髄小脳変性症では運動失調，失調性構音障害などの小脳症状がみられる．多系統萎縮症では，それらに加えてパーキンソニズムによる固縮や振戦，自律神経障害による起立性低血圧や膀胱直腸障害が出現することがある．声帯外転筋麻痺による窒息で突然死することもまれではなく，気管切開の導入の時期について慎重な検討が必要となる．

- 生活期では歩行障害が進行し転倒のリスクも増えるためバランス訓練を中心とした理学療法を行い，適切な歩行補助具の導入や環境調整を行う．上下肢遠位部への重錘負荷，関節の弾性包帯などによる緊縛で固有感覚受容器を刺激し安定性を高める手法，Frenkel 体操などの単純な運動から複雑な運動への反復練習などを用いながら，運動障害を改善する．水中での歩行訓練は水圧を用いて全身の感覚入力を増加させ，浮力も利用できるため有効である．

多発性硬化症（MS）

- 多発性硬化症の主症状は視力障害，複視，片麻痺，対麻痺，小脳失調，感覚障害，膀胱直腸障害など多彩であり，病変部位によっては高次脳機能障害を合併することもある．平均発症年齢は 30 代であり，仕事や家庭などでの役割も大きい時期であり発症による周囲への影響も大きい．

- 温熱刺激が MS の神経症状を悪化させる要因であると考えられているため，体温上昇をきたすようなプログラムは避けるべきである．免疫調整薬（ステロイドやインターフェロン，免疫抑制剤）を使用していることがあり，易感染状態に注意が必要である．視力障害をきたした場合，視覚訓練も必要となることがある．生活期においては，社会復帰およびその継続を目的としたリハビリテーション診療が中心となり，痙縮が強い例では装具療法やボツリヌス療法を検討する．

末梢神経障害（Guillain-Barré 症候群；GBS，慢性炎症性多発根ニューロパチー；CIDP，Charcot-Marie-Tooth 病；CMT）

- 末梢神経障害による遠位筋優位の筋力低下がみられるが，GBS の重症例では近位筋や呼吸筋も障害される．生活期ではオーバーユース（過用）に注意しながら運動の負荷量を検討する必要がある．
- 生活期においては装具や自助具などを用いて ADL は自立していることが多い．CMT などの慢性進行型疾患においては，関節の変形や凹足変形が進行することもあるので必要に応じて短下肢装具やインソールなどを含めた装具の調整を行う．

筋ジストロフィー

- 筋ジストロフィーは骨格筋の変性と壊死を主病変とした進行性の筋力低下を呈する遺伝性筋疾患の総称である．代表的な疾患である DMD は，学童期に歩行機能を喪失することがほとんどである．呼吸機能低下に対する NPPV の導入，早期よりのステロイド内服や心不全の治療に伴い，平均寿命は 30 歳を超えるようになっており，生活期のリハビリテーション診療が重要となる．
- 関節可動域訓練やストレッチは可動域制限の進行を予防する．特に足関節の可動域制限による尖足をきたす例が多いため，歩行可能例では積極的に行う．呼吸筋筋力の低下による肺活量の低下に対する胸郭可動域訓練を中心とした呼吸理学療法は有効である．側弯症の悪化は ADL，QOL 低下の原因となるため，適切な時期に矯正固定術を検討する．
- 現在の死因のトップは心不全であり，心筋症の代償が困難になる終末期には苦痛の緩和，精神症状に対する治療を考慮する．

多発性筋炎・皮膚筋炎

- 自己免疫機序により筋症状を主体として発症する疾患で，上肢または下肢の近位筋の筋力低下を主体とする．血清中の筋原性酵素（creatine kinase；CK，アルドラーゼ）の上昇を認め，悪性腫瘍の合併率が高い．治療はステロイドが第 1 選択で，免疫抑制剤を使用することもある．筋力低下のほかに咽頭，喉頭筋の筋力低下による摂食嚥下障害をきたすこともある．
- 血清 CK 値が高い時は積極的な筋力増強訓練は避け，関節可動域訓練を中心に行い，CK 値が正常化したら徐々に筋力増強訓練を行う．生活期では，再燃による症状の増悪に注意しながらオーバーユースにならないように運動負荷量を決定する．また間質性肺炎の合併にも留意する必要がある．

🔖 文献
1) 角田亘：神経筋疾患．久保俊一(編)：リハビリテーション医学・医療コアテキスト．pp167-183，医学書院，2018
2) 伊藤利之，他(編)：今日のリハビリテーション指針．pp27-39，96-100，133-166，医学書院，2013
3) 「パーキンソン病診療ガイドライン」作成委員会(編)：パーキンソン病診療ガイドライン 2018．pp97-89，170-173，医学書院，2018
4) 「筋萎縮性硬化症診療ガイドライン」作成委員会(編)：筋萎縮性硬化症診療ガイドライン 2013．pp142-159，南江堂，2013
5) 「脊髄小脳変性症・多系統萎縮症診療ガイドライン」作成委員会(編)：脊髄小脳変性症・多系統萎縮症診療ガイドライン 2018．pp258-276-89，南江堂，2018
6) 「デュシェンヌ型筋ジストロフィー診療ガイドライン」作成委員会(編)：デュシェンヌ型筋ジストロフィー診療ガイドライン 2014．pp46-55，南江堂，2014

（和田直樹）

5

小児疾患

1 概要

● 小児疾患の概要と特徴

- 小児の大きな特徴は成長と発達という点にあり，母親を中心とした家族のかかわりもいっそう重要となる．成長と発達というダイナミックな変化によって，運動機能・知能・精神機能の分化・深化・多様化が出現する．小児疾患では身辺処理の自立などを目指したリハビリテーション診療の取り組みと相まって，成長や発達という観点から機能障害の改善が継続して得られる可能性がある．一方，成長に伴って障害の重度化を招くこともしばしば起こる．歩行可能であった児が成長とともに体重の増大などにより歩行が困難になることが時にみられる．

● リハビリテーション診療上の特徴あるいは注意点

- 小児の特徴は，成長や発達，神経機能の可塑性の継続的変化があることである．
- 変化を見逃さぬように注意を払い，変化に応じた適切なリハビリテーション診療を構築する．
- 小児科をはじめ関連診療科との集学的ケアが必要で，各科と連携し情報共有を図る．
- 身体・運動機能の継続的な改善や精神発達が期待しうるので，障害局所だけでなく全般的発達の促通を図る．
- 行政，幼稚園，保育園，学校，地域との連携を構築し，就学環境の整備や支援，家族支援も生活期のリハビリテーション診療の一環である．
- 家族支援として，地域の社会資源の活用を促し，利用可能な社会福祉制度を通じた経済的・社会的支援も重要である．
- 乳幼児の訓練にあたっては，訓練むらをなくし積極的な参加を促すうえで，遊びの要素を取り入れるなどの内容の工夫が必要である．
- 外来診察，訪問診療に際しては，医療・福祉的側面のみならず，家族の悩みに傾聴し相談に応ずるようにすべきである．障害受容の醸成も図るなど患児や家族との信頼関係を構築する．
- 患児が最も信頼を寄せ安心感を持っているのは母親をはじめとした家族である．家族による基本的な訓練手技や生活の指導に重点をおいたホームプログラムは有用である．

2 診断

- 小児の正常な成長と発達を熟知し，患児の発達を予測しつつ障害を総合的に評価・診断する．特

に，筋緊張や姿勢反射，関節可動域や不安定性の有無，随意運動のパターン，粗大運動や基本動作の状況，発達検査や ADL，心理的状況や認知行動など多面的に評価を行う．

- 発達の評価には日本版デンバー式発達スクリーニング検査，遠城寺式乳幼児分析的発達検査，新版 K 式発達検査などがある．
- 運動機能の評価では，関節可動域測定，MMT（manual muscle testing）をまず行う．その他，麻痺や失調，痙縮や固縮，不随意運動，姿勢反射異常や異常運動，原始反射の存在などに対する運動障害の評価，神経障害レベルの評価（脊髄髄膜瘤に対する Sharrard 分類，新生児神経学的評価である Dubowitz 評価，NBAS［neonatal behavioral assessment scale（Brazelton）］，脳性麻痺に対する粗大運動能力評価（gross motor function classification system；GMFCS），痙縮に対する modified Ashworth scale なども大切である．
- 形態の評価では，四肢の弯曲や回旋変形，内外反変形などの計測，足部変形の評価などを行う．
- 画像評価では，X 線像での分類や計測（股関節亜脱臼に対する migration percentage や臼蓋角，脊柱側弯での Cobb 角など），MRI・CT 画像・超音波画像の質的評価や計測などを行う．
- 歩行の評価では，歩行の観察を通じた歩容異常の有無，歩行能力評価（Hoffer 分類など），歩行分析による時間・距離因子の計測，対称性の評価などを行う．
- ADL の評価には，子どものための機能的自立度評価法（WeeFIM），子どもの能力低下評価法（pediatric evaluation of disability inventory；PEDI）などがある．
- 知能評価には，WISC（Wechsler intelligence scale for children；WISC-IV），田中ビネー知能検査 V，グッドイナフ人物画知能検査などがある．

3 治療の実際

- 診療の対象となる代表的な小児疾患や障害は，運動器疾患，神経障害，発達障害である．疾患の概要とリハビリテーション処方の実際，成人後の問題点などについて述べる．

A. 運動器の疾患や障害

● 疾患の概要

- 上肢：分娩麻痺，形成不全，欠損．
- 下肢：発育性股関節形成不全（先天性股関節脱臼），Perthes 病，大腿骨頭すべり症，麻痺性股関節障害（脱臼・亜脱臼，関節可動域制限），膝関節の拘縮や変形，不安定性，足部変形，下肢形成不全や欠損，脚長差．
- 脊柱：脊柱変形（側弯症など），斜頚．
- 多数箇所に及ぶ疾患や病態：若年性特発性関節炎，骨系統疾患，先天性多発性関節拘縮症．
- 特定の部位を持たない疾患や病態：スポーツ障害，感染症による遺残変形・障害，外傷後の変形・成長障害．

● リハビリテーション診療の要点と代表的運動器疾患

- 疾患の自然経過の予測をしながら，患児の成長と発達に応じて，家庭や学校での生活上の注意，運動負荷の必要性や程度，家庭内訓練としてのストレッチや可動域訓練などを適切にアドバイス

する．また，装具治療あるいは手術治療を判断して，変形・機能障害の予防・改善を図る．以下，代表的疾患・障害の概要，診療のポイントについて述べる．

分娩麻痺

- 出生時に発生する腕神経叢の牽引損傷で，第5・6頸髄神経障害による上位型（Erb 型），第8頸髄・第1胸髄神経が障害される下位型（Klumpke 型）とこれらすべてを含む全型に分類される．
- 関節拘縮や変形，感覚障害，成長障害，ボディーイメージの欠損などを遺残することがあるので神経修復手術の時期を逸しないよう注意する．
- 学童期以降は，着衣動作などの自立などの患児の ADL 能力を全般的に引き出すようなリハビリテーション治療を行う．

骨系統疾患

- 骨・軟骨の発生や成長の異常により骨格の形態や機能に系統的な異常を生ずる疾患群で，体型異常・四肢変形，形成異常，関節可動域の異常，脊柱変形などがみられる．
- 症状や障害に即した対応となる．関節拘縮に対する可動域訓練は，障害の進行予防として重要である．自助具は ADL 障害を補完するうえで有用である．
- 学童期は四肢形態や体格の変化が大きく，補装具のチェックを適宜行い就学環境を整備することも必要となる．
- 成人期に股や膝関節などに関節症が生ずることも稀ではない．

先天性多発性関節拘縮症

- 多関節の拘縮・脱臼，手指・足部変形などを特徴とする疾患グループの総称である．
- 治療は，拘縮の改善，変形矯正，ADL の機能改善を目的に，早期のリハビリテーション治療（可動域訓練や変形矯正，装具治療，発達訓練，手指の協調性訓練や基本動作の習得訓練）と手術治療を行う．
- 幼児期・学童期には，手指や下肢の機能を補完するうえで補装具が有用である．

B. 麻痺性疾患

◯ 疾患の概要

- 脳性麻痺：痙直型が多く，障害部位から四肢麻痺，両麻痺，片麻痺などに分けられる．
- 二分脊椎（脊髄髄膜瘤），末梢神経疾患（遺伝性，自己免疫性など）：二分脊椎や末梢神経疾患のほとんどが弛緩性麻痺を呈する．二分脊椎では対麻痺が多いが，麻痺レベルに左右差があることも少なくない．

◯ 麻痺性疾患の概要とリハビリテーション診療の実際

脳性麻痺

- 主に周産期に生じた脳の非進行性病変による運動障害あるいは姿勢異常，筋緊張異常である．原因およびリスク因子には，早産や低出生体重，脳室周囲白質軟化症，脳の出血や感染，低血糖，高ビリルビン血症などがある．
- 診断には，運動発達の遅れと筋緊張の異常，姿勢反射の遅れや異常，協調性のない自動運動の存在などが参考となる．
- 画像診断では，脳の MRI が有用である．T2 強調像，FLAIR 像（fluid-attenuated inversion recov-

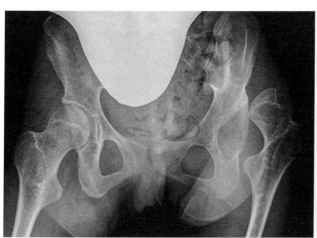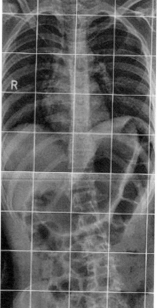

図 4-11　脳性麻痺児の麻痺性股関節脱臼と麻痺性脊柱側弯変形
左股関節は脱臼し，骨頭外側に陥凹を認める（lateral notch），骨盤傾斜があり，windswept hip を形成している．

表 4-13　脳性麻痺に対する粗大運動能力評価（gross motor function classification system；GMFCS）

レベルⅠ	制限なしに歩く
レベルⅡ	歩行補助具なしに歩く
レベルⅢ	歩行補助具を使って歩く
レベルⅣ	自力移動が制限
レベルⅤ	電動車いすや環境制御装置を使っても自動移動が非常に制限されている

（近藤和泉：脳性麻痺のリハビリテーションに対する近年の考え方と評価的尺度．リハ医学 37：230-244，2000 より改変引用）

ery），拡散強調像（diffusion weighted image；DWI）で，脳室周囲の信号異常や囊胞性変化などがみられる．

- 重度例の上肢では前腕回内位・手関節尺側偏位・手指屈曲位・母指屈曲内転拘縮が，脊柱では側弯変形が，下肢では股関節の脱臼・亜脱臼障害・足部変形が生じやすい（**図 4-11**）．

- 運動機能評価法として粗大運動能力評価（gross motor function classification system；GMFCS）（**表 4-13**）が使用される．座位，移動能力などの粗大運動機能を包括的，客観的に評価する．レベルⅠ～Ⅴの，5 段階で評価する．

- 乳幼児期には，異常な姿勢反射や筋緊張異常を誘発するような育児は避ける．頸部を不安定な状態に置いたり，急激に姿勢変化を起こす動作は適切ではない．家族には正常姿勢反射の誘発を促すような手技を指導する．

- 痙縮がみられるようになれば，関節可動域訓練とともにストレッチ手技を指導し，ホームプログラムに組み込んでもらう．

- 学童期には，痙縮や身体成長と相まって関節拘縮や変形が強くなることがある．痙縮や，短縮のある筋群へのストレッチで苦痛を伴う場合は，抗痙縮薬やボツリヌス療法，整形外科的軟部組織解離術，選択的脊髄後根切断術などの痙縮治療も考慮する．緊張が重度で広範であれば髄腔内バクロフェン投与（intrathecal baclofen；ITB）療法も検討する．
- 学童期の生活期のリハビリテーション診療では教育的リハビリテーションを組み込む必要があり，行政・学校，患児・家族，リハビリテーション診療チーム・専門職との連携を深め，情報交換を密にすることが求められる．そのために，定期的評価と訓練，痙縮のコントロール，筋力低下や変形の予防，姿勢保持機能の担保（座位保持装置など），能力障害への対応（補装具など）が重要となる．
- 成人期になると，加齢，筋力低下，肥満，関節症，脊髄障害などにより機能や能力の障害が進行することが少なくない．地域包括ケアシステムの活用や不動による合併症への対応も必要である．

二分脊椎（脊髄髄膜瘤）

- 脊柱後方要素（椎弓，棘突起）の癒合障害による椎弓閉鎖不全，脊髄形成不全や水頭症による神経機能障害を特徴とした先天異常である．
- 神経障害では，体幹筋力の弱化による座位保持障害，膀胱直腸障害，水頭症や Chiari 奇形の併存，下肢神経障害による立位・歩行障害，変形や褥瘡，潰瘍など多彩な問題が起こりうる．小児科，小児外科，小児整形外科，脳神経外科，小児泌尿器科，精神科などとの集学的ケア体制が重要である．
- 神経障害高位評価には Sharrard 分類（図4-12）が，移動能力評価には Hoffer 分類が用いられる（表4-14）．
- 乳幼児期には，筋力不均衡による関節拘縮や変形を予防するために関節可動域訓練やストレッチを家庭で行う．訓練に際しては，骨折や骨端線損傷が生ずることもあるので注意する．装具は変形予防に有用である．
- 感覚障害により，下肢の創や外傷が看過されることもある．就寝前にチェックする習慣を身につけるよう指導する．
- 幼児期には，神経障害高位に応じた ADL の獲得に向けて，座位保持・立位歩行訓練，移乗動作訓練，上肢の筋力増強訓練（プッシュアップなど）を行う．下肢装具は麻痺下肢の機能補完として有用であるが，著明な変形や関節拘縮は装具装着を困難にする．
- 学童期以降には，身体骨格の成長に伴って，装具の破損などの不具合，殿部褥瘡の発生，肥満などによる歩行能力の低下が起こりうる．診療に際しては頻回なチェックと患者教育が必要である．

C. 発達障害

疾患の概要

- 発達障害は，「自閉症，アスペルガー症候群その他の広汎性発達障害，学習障害，注意欠陥多動性障害その他これに類する脳機能の障害であってその症状が通常低年齢において発現するもの」と定義される（発達障害者支援法）．
- 中枢神経成熟に問題があり，認知機能や行動に相当な偏りがあるもので，同じ人に多種の障害が併存することも稀ではない（図4-13）．

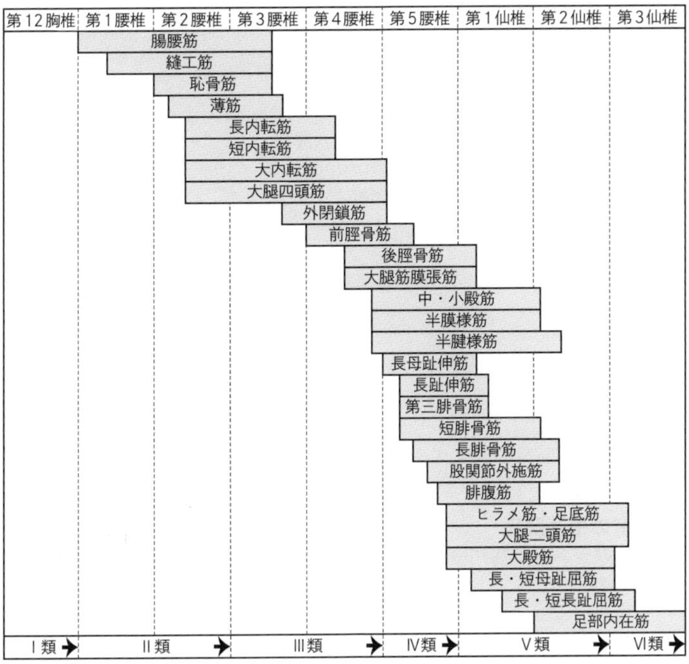

第12胸椎	第1腰椎	第2腰椎	第3腰椎	第4腰椎	第5腰椎	第1仙椎	第2仙椎	第3仙椎

腸腰筋
縫工筋
恥骨筋
薄筋
長内転筋
短内転筋
大内転筋
大腿四頭筋
外閉鎖筋
前脛骨筋
後脛骨筋
大腿筋膜張筋
中・小殿筋
半膜様筋
半腱様筋
長母趾伸筋
長趾伸筋
第三腓骨筋
短腓骨筋
長腓骨筋
股関節外施筋
腓腹筋
ヒラメ筋・足底筋
大腿二頭筋
大殿筋
長・短母趾屈筋
長・短長趾屈筋
足部内在筋

I 類 ➡ II 類 ➡ III 類 ➡ IV 類 ➡ V 類 ➡ VI 類 ➡

図 4-12　二分脊椎における障害高位の評価：Sharrard 分類

（Sharrard WJ：Posterior iliopsoas transplantation in the treatment of paralytic dislocation of the hip. J Bone Joint Surg Br 46：426–444, 1964）

表 4-14　二分脊椎における歩行能力評価：Hoffer 分類

1	Community ambulator	a	独歩群：戸外，室内とも歩行可能で杖は不要．
		b	杖歩行群：戸外，室内とも歩行可能で杖が必要．
2	Household ambulator		社会的活動に杖歩行と車いす移動を併用．
3	Non-functional ambulator		訓練時のみ杖歩行が可能で，そのほかは車いすを使用．
4	Non ambulator		移動にはすべて車いすを要する．

（Hoffer MM, et al：Functional ambulation in patients with myelomeningocele. J Bone Joint Surg Am 55：137–148, 1973）

広汎性発達障害（pervasive developmental disorders；PDD）・自閉症スペクトラム症（autism spectrum disorder；ASD）

- 広汎性発達障害には，自閉症，Asperger 症候群，Rett 症候群が含まれる．2013 年改訂された DSM-5 では，自閉症スペクトラム障害／自閉スペクトラム症とされた．
- 人間関係構築に難がある，コミュニケーション障害，パターン化した行動や強いこだわり，言語発達の遅れ，1 人で遊ぶ傾向，視覚・聴覚・触覚の過敏性などを特徴とする．
- 学童期にも他人とのかかわりがなく，人の気持ちや意図を汲み取るのが苦手である．しかし，興味のあるものには頑なに執着する．

学習障害（learning disability；LD）

- 全般的な知的発達に遅れがないものの，特定の課題（聞く，話す，読む，書く，計算・推論する）に対する能力に問題が生ずるのが特徴である．
- 保護者や学校関係者に不必要なプレッシャーや難易度の高い課題をむやみに出さないよう配慮してもらう．

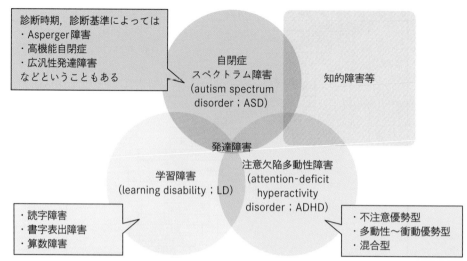

図 4-13　発達障害の相互関係
中枢神経の成熟に問題があり，認知機能や行動に相当な偏りがあるもので，同じ人に多種の障害が
併存することも稀ではない．

注意欠陥多動性障害 (attention-defisit hyperactivity disorder；ADHD)

- 注意困難，衝動性，多動の 3 種の特性を持つ．発達年齢に不釣り合いな落ち着きのなさ，ソワソワする，何もないのに立ち歩いたりする，などの行動異常が特徴でしばしば社会適応が困難になる．

● 発達障害へのリハビリテーション医療のかかわり

- 患児の行動異常に気づき，見守る姿勢が不可欠で，こうした姿勢を通して家族に同年齢の児童と違う特徴を気づかせ，患児の発育を促す意欲をもたせる．
- 家族の悩みに傾聴し，家族の視点に立ち，個々の家庭環境に応じて具体的に対応できるよう行動目標を家族とともに考える．家族を孤立させないよう支援と連携の体制を作る．
- 患児の認知および行動の特性を踏まえて生涯を通じたゴール設定を行うが，患児あるいは周りの環境の変化に応じて設定は変化させるべきである．療育での運動機能を含めた全般的な発達の遅れへの対応，行動面の問題に対する認知行動療法，社会生活技能訓練や感覚統合療法，などを具体的に考える．また，保育，特別支援教育，障害福祉での支援なども積極的に活用していく．

● 成人後の問題

- 社会生活の中で，就労が困難な場合が少なくない．会社への連絡ができないなど職場の人間関係が破綻して就労困難となる．こうした場合，労務管理や職場環境の配慮がないと退職に追い込まれることが多い．

🔖 文献
1)　伊藤利之(監修)：こどものリハビリテーション医学 第 3 版，医学書院，2017
2)　公益社団法人日本リハビリテーション医学会(監修)：リハビリテーション医学・医療コアテキスト，医学書院，2018
3)　越智隆弘(編)：NEW MOOK 整形外科 小児整形外科. 金原出版，2004

（和田郁雄）

リウマチ性疾患

1 概要

疾患の概要と生活期での問題点

- リウマチ性疾患は関節リウマチ，脊椎関節炎，全身性自己免疫疾患，血管炎，変形性関節症，結晶誘発性関節症（炎），乾癬性関節炎，全身性疾患に伴う関節炎，骨疾患，その他と多岐にわたる（公益財団法人日本リウマチ財団による）が，本項では関節リウマチに焦点を当てて解説する（変形性関節症や骨粗鬆症などは 124 頁を参照願いたい）.

- 関節リウマチ（rheumatoid arthritis；RA）は自己免疫疾患であるが病因は不明であり，遷延化する滑膜炎により骨・関節・脊椎が破壊され，運動機能障害から ADL の制限や社会活動への参加制約に至る．また，血管炎，脊髄症・神経障害，呼吸・循環器障害などの関節外症状は生命予後に影響する.

- 関節リウマチの有病率は 0.6%，20〜50 代の女性に多い（男女比＝1：4）が，近年，関節リウマチの高齢発症や患者の高齢化が報告されている．生物学的製剤の市販後調査に占める高齢者の割合は年々増加し，日本リウマチ友の会の調査でも 65 歳以上の会員が増えている.

- 関節リウマチ患者の平均寿命は 1980 年頃は 65 歳程度であったが，1990 年にメトトレキサート（MTX）がアンカードラッグになり生物学的製剤が上市されるに至って関節リウマチの治療概念は「寛解導入，さらに治癒を目指す」へとパラダイムシフトし，2010 年には「身体機能の正常化，社会活動への参加を通じて，関節リウマチ患者の長期的 QOL を最大限まで改善すること」を基本原則とする「目標に基づいた関節リウマチ治療（treat to target；T2T）」が提唱された．その結果，生物学的製剤による治療を受けた関節リウマチ患者の生命予後は日本人一般と同等になったが，加齢に伴う疾病や障害を併せ持つ複合障害・重複障害に陥る関節リウマチ患者も急増し，治療の進歩にもかかわらず，関節リウマチ患者を取り巻く生活期の医療と介護の問題は山積している.

生活期におけるリハビリテーション診療の特徴

- 関節リウマチは脳血管障害や脊髄損傷のように急性期から生活期に向けて一方向に経過する疾患ではない．適切な治療が受けられなければ，関節炎は沈静と再燃を繰り返し関節破壊が進行するので，関節炎の急性症状や過度の安静に伴う合併症に対する適切なリハビリテーション診療が必須である．一方，関節炎がコントロールできれば，発症早期は関節保護を目的とした ADL の指導や筋力・体力の低下予防に主眼が置かれる．また，寛解導入までに関節破壊や変形などが生じている場合には，症状・障害，患者の希望，家庭・家族環境などに応じて，装具療法・理学療

法・作業療法あるいは手指伸筋腱再建術・足趾関節形成術・人工関節置換術などの外科治療が選択される.

- 生活期におけるリウマチ性疾患のリハビリテーション診療の特徴は，関節リウマチに限らず適切な薬物治療が行われ，腫脹や疼痛，全身倦怠感，発熱，易出血性などリウマチ性疾患に共通する症状あるいは疾患特異的な症状が十分にコントロールできているという前提で，過度の安静やステロイド薬投与に伴う合併症，筋力・体力の低下，過用や誤用による関節破壊や変形などに対して患者指導，装具療法・理学療法・作業療法を駆使して対処することである.
- リウマチ性疾患が十分にコントロールできていても，転倒による骨折，肺炎，脳血管障害などの急性疾患が合併した場合は，急性期治療終了後には回復期から生活期へとフェーズが変わるので，フェーズに応じた各疾患・障害別のリハビリテーション治療を行う.

2 診断

◉ 関節リウマチの疾患活動性の評価

- 関節リウマチの疾患活動性はリハビリテーション診療に影響するので重要な評価である. まず，視診（発赤・腫脹，変形など）と触診（熱感・腫脹，拘縮・不安定性など）など，関節を診ることから始まる. 滑膜炎による関節痛は腫脹と熱感を伴う安静時痛であり，運動により増悪することが多い. 一方，変形性関節症では安静時痛はほとんどなく，関節痛は運動開始時に出現し，運動に伴い軽減することが多い. 関節拘縮や筋力低下，不安定性などは運動器の一般的な診察・検査法で評価する.
- 活動性評価には DAS（disease activity score）-28 や CDAI（clinical disease activity index），SDAI（simplified disease activity index）といった指標が用いられるが，疾患コントロールが不十分であれば，治療強化（薬剤の増量や生物学的製剤の導入など）が行われる.
- 画像検査では，MRI は滑膜炎，脊椎・脊髄病変，骨髄内変化の評価に有用であるが，生活期では検査実施は難しい. 一方，関節超音波検査は非侵襲的に繰り返して実施できるので生活期であっても関節炎の評価（滑膜組織の浮腫・血流増加など）に有用である.

◉ 機能障害と活動の評価

- 身体機能評価には HAQ（Stanford health assessment questionnaire）から ADL 関連 8 項目を選んだ mHAQ（modified HAQ）が用いられるが，項目数が少ないため障害を過小評価してしまう恐れがあるので注意が必要である.
- 脳血管障害や脊髄損傷で頻用される SIAS や FIM は関節リウマチ患者の生活期の機能評価には適していないので，関節リウマチ患者の活動評価法として活動や作業に焦点を当てたカナダ作業遂行測定（Canadian occupational performance measure；COPM）や AMPS（assessment of motor and process skills）が有用である.

3 治療の実際

◉ 関節リウマチの生活の場における問題点

- 治療の進歩により関節リウマチの機能予後と生命予後は大きく改善した. 治療内容の高度化・専

門化とともにリウマチセンターへの患者集約が進んだが，リウマチ専門医とリウマチケア専門職（看護師・薬剤師）が中心のリウマチ専門チームにはリハビリテーション科医やリハビリテーション関連専門職が含まれておらず，地域で生活期を担当する専門職が関節リウマチ患者と接する機会も減少している．また，関節リウマチが介護保険の第2号被保険者の特定疾病に指定されているため「医療保険でのリハビリテーション治療が受けられなくなった」「疾患特性を勘案した介護支援が受けにくくなった」との声が関節リウマチ患者からも届いている．

- 国は超々高齢社会の増大する社会保障給付費に備えるべく，地域医療構想に基づく医療機能の再配分，在宅介護・支援サービスの再構築を中心に地域包括ケアシステムの整備を急いでいる．
- 地域包括ケアシステムは生活期を担う重要な医療・介護体制であるが，運動器疾患，呼吸器疾患（誤嚥性肺炎など），脳血管疾患後遺症，認知症，ロコモティブシンドローム，フレイルやサルコペニアなど加齢に伴う病態，疾患，障害に対する一般的な治療とケア・支援（介護）を想定しているので関節リウマチの疾患特性や高度化した関節リウマチ治療への配慮に欠ける．そのため，かかりつけ医が中心の地域包括ケアチームでは関節リウマチ特有の希望やニーズを拾い上げにくい．また，関節リウマチ患者とサービス提供事業者（所）との間でも介護保険サービスの供給と需要のミスマッチがあり，第2号被保険者である40〜64歳の関節リウマチ患者の介護保険利用は決して多くないのが現状である．
- 回復期のリハビリテーション治療や地域包括ケア病棟が必要な時，老々介護や日中独居など脆弱な介護力がさらに低下したり関節リウマチ患者の要介護度が急に高くなったりした時，肺炎などの急性疾患の発症などにより在宅生活が困難となった時に，高額な薬剤費や複雑な併存症・合併症のために入院・転院先や療養先が制限されたりその選択肢が少なかったりする．すなわち，関節リウマチ治療の進歩にもかかわらず，関節リウマチ患者を取り巻く生活期の問題はむしろ困難になり，かつ増加しているのが現状である．
- 生活期におけるリウマチ性疾患のリハビリテーション診療のポイントは，リウマチ専門医とリハビリテーション科専門医の連携，地域の医療資源・介護資源に関する十分な情報収集と地域包括ケアセンターやケアマネジャーとの適切な情報交換であり，リウマチ専門チームと地域包括ケアチームの協働体制の構築が鍵である．

関節リウマチ患者に対するリハビリテーション診療

- 高齢発症あるいは罹病期間の長い高齢の関節リウマチ患者が増えてきているが，患者割合では圧倒的に妊娠可能な年齢の女性が多い．そのため，近年の薬物治療の進歩に伴い国立成育医療研究センターに妊娠と薬情報センター（https://www.ncchd.go.jp/kusuri/）が設置されたり，WoCBA（women of child-bearing age, 妊娠出産育児年齢の女性）リウマチ患者の治療指針（https://ra-ibd-sle-pregnancy. org/index.html）が発表されたりしている．
- WoCBA患者に対するリハビリテーション治療の要点は前述したとおりである．特に生活期では家事や育児などに伴う誤用や過用による関節破壊や変形の進行・増悪を避けるために関節保護やエネルギー節約（表4-15, 4-16）[1]を遵守してもらうことは大切であるが，患者に合致した，あるいは希望するライフスタイルに沿った運動指導・動作指導と環境調整を行うことがポイントである．
- また，女性患者は踵の高い靴や先細りの靴を履くことが多いが，このような履き物は外反母趾や槌趾（ハンマートゥ）変形など関節リウマチ患者特有の足趾変形を助長する危険性が高い．前足

表 4-15　WoCBA 患者に対する関節保護法の実際

①痛みを理解し自己評価できること
②作業（運動）と休息（安静）のバランスをとること
③筋力と関節可動域を維持すること
④作業を簡略化するなどして関節への負荷を軽減すること
⑤変形を生じる肢位や姿勢を避けること
⑥その動作に有効な強く大きい関節を使うこと
⑦解剖学的，機能的に安定した位置や姿勢で関節を使うこと
⑧長時間にわたって同一肢位・姿勢で作業を行わないこと
⑨負担がかかった時に即座に中止できない作業や動作は止めること
⑩関節を保護するために必要な自助具やスプリントを使用すること

表 4-16　WoCBA 患者に対するエネルギー節約の実際

①急激な動作を避けること
②事前の計画と準備を行うこと
③作業の優先順位を決めること
④不必要な作業と動作を省きエネルギー浪費を避けること
⑤よい姿勢で効率的な動きを行うこと
⑥作業を軽減させるための自助具や器具を使用すること
⑦頻繁に計画的な休息を組み入れること
⑧作業する机や椅子の高さ，採光・明るさ，換気・室温，騒音量などを考慮して適切な作業環境にすること

部へのストレス軽減のために中足部および後足部の適合性をチェックしなければならないが，関節保護の観点からすると，踵が低く，足関節の安定性に寄与する月形しん（カウンター）が十分に硬く，足部を整えるための足底装具を入れても前足部が窮屈にならない程度のトゥボックスと幅を持ち，かつ中足部をしっかりと保持できるアッパーを持つ靴が望ましい．

- 一方，踵が低くても，あたりの柔らかさや着脱のしやすさを優先して靴が選択され，踵を潰して（月形しんを踏んで）履いていることも少なくないので，靴や着脱状況を確認して正しい履き方を指導したり，手指変形や疼痛のために上手く靴を履くことができない場合などは，必要や状況に応じて着脱に配慮した加工を検討し義肢装具士に依頼したりする．
- 高齢関節リウマチ患者は複数の疾病をもつことも多く，他の疾患治療のための一時的な生物学的製剤の休薬や治療内容の変更によって疾患活動性の変化だけでなく，ADL の変化も起こりやすく，注意が必要である（表 4-17）．そのため，高齢関節リウマチ患者では日常活動と生活機能の維持あるいは再獲得を念頭にリハビリテーション診療を行うと同時に，介護保険などの社会資源を利用した環境整備や人的支援を含む地域生活の再構築と維持も考慮しなければならない．また，炎症やステロイド薬による骨粗鬆症，加齢に伴う運動機能低下，外的・内的因子による転倒・転落などの骨折リスク上昇も大きな問題である．そのため，高齢関節リウマチ患者では健康寿命の延伸と質の高い生活の維持を目的に転倒・転落や骨折の予防のための骨粗鬆症の薬物治療やリハビリテーション治療も必要である．
- 転倒・転落予防では環境整備がポイントである．関節リウマチ患者の多くは身体活動を抑えたいがためにベッド周囲に生活用品や自助具，装具などを置くことが多いが，これらはトイレへの移動や車いすへの移乗時などに転倒・転落の原因になる．そのため，回復期から生活期への移行時

表4-17　高齢発症関節リウマチ患者と高齢関節リウマチ患者に対するリハビリテーション診療の留意点

	関節破壊	機能予後など	リハビリテーション診療の留意点
高齢関節リウマチ患者	長期罹患による多関節罹患	機能障害が高度な患者は，感染症や圧迫骨折の罹患後の過度の安静による障害が重篤なリスクとなる可能性が高い．	骨粗鬆症，転倒・転落，インフルエンザや誤嚥性肺炎に伴う過度の安静による障害，認知症などの老年期の問題も並行して考慮，治療する必要がある．
			関節リウマチ長期罹患による機能低下と老年期の退行変性が合併することで機能低下はより深刻となり，生活期の能力の維持や再獲得が困難となりやすい．
			リハビリテーション診療による機能維持が困難になる時期でもあり，介護保険などの社会資源を用いた地域での生活再構築も視野に入れる必要がある．
高齢発症関節リウマチ患者	小関節からの慢性発症　大関節からの急性発症	骨破壊の進行が速い群は予後不良である．	骨粗鬆症，転倒・転落，インフルエンザや誤嚥性肺炎に伴う過度の安静による障害，認知症などの老年期の問題も並行して考慮，治療する必要がある．
			老年期の退行変性と発症後の関節リウマチ進行による予後の程度で治療内容が異なり，リハビリテーション診療による機能再獲得，または介護保険などの社会資源を用いた地域での生活再構築を検討する必要がある．

期（退院時）のみならず生活期でも生活環境の評価や環境設定は重要であり，定期的な実施が強く推奨される．

- また，高齢関節リウマチ患者では薬物治療によりコントロールできていても，ロコモティブシンドローム（ロコモ）該当者が多いことが報告されている．身体能力低下を自覚していない患者も少なくないので，転倒予防の観点からも関節リウマチ患者のロコモ対策は重要であるといえる．

- リウマチ白書では関節リウマチ患者のリハビリテーション治療件数は減少傾向にあることが示されている．HAQ寛解など身体機能が良好に維持できていても，一般高齢者と同じく継続的な運動は重要である．質の高い活動的な生活を維持するためには，患者指導だけの消極的・受動的なかかわりではなく，関節リウマチを理解したリハビリテーション科医，理学療法士，作業療法士，看護師，義肢装具士などの専門職で行う包括的チームアプローチが必要である．継続的な診断や評価と積極的・能動的運動療法やSARAH（コラム参照）に代表される根拠のある作業療法を実施していくことが求められている．さらに，生活期のリハビリテーション治療の効果を最大限に引き出すためには，関節リウマチの病態だけではなく，加齢に伴う筋力・体力低下，食事摂取量低下による低栄養状態，抑うつや精神活動性の低下など，高齢者の身体面，栄養面，精神面などへの多角的なアプローチが必要である．

- 高齢者や関節リウマチ患者に限らず「役割を持ちたい」「自分らしく生きたい」「社会とのかかわりを持って住み慣れた地域で生活したい」との望みを叶えることが生活期のリハビリテーション医療の本質であり，かつ責任である．関節リウマチの疾患活動性のコントロールはもちろんのこと，生活期というフェーズを超えて身体機能・身体構造の維持，健康寿命の延伸，転倒予防を行うべきである．関節リウマチの疾患や障害を考慮した地域包括ケアシステム（地域包括リウマチケアシステム）の構築と活用，在宅・施設サービスの利用など医療と介護の資源を最大限に利用する．すなわち，生活期の患者の「質のよい生活」を維持することが，関節リウマチを含むリウマチ性疾患の生活期のリハビリテーション医療の要点である．

コラム：SARAH エクササイズ・プログラムと作業療法

　2015 年に関節リウマチの手の機能改善効果を無作為化比較試験で証明したハンドエクササイズ・プログラム（strengthening and stretching for rheumatoid arthritis of the hand；SARAH）が発表されたので紹介する．
　SARAH は 11 種目の上肢および手関節と手指のエクササイズで構成され，12 週間の自主訓練と期間中 6 回の外来セッション（評価とカウンセリング）を行う．

　関節リウマチ患者は療法士の指導を受け，できるだけ毎日エクササイズ・プログラムを遂行する．関節リウマチ患者にはエクササイズ用品（セラピー用粘土や訓練用ラバーバンド，ゲルボール）と日々の実施状況を記入するための患者用冊子が手渡され，6 回の外来セッション時にエクササイズの遂行状況の確認と負荷量の調整などを患者と治療者で行う．

　無作為化比較試験では対象者を 12 週間に 6 回の外来セッションを受ける「SARAH 実施群」と一般的な関節リウマチ患者向けの指導を受ける「通常ケア群」の 2 群に分け 12 週間の処置を行い，処置終了後から 12 か月が経過した時点で主観的な手の機能，器用さ，ピンチ力を比較したが，すべての項目で SARAH 実施群が有意に改善しており，2 年後の経過観察でも主観的評価ではあるが，SARAH 実施群では手の機能の改善が維持されていたことが報告されている．

　英国には専門職向けの教育サイト「iSARAH」があり，2019 年 9 月現在，すべての医療者に ID が交付されるようになっている．SARAH の原著版，日本語版とも資料をダウンロードできるので活用されたい（図 4-14）．

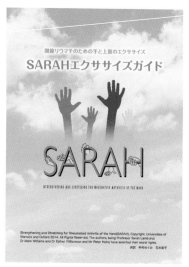

図 4-14　SARAH 日本語版
関節リウマチのための手と上肢のエクササイズ SARAH エクササイズガイド．
（邦訳 中村めぐみ，荒木泰子 2020 年 1 月）

　SARAH は生活期の関節リウマチの手の機能と実用性を高めるエクササイズ・プログラムであるが，その本質は 12 週間の自主訓練や最大 6 回の外来での評価とカウンセリングではなく，それらを手段としたリハビリテーション治療に対するアドヒアランス強化プログラムである．エクササイズ・プログラムを長期間継続して貰うための仕掛けや工夫は他のリハビリテーション治療にも十分応用可能である．

　関節リウマチの作業療法では手・手指の装具も重要な役割を果たすが，効果を高めるためには装着のアドヒアランス向上が必須である．SARAH のコンセプトに則り，装具療法の目的を明確にして，効果とリスクと予防方法を患者に伝えることで効果が発揮されることが期待できる．

文献

1) Melvin JL：小児と成人のためのりハビリテーション リウマチ性疾患(木村信子監訳)．協同医書出版社，pp382-398，1993
2) 日本リウマチ学会(編)：関節リウマチ診療ガイドライン 2014．pp90-93，メディカルレビュー社，2014
3) 日本リウマチ友の会(編)：2015 年リウマチ白書 リウマチ患者の実態〈総合編〉．p41，公益社団法人日本リウマチ友の会，2015
4) Nagasawa H, et al：Differences between the Health Assessment Questionnaire Disability Index(HAQ-DI)and the modified HAQ(mHAQ)score before and after infliximab treatment in patients with rheumatoid arthritis. Mod Rheumatol 20：337-342, 2010
5) 島原範芳，他：特集 高齢者におけるリウマチと膠原病 高齢関節リウマチに対するリハビリテーション医療の実際．老年医学 57：1181-1184，2019
6) 中村めぐみ，他：関節リウマチの手に効果的なハンドエクササイズプログラム Strengthening and Stretching for Rheumatoid Arthritis of the Hand(SARAH)の紹介—セラピストによる活用にむけて—．森ノ宮医療大学紀要 13：45-62，2019

（佐浦隆一）

7

循環器・呼吸器疾患

1 概要

- 循環器では虚血性心疾患と慢性心不全が，呼吸器では慢性閉塞性肺疾患と間質性肺炎が主な対象となる．いずれも安定している場合が生活期のリハビリテーション診療の対象である．

A. 循環器

虚血性心疾患

- 虚血性心疾患のうち急性冠症候群（急性心筋梗塞，不安定狭心症，虚血性心臓性突然死）の病態は急性期医療の対象である．したがって，生活期のリハビリテーション診療の対象となる虚血性心疾患はおもに安定期狭心症または陳旧性心筋梗塞となる．
- 急性心筋梗塞発症後，数か月の不安定な時期を切り抜け，梗塞巣の線維化が完成した状態を陳旧性心筋梗塞という．病理学的には，心筋の壊死は線維化巣として修復され，壊死巣が大きな場合には左室壁は薄くなり心室瘤を形成する．梗塞に陥った部分には収縮不全が生じ，広範囲に及ぶと左室駆出分画の低下から左心不全の原因となる．

心不全

- 心不全とは「なんらかの心機能障害，すなわち，心臓に器質的および/あるいは機能的異常が生じて心ポンプ機能の代償機転が破綻した結果，呼吸困難・倦怠感・浮腫が出現し，それに伴い運動耐容能が低下する臨床症候群」と定義される．一般的には心機能が低下しているため，息切れやむくみが起こり，次第に症状が悪化しながら生命を縮める疾患と考えられる．

B. 呼吸器

慢性閉塞性肺疾患（chronic obstructive pulmonary disease；COPD）

- タバコを主とする有害物質を長期に吸入曝露することなどにより生ずる肺疾患であり，呼吸機能検査で気流閉塞を示す．気流閉塞は末梢気道病変と気腫性病変がさまざまな割合で複合的に関与し起こる．臨床的には徐々に進行する労作時の呼吸困難や慢性の咳・痰を示すが，これらの症状に乏しいこともある．

● **間質性肺炎**

- 胸部単純 X 線や胸部 CT で両側肺野にびまん性の陰影が広がる疾患群をびまん性肺疾患という．間質性肺炎はびまん性肺疾患の中で，肺の間質〔肺胞（隔）壁〕を炎症や線維化病変の基本的な場とする疾患群で，間質が厚く硬くなるため（線維化），酸素が取り込みにくくなる．症状としては徐々に進行する労作時の呼吸困難や乾性咳嗽がみられる．ただし，これらの症状に乏しいこともある．

- 間質性肺炎の関連因子として，薬剤，健康食品，粉塵，膠原病などさまざまなものがあげられている．原因が不明のものは特発性間質性肺炎（idiopathic interstitial pneumonias；IIPs）と呼ばれる．IIPs の分類は，病理パターンに基づいており特発性肺線維症（idiopathic pulmonary fibrosis；IPF）など 8 つに分類されている．

2 診断

A. 循環器

- 循環器疾患の診断は，心機能（ポンプ機能），冠予備能（虚血の状態），不整脈を評価することによる．検査として心臓超音波検査，運動負荷試験，心筋シンチグラフィー・心プールシンチグラフィー，冠動脈造影，MRI，CT，（ホルター）心電図があり，それらを組み合わせて行う．

- 陳旧性心筋梗塞の診断は心電図の異常 Q 波と陰性 T 波によるが，発症後徐々に R 波が増大し，数か月または数年で異常 Q 波を認めなくなる場合もある。確定診断は心臓超音波ドプラ法，心筋シンチグラフィーもしくは心臓カテーテル検査にて行われる．心臓超音波ドプラ法および左室造影で左室壁運動異常，心筋シンチグラフィーで陰影欠損を認め，冠動脈造影で冠動脈狭窄が検出されればほぼ確定診断となる．

- 心不全の病期の進行については，リスク因子をもつが器質的心疾患がなく，心不全症候のない患者を「ステージ A：器質的心疾患のないリスクステージ」，器質的心疾患を有するが，心不全症候のない患者を「ステージ B：器質的心疾患のあるリスクステージ」，器質的心疾患を有し，心不全症候を有する患者を既往も含め「ステージ C：心不全ステージ」と定義する．さらに，おおむね年間 2 回以上の心不全入院を繰り返し，有効性が確立しているすべての薬物治療・非薬物治療について治療ないしは治療が考慮されたにもかかわらずニューヨーク心臓協会（New York heart association；NYHA）心機能分類Ⅲ度より改善しない患者は「ステージ D：治療抵抗性心不全ステージ」と定義され，これらの患者は，補助人工心臓や心臓移植などを含む特別の治療，もしくは終末期ケアが適応になる（**図 4-15**）．

- NYHA 心機能分類（**表 4-18**）はよく使われる活動評価による分類である．上述の心不全の病期ステージ C の中に NYHA 心機能分類Ⅰ～Ⅳの状態が存在し，ステージ D の中に NYHA 心機能分類Ⅲ，Ⅳの状態が存在している．

B. 呼吸器

- 呼吸器疾患の診断はスパイロメトリーなどによる肺機能検査と胸部単純 X 線・CT による画像検査によって行われる．また，気管支鏡検査や胸腔鏡などによる肺の生検で診断を確定させる場合

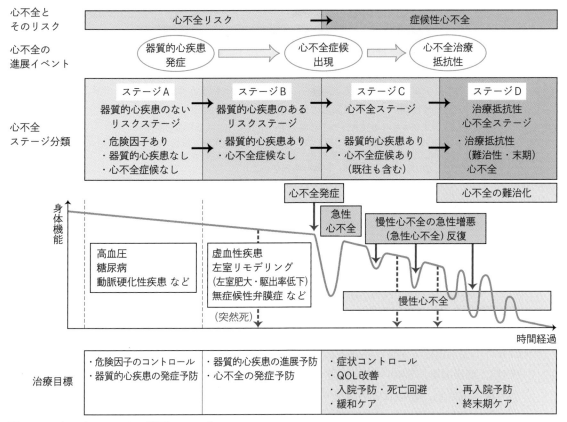

図 4-15　心不全とリスクの進展ステージ
〔厚生労働省．脳卒中，心臓病その他の循環器病に係る診療提供体制の在り方に関する検討会．脳卒中，心臓病その他の循環器病に係る診療提供体制の在り方について（2017 年 7 月）．https://www.mhlw.go.jp/file/05-Shingikai-10901000-Kenkoukyoku-Soumuka/0000173149.pdf〕

表 4-18　NYHA 心機能分類

I度	心疾患はあるが身体活動は制限されない．通常の身体活動ではさほどの疲労，動悸，呼吸困難，狭心痛が生じない．
II度	軽度の身体活動の制限がある．安静時には苦痛がない．通常の身体活動で疲労，動悸，呼吸困難，狭心痛が生じる．
III度	身体活動の著しい制限をきたす．安静時には苦痛がない．通常以下の身体活動で疲労，動悸，呼吸困難，狭心痛が生じる．
IV度	いかなる身体活動も制限される．安静時でも心不全あるいは狭心症症状を生じる．わずかな労作でこれらの症状が増悪する．

もある．
- COPD の病期分類では，①気管支拡張薬投与後のスパイロメトリーで 1 秒率（FEV$_1$/FVC）が 70％未満であること，②他の気流閉塞をきたしうる疾患を除外すること，としている．COPD 病期は一秒量の％予測値に基づく（**表 4-19**）．また，長期にわたる喫煙歴や慢性的に咳・喀痰・労作時呼吸困難などがみられる患者に対しても COPD を疑う．
- 特発性間質性肺炎の中でもっとも頻度が高い IPF（約 50％）の確定診断には高分解能 CT（HRCT）

表 4-19　COPD の病期分類

病期		定義
Ⅰ期	軽度の気流閉塞	%FEV$_1$≧80%
Ⅱ期	中等度の気流閉塞	50%≦%FEV$_1$<80%
Ⅲ期	高度の気流閉塞	30%≦%FEV$_1$<50%
Ⅳ期	きわめて高度の気流閉塞	%FEV$_1$<30%

気管支拡張薬投与後の 1 秒率（FEV$_1$/FVC）70%未満が必須条件.
〔日本呼吸器学会 COPD ガイドライン第 5 版作成委員会（編）：
COPD（慢性閉塞性肺疾患）診断と治療のためのガイドライン
2018. 第 5 版, p50, 日本呼吸器学会より〕

が有用である. 蜂巣肺の所見を確認し, UIP（usual interstitial pneumonia）パターンがみられたら確定診断となるが, はっきりしない場合には外科的肺生検を行う必要がある.

- 間質性肺炎の呼吸機能検査では, 一般的に拘束性換気障害が認められ, 肺拡散能（DL$_{CO}$）は低下する. DL$_{CO}$ の低下は肺活量や全肺気量の減少よりも先にみられることが多い. また, IPF 患者では運動時の低酸素血症が著しい. 安静時動脈血ガスが正常域にあっても運動時には低酸素血症に陥ることがある. 日本呼吸器学会の重症度分類は動脈血酸素分圧に基づく.

- COPD の生活機能・活動の評価として SGRQ（St. George's respiratory questionnaire）がある. 症状（咳, 呼吸困難, 喘鳴）やその症状による社会的影響, 心理的影響の経時的変化が評価できるように構成され, 治療による変化の描出能力に優れているが, 質問票は 50 項目から成り, Symptom（症状）, Activity（活動）, Impact（衝撃）の 3 つのコンポーネントに分けてそのスコアが計算され時間がかかる.

- 簡便に 8 項目で COPD の活動・QOL 評価ができるように開発されたのが COPD アセスメントテスト（CAT）である（図 4-16）. 間質性肺炎においては, このような疾患特異的な生活機能・活動の評価する指標は標準的となっているものはまだなく, 間質性肺炎でもこの CAT がよく使われれている.

3 治療の実際

A. 循環器

- 生活期における循環器のリハビリテーション治療の目的は, 再発・再入院・死亡を予防し, 快適で活動的な生活の実現を図ることである. 専門職によるチームが協働して, 長期に多面的・包括的プログラムを実施する.

- 心不全が明らかでない虚血性心疾患でのリハビリテーション治療では, 有酸素運動（＝好気的運動, エアロビック）を主として筋力増強訓練を組み合わせて行う.

- 有酸素運動は嫌気性代謝閾値（AT）以下の持続的運動であり, 1 回の運動は 10〜20 分間のウォームアップ後に 20〜60 分間の持久性運動, 5〜10 分間のクールダウンで構成するのが望ましい. 回数は週 3〜5 回, 理想的には毎日である.

- 本来は AT は心肺運動負荷試験を行って求めるのが望ましいが, 生活期において負荷試験を行うことが困難な場合, 以下を参考にするとよい.

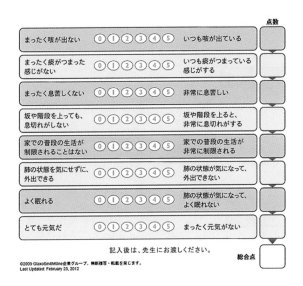

図 4-16　COPD アセスメントテスト

①最大心拍数（220-年齢，または実測値）の 50〜70%
②Borg スケールによる処方
　・11（楽）〜13（ややつらい）ぐらいの強度：13 が AT
③心拍数の推移による処方
　・心拍数が上昇する前は AT 以下（β遮断剤は注意）
④トークテストによる処方
　・運動中に会話して息が少し切れるが，どうにか会話が続けられるレベルの運動
• 心不全の疾患指導としては十分かつ頻回のフォローアップが必要となる．「労作時呼吸困難」「浮腫」「急激な体重増加」などに対するチェックリストを患者が日々つけるように指導し，変化があればすぐに医療専門職に伝えるような密接な連絡体制の確立が望ましい．
• 心不全の運動耐容能の目標としては 4 メッツ以上の運動が無理なくできるように管理する．NYHA 心機能分類Ⅰ，ⅡとⅢ，Ⅳは大きく予後が異なり，Ⅱ以上で管理するためには 4 メッツ程度の運動耐容能が必要であるからである．
• 生活期の心臓リハビリテーション治療が継続されるために，①適切な指導・励まし，②定期的実施，③ケガをしない，④楽しさ・面白さ・多様性・仲間，④効果判定と説明，⑤周囲の理解とサポート，などが大切である．
• 管理栄養士による栄養指導もリハビリテーション治療では重要である．

B. 呼吸器

• 慢性呼吸器疾患患者に行われるリハビリテーション治療は，「呼吸器に関連した病気を持つ患者が，可能な限り疾患の進行を予防あるいは健康状態を回復・維持するため，医療者と協働的なパートナーシップのもとに疾患を自身で管理して自立できるよう生涯にわたり継続して支援していくための個別化された包括的治療」と位置付けされる．

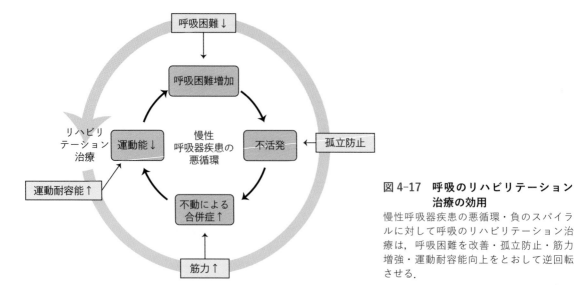

図 4-17　呼吸のリハビリテーション治療の効用

慢性呼吸器疾患の悪循環・負のスパイラルに対して呼吸のリハビリテーション治療は，呼吸困難を改善・孤立防止・筋力増強・運動耐容能向上をとおして逆回転させる．

表 4-20　**セルフマネジメント教育の学習項目**

学習項目	
1. セルフマネジメントの重要性	9. 運動，活動的な生活の重要性
2. 肺の構造・疾患・理解	10. 栄養・食事療法
3. 禁煙	11. 栄養補給療法
4. 環境因子の影響	12. 在宅酸素療法
5. 薬物療法	13. 在宅人工呼吸療法
6. ワクチン接種	14. 福祉サービスの活用
7. 増悪の予防，早期対応	15. 心理面への援助
8. 日常生活の工夫と息切れの管理	16. 倫理的問題

〔日本呼吸ケア・リハビリテーション学会，他：呼吸リハビリテーションに関するステートメント（2018）．日本呼吸ケア・リハビリテーション学会誌 27：95-114，2018 より引用〕

- 慢性呼吸器疾患の予後を左右する大きな因子は日常身体活動度である．リハビリテーション治療の主目的は呼吸困難による不活発の負の悪循環を逆回転させることにある（図4-17）．
- 慢性呼吸器疾患のリハビリテーション治療では運動療法が中核である．運動療法はコンディショニング，ADL訓練，全身持久力・筋力増強訓練などから構成され，運動プログラムの作成は患者個々人に合わせて作成し，個別に行うべきである．
- 患者自身が疾患に対する理解を深め，安定期，増悪期におけるセルフマネジメント能力を獲得することが重要である．そのため，患者教育（セルフマネジメント教育）も必要であり，運動療法とともにリハビリテーション治療の中心的な構成要素となっている．
- セルフマネジメント教育とは，「健康問題を持つ人が疾患に関連する知識を得るだけではなく，自身が多様な価値観に基づき達成目標や行動計画を医療者と協働しながら作成し，問題解決のスキルを高め，自信をつけることにより健康を増進・維持するための行動変容をもたらす支援である」とされる．その内容を表4-20に示す．
- 慢性呼吸器疾患患者では息切れや不安の軽減により中断していた趣味の活動が再開されることも多く経験される．外出，旅行，イベント参加，趣味の活動，レクリエーションなどの社会活動により身体活動も活発になる．

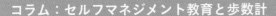

コラム：セルフマネジメント教育と歩数計

　セルフマネジメント教育はさまざまな形で行われ，単に知識や技術の修得のみにとどまらず，感染予防，運動療法，身体活動性の向上などの自己管理行動へのアドヒアランスを高めるものでなければならない．効果的に行動を変容させていくには，長期目標のみならず達成しやすい短期的な目標設定をすること，日常生活のなかで実行した内容は日誌などを用いてセルフモニタリングを行うこと，行動を評価することが有用である．

　日誌に記載してもらう項目として，1日に歩いた歩数の合計の項目は循環器疾患でも呼吸器疾患でも適している．歩数をカウントする歩数計にはさまざまなものがあり，多くは歩数だけでなく消費カロリーなども計算してくれる（図4-18）．近年，スマートフォンで歩数をカウントするアプリが開発され，多くの機種で標準装備されている．カロリーなどの運動時と非運動時に分けた表示や，記録されたデータによる行動の傾向表示など有用な機能がある．

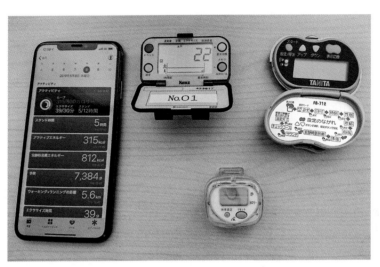

図 4-18　さまざまな歩数計

🔵 文献

1) 日本循環器学会/日本心不全学会合同ガイドライン：急性・慢性心不全診療ガイドライン（2017年改訂版）Guidelines for Diagnosis and Treatment of Acute and Chronic Heart Failure（JCS 2017/JHFS 2017）
2) 日本呼吸器学会 COPD ガイドライン作成委員会（編）：COPD（慢性閉塞性肺疾患）診断と治療のためのガイドライン 2018［第5版］．メディカルレビュー社，2018
3) 日本呼吸ケア・リハビリテーション学会，他：呼吸リハビリテーションに関するステートメント（2018）．日本呼吸ケア・リハビリテーション学会誌 27：95-114，2018

（海老原　覚）

⑧

内分泌代謝性疾患（肥満，生活習慣病）

1 概要

- 肥満に伴いインスリン抵抗性が亢進した状態は，糖尿病，高血圧，脂質異常症といった生活習慣病と密接に関連している．肥満，内臓脂肪の蓄積，インスリン抵抗性を背景とした糖尿病，高血圧，脂質異常症が重複した状態はメタボリックシンドロームといわれ，動脈硬化や心血管系疾患を招きやすくなる．本項では肥満と関係が深い生活習慣病のうち2型糖尿病，肥満症，メタボリックシンドロームについて解説する．

- 生活期のリハビリテーション治療では，患者教育（病識理解の促進，生活習慣の改善指導），適切な運動療法の処方を行うことにより，疾患の予防・改善を通じて，患者の健康寿命の増進，QOLの維持・改善を図る．

- 運動療法の処方では，運動の頻度，強度，種類，時間を具体的に設定する．頻度は1日おきに週3日程度，中等度の強度の有酸素運動（速歩や，ジョギング，水泳，自転車エルゴメーターなど）を1日30〜60分間実施する．中等度の運動強度は，最大酸素摂取量40〜60%，嫌気性代謝閾値（anaerobic threshold；AT），予測最大心拍数（220−年齢）の50〜70%，自覚的運動強度（Borg Scale 11：「楽」〜13：「ややきつい」）などを参考にする．ただし，自律神経障害患者やCa拮抗薬，β遮断薬などの内服中の患者は，心拍数から運動強度を設定する際に注意を要する．

- 運動療法を継続させるためには，患者の嗜好に合った運動を提案すること，無理のない具体的な目標を持つこと，仲間がいること，インセンティブが持てるようになること，活動量を測定できるスマートフォンアプリやスマートウォッチを使用して成果を見える形にすることなどが大切である．

- 運動の強さが，安静時の何倍に相当するかの単位としてメッツがある［安静座位時の酸素消費量が1メッツ〔3.5 mL/体重（kg）/分〕である］．メッツに実施時間（時）をかけたエクササイズ（メッツ・時）は，運動量を表す（例；6メッツの身体活動を30分間実施した場合は，6メッツ×1/2時間＝3エクササイズ）．厚生労働省の「健康づくりのための身体活動基準2013」において，健康づくりの身体活動量の目標として，18〜64歳は，3メッツ以上の強度の運動を週に23エクササイズ，65歳以上は強度を問わず週に10エクササイズを実施することを推奨している（図4-19）．

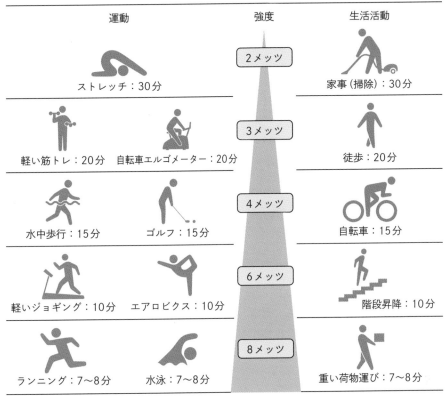

図 4-19　運動の強さ（メッツ）・量（エクササイズ）と各運動・ADL

表 4-21　内分泌代謝疾患（肥満，生活習慣病）の評価項目

問診	自覚症状，生活習慣（職業，運動習慣，生活環境，食生活など）
体格	身長，体重，BMI，ウエスト周囲長，体脂肪率〔インピーダンス法や二重 X 線吸収法（dual X-ray absorptiometry；DXA）など〕
足の観察	皮膚や足関節，足趾の可動性
感覚	振動覚（128 Hz 音叉で内果に当てて 10 秒以上が正常），触圧覚検査（モノフィラメントを使用，角化や胼胝部位を避ける），起立試験（安静臥位から立位をとらせて 3 分以内に収縮期血圧 20 mmHg あるいは拡張期血圧 10 mmHg 以上の低下を陽性．安全面から起立台を使用）
身体機能	握力，MMT，関節可動域，歩行，バランス評価（片脚立位保持時間，timed up and go test），下肢運動機能評価（short physical performance battery；SPPB）
ADL の評価	Barthel index，FIM（functional independence measure）
検査	尿糖，尿ケトン体，尿蛋白，空腹時血糖値，HbA1c，AST，ALT，BUN，CRE，血中脂質，尿酸
その他	心電図，胸部単純 X 線，眼科検査，腹部 CT，腹部超音波検査，頚動脈超音波検査

2 診断

- 運動療法開始前に運動器疾患などの併存の有無ならびにその重症度の評価（表 4-21）を行う．運動負荷試験を実施し，血圧測定や心電図で循環器系の安全性を確認し，適切な運動量を決定することが望ましい．心血管系リスク，180/110 mmHg 未満の血圧，筋骨格系の急性炎症の有無な

表 4-22　運動療法の処方

	有酸素運動	筋力増強訓練
頻度	週 3 日程度	週 2〜3 回
強度	中等度	1 最大反復回数の 70 % 程度
種類	トレッドミル，エルゴメーター，水泳など	大きい筋群中心の全身の筋力トレーニング
時間	1 日 30〜60 分間	各トレーニングを 10〜15 回，1〜3 セット

どを確認する．運動中はバイタルサイン（血圧，脈拍数，呼吸など）をモニターし，運動の前後 5 分間は準備運動・整理運動を実施する．

3 治療の実際

A. 糖尿病

◯ 概要

- 2 型糖尿病は遺伝要因に運動不足・肥満・ストレスなどの環境要因が加わり，膵 β 細胞からのインスリン分泌低下とインスリン抵抗性が生じ，慢性の高血糖が持続する状態である．中高年に発症しやすい生活習慣病である．

◯ 症状・診断

- 慢性の高血糖により血管障害が起こり，動脈硬化，神経障害，網膜症，腎症などの合併症が引き起こされる．
- 初回検査で，①空腹時血糖 ≧ 126 mg/dL，② 75 g 経口ブドウ糖負荷試験（OGTT）2 時間値 ≧ 200 mg/dL，③随時血糖値 ≧ 200 mg/dL，④ HbA1 c ≧ 6.5 % のうちいずれかが確認された場合は「糖尿病型」と判定する．別日の再検査でも「糖尿病型」であれば糖尿病と診断する．

◯ リハビリテーション治療

- 運動療法と食事療法が基本となる．血糖コントロールの目標は，HbA1 c 6〜8 % の範囲で年齢，罹患期間，臓器障害，低血糖の可能性を考慮して個別に設定する．
- 食事療法について 1 日 3 食とする．適正なエネルギー量（カロリー）は，軽労作（デスクワーク）の場合は，25 kcal/kg×標準体重/日，中労作（立ち仕事）の場合は，25〜30 kcal/kg×標準体重/日，重労作（力仕事）の場合は，30 kcal/kg×標準体重/日である．エネルギーの 50〜60 % を糖質，15〜20 % を蛋白質，20〜25 % を脂質とするのが一般的である．標準体重（kg）= 22×身長（m）^{2}．
- 運動療法の効果は，骨格筋にグルコースが消費されて血糖値が低下する短期的効果と，インスリン抵抗性を改善させる長期的効果がある．有酸素運動と筋力増強訓練を併用したほうがより血糖コントロールに有効である．表 4-22 を参考に処方する．

◯ リハビリテーション治療のポイント

- 運動療法が制限されるのは，①空腹時血糖 ≧ 250 mg/dL，尿ケトン体陽性，②増殖性網膜症による出血，③虚血性心疾患や心肺機能障害，④骨・関節疾患，⑤血清 CRE 男性 ≧ 2.5 mg/dL，女

性≧2.0 mg/dL ⑥急性感染症，⑦糖尿病性壊疽，⑧高度の糖尿病自律神経障害などの場合である．②〜④については運動療法を実施可能かどうかそれぞれの専門医と協議する．

- 食後1〜2時間までに運動療法を実施すると食後高血糖を改善する効果がある．夕方以降に運動療法を行う場合は，血糖低下作用が持続すること（キャリーオーバー効果）で生じる夜間低血糖に注意が必要である．またスルホニル尿素薬やインスリン治療を行っている場合は，低血糖のリスクが高い空腹時や食前を避ける．運動開始前の血糖値が100 mg/dL未満の場合は，吸収のよい炭水化物を摂取しておくことが望ましい．

- 神経障害を合併した患者については，感覚障害（手袋靴下型）として足病変がないかを確認し，適切な靴を使用することや足部を衛生的に保つように指導する．足病変の予防として足関節や足趾の可動域訓練，足内在筋訓練（タオルギャザーなど）が有効である．起立性低血圧がある場合は，弾性ストッキングや弾性包帯で下肢血流うっ滞防止を行い，ゆっくりと動くことや急に立ち上がったりすることを避けるように指導する．

- 網膜症は運動療法による眼底出血のリスクがあり，眼科的管理を優先する．息こらえなど力む運動を控える．

- 腎症は第3期（顕性腎症，持続性蛋白尿陽性）から運動制限が必要である．腎機能低下による高血圧になりやすいため，血圧を上げないレベルの速歩や水中歩行が推奨される．

B. 肥満症

○ 概要

- 肥満症とは，肥満に関連する健康障害が存在するか，または健康障害の発症が予想され，医学的に減量を必要とする状態である．

- 肥満は，脂肪組織が過剰に蓄積した状態である．脂肪細胞が肥大化するとインスリン受容体の数が減少し，インスリン抵抗性が亢進する．原発性肥満（単純性肥満）と内分泌疾患（Cushing症候群や甲状腺低下症など）・薬剤性疾患（ステロイドなど）などの基礎疾患のある二次性肥満に分類される．

- BMI≧25を肥満，BMI≧35を高度肥満と定義する．肥満の90%以上は原発性肥満でありエネルギーの過剰摂取や運動不足による生活習慣の乱れにより起こる．

○ 症状・診断

- 肥満症は，内臓脂肪型肥満（脂肪細胞の質的異常）と皮下脂肪型肥満（脂肪細胞の量的異常）に分類される（図4-20）．内臓脂肪型肥満は上半身肥満（りんご型肥満）と呼ばれ糖尿病，脂質異常症を伴い心血管系疾患を発症しやすく，男性に多い．皮下脂肪型肥満は下半身肥満（洋ナシ型肥満）と呼ばれ変形性関節症や腰痛，睡眠時無呼吸症候群を発症しやすく，女性に多い．内臓脂肪型肥満のほうが生活習慣病とより密接に関連している．

- 肥満症の診断は，二次性肥満を除外した原発性肥満患者のうちから下記の1，2のいずれかに該当する場合である．該当しない場合は単なる肥満である．

  1. ①〜⑪の肥満関連疾患（①2型糖尿病・耐糖能異常，②脂質異常症，③高血圧，④高尿酸血症・痛風，⑤冠動脈疾患，⑥脳梗塞，⑦非アルコール性脂肪性肝疾患，⑧睡眠時無呼吸症候群，⑨運動器疾患（変形性関節症・腰痛症），⑩月経異常，⑪肥満関連腎臓病）のうち1つ以

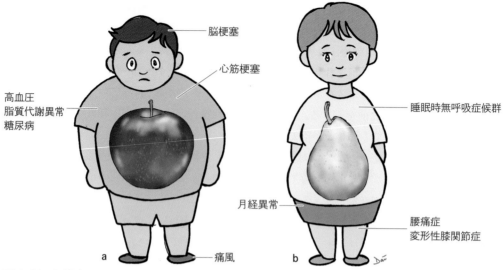

図 4-20　肥満症の体形
a：内臓脂肪型肥満—上半身肥満（りんご型肥満），b：皮下脂肪型肥満—下半身肥満（洋ナシ型肥満）．

上の健康障害を有する．
2. 肥満に伴う健康障害が存在しない場合でも，ウエスト周囲長（男性≧85 cm，女性≧90 cm）を測定し，腹部 CT（臍レベル，自然呼吸時）により内臓脂肪面積≧100 cm^2 の場合に内臓脂肪型肥満の肥満症と診断する．

● リハビリテーション治療

- 運動療法，食事療法，行動療法，薬物療法を実施し，3～6 か月を目安に治療効果を判定する．減量目標は現体重の 3％以上の減少に設定する．高度肥満症の場合は，現体重の 5～10％以上の減少に設定する．
- 食事療法は，25 kcal/kg×標準体重/日以下の摂取エネルギーとする．減量が得られない場合は，600 kcal/日以下に制限することを考慮する．高齢者の肥満においてサルコペニアやフレイルの予防のために，蛋白質を 1.0 g/kg×標準体重/日以上摂取することが望ましい．
- 行動療法は，肥満しやすいライフスタイル（過食や偏食，運動不足など）を改善させ，1 日 1 回の体重測定の習慣化など肥満に結びつく行動を自己管理させることである．
- 薬物療法では，食事療法や運動療法の効果が不十分な高度肥満症（BMI≧35）に限り，中枢性食欲抑制薬であるマジンドール（サノレックス®）の 3 か月間の投与が認められている．また高度肥満の患者において，6 か月以上の内科治療を行ったにもかかわらず，有意な体重減少および肥満関連疾患（2 型糖尿病，高血圧，脂質異常症のいずれか）の改善が認められない場合に限り，腹腔鏡下スリーブ状胃切除術等の手術療法が考慮される．
- 運動療法は有酸素運動を主体として，筋力増強訓練や関節可動域訓練などを組み合わせ，体重および内臓脂肪を減少させることを目的とする．1～3％の体重減少で HbA1 c・血中脂質の改善が，3～5％の体重減少で血圧・空腹時血糖・尿酸値の改善が期待できる．
- 有酸素運動は週 3 日程度，中等度の運動とし，トレッドミル・エルゴメーター・水泳などを 1 日 30～60 分間行うよう指導する．

○ リハビリテーション治療のポイント

- 安全のために徐々に運動量や強度を増やす．関節周囲の筋力増強訓練・ストレッチ・適切な靴の使用などで関節に負担をかけないように指導する．特に肥満症患者は膝関節症を合併しやすいため，自転車エルゴメーターや水中歩行など荷重負荷が軽減される運動が有用である．
- 日常の身体活動として 1 日 8,000～10,000 歩以上を目標に設定する．

C. メタボリックシンドローム

○ 概要

- メタボリックシンドロームとは，内臓脂肪の蓄積を基盤として，複数の動脈硬化性疾患のリスクファクター（糖尿病，高血圧，脂質異常症など）が重複した状態である．肥満以外にも ADL の低下，食生活の乱れ，ストレス，加齢，遺伝，内分泌異常などもメタボリックシンドローム発症に関与している．
- 厚生労働省発表の 2017 年国民健康・栄養調査結果によると，20 歳以上の男女でメタボリックシンドロームが強く疑われる割合は，男性が 27%，女性は 12% であった．予備軍は男性が 23%，女性が 7% であった．中高年では男性の 2 人に 1 人，女性の 5 人に 1 人がメタボリックシンドロームに該当するとされる．メタボリックシンドロームである場合，心血管系疾患の発症リスクが 1.5～2 倍になるとされている．

○ 症状・診断

- 「肥満症」と診断されない「隠れ内臓脂肪蓄積」を検出することが目的である．
- ウエスト周囲長（男性 ≧85 cm，女性 ≧90 cm）に加えて，次の ①～③ のうち 2 つ以上の異常でメタボリックシンドロームと診断し，1 つの異常で予備軍とする．①脂質異常；高トリグリセリド血症（≧150 mg/dL）and/or 低 HDL-コレステロール血症（<40 mg/dL），②血圧高値；収縮期血圧 ≧130 mmHg and/or 拡張期血圧 ≧85 mmHg，③高血糖；空腹時血糖 ≧110 mg/dL

○ リハビリテーション治療

- 食事療法と運動療法を行いながら生活習慣を改善して，体重および内臓脂肪を減少させる．肥満症同様に，3～6 か月を目安に治療効果を判定する．
- 食事療法については，肥満症同様であるが，高血圧が合併している場合は，塩分を 1 日 6 g 未満に制限する．飲酒の習慣があれば節酒（男性：ビール瓶 1 本程度，女性：その半分程度）を指導する．喫煙は動脈硬化を促進するため禁煙を指導する．
- 運動療法については基本的には肥満症に準ずる．高血圧や脂質異常症に対する運動療法として，低～中等度の有酸素運動が推奨されている．運動療法の効果として血圧の低下・中性脂肪の減少・HDL-コレステロールの増加が期待できる．
- 有酸素運動は，週 3 日程度，低～中等度の運動とし，トレッドミル・エルゴメーターを 1 日 30～60 分間行うよう指導する．

○ リハビリテーション治療のポイント

- 高血圧がある場合，高強度の運動療法では運動中の血圧上昇が顕著であるため，中等度以下の運

動強度にとどめておく．血圧が 180/110 mmHg 以上の場合は，降圧後に運動療法を開始する．

- 皮下脂肪よりも内臓脂肪のほうが減少しやすい．内臓脂肪を確実に減少させるには週 10 エクササイズ以上の運動が必要であるとされている．
- 体重あるいはウエスト周囲長の 3〜5％の減少を 3〜6 か月間の目標として，経時的なグラフなどを使用して，生活習慣病のリスク軽減を患者に実感させることが大切である．

🔵 文献

1) 松尾喜美(編)：内部障害理学療法学．pp52-56，羊土社，2016
2) 日本動脈硬化学会(編)：動脈硬化性疾患予防のための脂質異常症診療ガイド 2018 年版．鍬谷書店，2018
3) 日本肥満症学会(編)：肥満症診療ガイドライン 2016．ライフサイエンス出版，2016
4) 日本高血圧学会(編)：高血圧治療ガイドライン 2019．ライフサイエンス出版，2019
5) 日本老年学会：高齢者肥満症診療ガイドライン 2018．日老医誌　55：464-538，2018
6) 日本糖尿病学会(編)：糖尿病診療ガイドライン 2016．南江堂，2016
7) 日本糖尿病学会(編)：科学的根拠に基づく糖尿病診療ガイドライン 2013．南江堂，2013
8) 佐藤祐造：運動療法と運動処方―生活習慣病対策および健康維持・増進のための．pp126-222，pp230-233，文光堂，2005

（森山利幸・伊藤英明）

9

摂食嚥下障害

1 概要

- 摂食嚥下障害を有する生活期の患者にとって適切に栄養を摂取できることは ADL 維持のために非常に重要である．また，長い生活期においては食事をすることの楽しみが QOL に直結する．
- 生活期の摂食嚥下障害を有する患者に対するリハビリテーション診療は，永続的に食生活をサポートし，良好な ADL と QOL を保つことを目標とする．独居や高齢者夫婦のみの世帯が増加している中で，訪問サービスや施設生活も想定した幅広い対応が必要である．
- 急性期や回復期を過ぎ退院した後も，摂食嚥下障害に対するリハビリテーション診療が有効に継続されるかは，リハビリテーション科医をはじめ医療や介護の専門職の力量と介護者の熱意にかかっている．
- 生活期において患者の摂食嚥下機能は必ずしも一定ではなく，回復することもあれば低下することもある．変化を見逃さずに的確に診断し適切な処置をとることが求められる．
- 生活期において食事は毎日の大きな楽しみであると同時に買物，料理，後片づけ，ゴミ出しなどを通して家庭での活動のリズム形成の要ともなっている．禁食が長く続くと生活リズムが消失し認知症や不動による合併症が進行しやすくなることがある．
- 摂食嚥下障害を有する患者にとって誤嚥性肺炎は大きなリスクである．在宅患者や施設入所者が罹患する肺炎は日本呼吸器学会において医療・介護関連肺炎（nursing and healthcare associated pneumonia；NHCAP）と分類され，その 3 割以上は誤嚥性肺炎と推定されている．
- 患者は容易に低栄養や脱水に陥りやすく，誤嚥性肺炎を繰り返すことも多い．介護者は肉体的，精神的，経済的に大きな負担を強いられ困難な局面に立たされやすい．患者のみでなく介護者にも配慮してサポートすることが望ましい．
- 急性期や回復期では本人や介護者の思いよりも，リスク回避を重視した医療提供側からの方針で食事内容が決められていることが多い．生活期においてもリスク回避は重要であるが，患者や介護者にできる限り歩み寄り，患者の微妙な変化を察知し対応する能力が求められる（図 4-21）．個々の患者にとって最も有意義な食生活を実現できるように努める診療姿勢が大切である．

2 診断

- 高齢者では発熱や呼吸器症状に乏しく，元気がない，食欲がない，だるそうにみえる，反応が鈍い，何となくおかしい，などといった非特異的な症状が先行するために誤嚥性肺炎の診断が遅れ

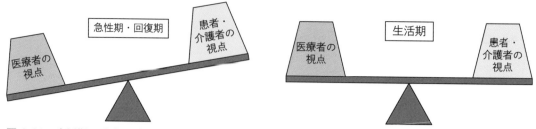

図 4-21　生活期の診療のポイント
急性期・回復期では医療者の視点に立った診療に重きが置かれるが，生活期では医療者よりも患者・介護者の視点に可能な限り歩み寄る姿勢が求められる．

やすい．そのため，低栄養が進行し呼吸不全や心不全に至りやすい．コミュニケーションが取れない場合もあり注意深く全身状態を観察し早期に診断することが重要である．

- 日本呼吸器学会による NHCAP 診療ガイドライン[1]には誤嚥をきたしやすい病態が列挙されている．それらの病態とは，①神経疾患：脳血管性障害，中枢性変性疾患，Parkinson 病，認知症，②寝たきり状態，③口腔の異常：歯の噛み合わせ障害（義歯不適合を含む），口内乾燥，口腔内悪性腫瘍，④胃食道疾患食道憩室，食道運動異常（アカラシア，強皮症），悪性腫瘍，胃食道逆流（食道裂孔ヘルニアを含む），胃切除（全摘，亜全摘），⑤医原性：鎮静薬，睡眠薬，抗コリン薬など口内乾燥をきたす薬剤，経管栄養である．これらの病態を念頭において摂食嚥下のリハビリテーション治療の適応を見逃さないように努めるべきである．

- 外来や在宅で可能な簡便な方法により摂食嚥下機能を評価する．

- 発声させてみて湿性であれば咽喉頭における唾液や痰の貯留を疑う．「パ」「タ」「カ」「ラ」の音を繰り返し発声するオーラル・ディアドコキネシスを行わせてその明瞭度から口腔器官の機能を評価できる．「パ」は口唇の，「タ」は舌前方の，「カ」は舌後方の，そして「ラ」は食塊形成の機能を反映している．

- 頸部を触診して筋緊張の亢進や可動性の低下があれば嚥下時のリラクゼーションや頸部前屈位の保持に不利である．

- 反復唾液飲みテストや水飲みテストなどを行う際に頸部の視診・触診・聴診を行い，喉頭下垂の有無，喉頭の挙上・前方運動の速さ，嚥下反射の惹起性を確認しておく．同時に経皮的動脈血酸素飽和度を測定し低下することがないか確認しておく．

- 歩行量や握力などから体力を評価し，咳払いの強さから喀出能力を判断し，リスクを評価しておく．

- 嚥下内視鏡検査（videoendoscopic evaluation of swallowing；VE）は，喉頭内視鏡・光源・タブレット・ノートパソコンなどを分けて携帯できるので在宅でも施設でも実施できる．画面を見ながら状態を確認できるので，患者や介護者に理解してもらいやすい利点がある（図 4-22）．

- 嚥下造影検査（videofluoroscopic examination of swallowing；VF）は嚥下の瞬間を含めて詳細な評価が可能であるが，医療機関でなければ実施できないため通院患者や精密な判定を要する在宅患者などが対象となる．

3　治療の実際

- 持続性のある摂食嚥下機能の維持改善に努め，食べる楽しみを享受し，ADL と QOL を維持・

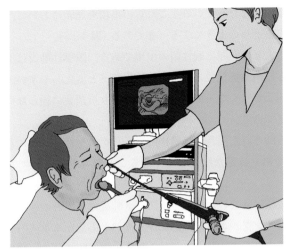

図 4-22　嚥下内視鏡検査
在宅でも施設でも実施可能であり患者が画面を見て理解しやすい.

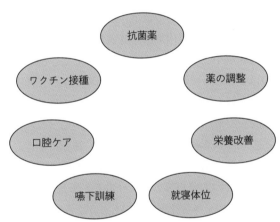

図 4-23　誤嚥性肺炎に対する多角的アプローチ
誤嚥性肺炎に対する治療方針を念頭において多角的なアプローチを実現する.

向上させることを目標とする. 個別の問題点もあるため, 生活期においては全身状態も考慮した多角的なアプローチ (図 4-23) が求められる. したがって, 急性期や回復期におけるような言語聴覚士や看護師が主体となってかかわる摂食嚥下訓練のみでなく, 患者と介護者を含め関係する専門職が互いに密に連携しなが取り組むことが望ましい.

- NHCAP 診療ガイドライン[1)]には NHCAP における誤嚥性肺炎の治療方針として 9 つの事項があげられている. それらは, ①抗菌薬治療 (口腔内常在菌, 嫌気菌に有効な薬剤を優先する), ②肺炎球菌ワクチン (PPV) 接種は可能であれば実施 (重症化を防ぐためにインフルエンザワクチンの接種が望ましい), ③口腔ケア, ④摂食嚥下リハビリテーション治療, ⑤嚥下機能を改善させる薬物療法を考慮 (ACE 阻害剤, シロスタゾールなど), ⑥意識レベルを高める努力 (鎮静剤, 睡眠剤の減量, 中止など), ⑦嚥下困難を生ずる薬剤の減量, 中止, ⑧栄養状態の改善 (ただし, 胃瘻自体に肺炎予防のエビデンスはない), ⑨就寝時の体位は頭位 (上半身) の軽度挙上が望まし

い，という多角的な内容となっている．これらの事項を念頭において，各種専門職の協力を仰ぎながら総合的に治療を進めるようにするべきである（図4-23）．

- 抗菌薬治療における大きな問題は耐性菌の出現である．誤嚥性肺炎は反復されやすく，口腔内細菌叢が嫌気性菌から抗菌薬抵抗性のグラム陰性桿菌へと変化しやすい．抗菌薬も初めは効果的だがやがて有効な抗菌薬がなくなってくる．できる限り抗菌薬に頼らない多角的な治療に重点を置くように努めるべきである．

- 治療困難な病態と診断された場合には積極的に緩和ケアを行うことになるが，在宅患者の場合には自宅が憩いの場であり最適な療養環境であることを考慮し在宅ケアの継続に努めるべきである．

- 肺炎球菌ワクチン接種は肺炎の重症化を予防でき肺炎球菌以外の肺炎も減少させる．インフルエンザワクチン接種はインフルエンザ罹患に伴う高熱と倦怠感を示す時期に高齢者で嚥下機能が低下するため，二次感染としての肺炎を予防し重症化を予防できる．家族や施設の職員にも接種を徹底する．また，小児への肺炎球菌ワクチン接種も成人の肺炎球菌感染症を減少させたとの報告があり，孫との接触機会のある患者では小児への接種も推奨する．

- 口腔ケアにより誤嚥物に含まれる細菌量が減少するので誤嚥しても肺炎につながりにくくなる．高齢者では唾液分泌減少による自浄作用の低下，歯や義歯の表面，口腔粘膜，舌苔などにおけるバイオフィルム形成などのため，口腔内細菌が増殖しやすい．この状況の下で嚥下反射や咳反射の低下した高齢者が夜間睡眠中などに不顕性誤嚥を生じると，肺マクロファージの貪食能や気道粘膜上皮の線毛活動の低下もあって細菌が肺に入り込みやすい．体力，呼吸機能，免疫能などの防御能にもよるが，誤嚥を繰り返している内にやがて肺における細菌処理能力を超えて肺炎を発症することになる．禁食中でも同様である．

- 要点は，頬・唇と歯茎の間の残渣の除去，舌苔の除去，歯面に粘着した細菌群の除去の3点である．介護者のみでは口腔保健に関する知識不足や技術的問題などのため適切に行われにくい．地域の歯科医と歯科衛生士の専門的な指導の下に介護者が毎日簡便に実施できることが望ましい．歯科医とは十分連携して患者の全体像を把握してもらうように情報提供しておくことが好ましい．

- 口腔ケアには咳反射や嚥下反射を改善する効果，味覚や触覚（食品の硬さ・温度・味）を鋭敏にして食欲を引き出す効果がある．口腔ケアに際しての口内の刺激による，認知症の進行防止効果やQOL改善効果も示されている．

- 摂食嚥下訓練により残存する摂食嚥下機能を活性化させ，できる限り食事を楽しめるようにサポートする．生活期の在宅患者では言語聴覚士などの指導の下に行う訓練ではなく，訪問看護師や介護者の見守る中で自主的に行う場面が多くなるため，簡便で継続性のある訓練内容を立案することが大切である．

- たくさん喋ることにより発声に使われる口腔や頸部の筋肉群を積極的に収縮させることが嚥下に用いる筋肉群の活性化に繋がる．同様な目的で食事前にオーラル・ディアドコカイネシスの発声や口腔器官の簡単な準備体操を行う習慣をつけておく．嚥下時に喉頭挙上運動を行う舌骨上筋群の筋力を維持するために座ってできるおでこ体操（図4-24）も指導しておく．

- 体力を維持増進するために散歩などの全身運動を積極的に行うように指導する．また，喀出に必要な呼吸機能を高めるためには歌唱，カラオケ，笑うことなどが簡単で継続しやすい．各専門職が訪問する時などには発声や咳払いの訓練，吹き戻しやペットボトルブローイング，シルベスター法による呼吸訓練などが簡便で実施しやすい．もちろん病態によっては理学療法士による専

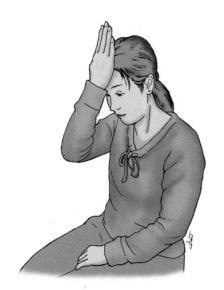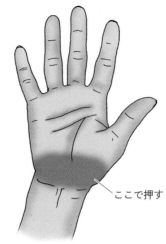

ここで押す

図 4-24　**おでこ体操**

門的な治療も検討する.

- 痰の喀出が不良の場合には食後の体位変換や側臥位保持などによるドレナージに努め，状態に応じて内服や吸入により効率を高める.

- 食事にあたっては，少量ずつ口に入れよく咀嚼してから頸部前屈位で飲み込むことや，状況によっては食事の合間に咳払いを加えたり交互嚥下を行ったりすることを繰り返し指導する．食事中は食事に集中すること，次々に食物を口に運ばないこと，疲れてきたら食べ続けないことなど，誤嚥防止のために守るべき基本事項についても繰り返し指導する.

- 服薬にあたっては，薬剤内服用ゼリーを活用し，薬が途中で止まってしまうことを予防するために，食後よりも食事中に内服することや，OD錠の場合には口腔内の湿潤状態を確認することなどを指導する．経管の場合は簡易懸濁法を用いるが不適な薬もあるので確認しておく.

- 食事内容については患者にできる限り歩み寄る姿勢で決定に参加することが望ましい．生活期の患者にとって食事は大きな楽しみでありQOLに深くかかわる事項である.

- 食べたい物に挑戦することを希望する患者に対しては，体調などによる摂食嚥下機能の微妙な変動を察知して柔軟に対応する．主に訪問看護師が家庭の現場で対応することが多いため，その知識や技能が備わっていることを確認した上で指示するようにしたい.

- 摂食嚥下機能を改善する作用をもつ薬物としては，アンジオテンシン変換酵素阻害薬，塩酸アマンタジン，レボドパ製剤，シロスタゾール，半夏厚朴湯などがあり，適応があれば少量処方して効果を確認する.

- 嚥下を困難にさせる作用のある薬物としては，鎮静剤や睡眠剤などがあり，これらにより意識が低下している場合はできるかぎり服用を控える．チアプリド塩酸塩，ドンペリドン，三環系抗うつ薬なども可能であれば減量や中止が望ましい.

- 鎮咳薬は排痰や誤嚥物の喀出を弱めるため処方を控える．また，制酸剤については胃液酸度低下と胃内細菌叢の変化を招いて肺炎発症が増加するとの報告があるため処方にあたっては検討を要する.

- 良好な栄養状態を保つことは，嚥下にかかわる筋力と誤嚥に対する抵抗力を維持するうえできわ

めて重要である．栄養状態を維持・向上させるために訪問栄養指導を積極的に導入する．

- 食べたい食べ物を嚥下機能に応じて調理することを家庭の中で指導してもらうことで介護者にとって安心感が得られ献立も多彩となる．たとえば，納豆，山芋，オクラ，なめこ，ヨーグルトなどでトロミを代用する方法がある．

- 経口摂取のみでは栄養量が不十分な場合には胃瘻などを積極的に考慮し，良好な栄養状態にしたうえで積極的なリハビリテーション治療を行い全身状態の回復を期待する．胃瘻の設置については本人や介護者の十分な理解と同意が不可欠であるが，リハビリテーション科医にとっては装具や義肢を活用して活動性を回復させる治療と同様に捉えることができる．

- ただし，高度認知症などで疎通困難な患者や終末期の患者などにおいては補助栄養が最良の選択であるかどうか熟慮を要する．胃瘻の場合，食事の楽しみがなくなり嚥下に使用する筋群も萎縮しやすい．介護者も本人を前にして心苦しくなり料理や食事に消極的になって家庭生活のはりが失われやすい．

- 患者にも介護者にも経口摂取の希望がある場合は，できる限り食事の楽しみを味わえるように努めたい．良好な栄養状態のもとで口腔ケアや嚥下訓練を根気よく継続し何らかの経口摂取が可能となる場合は稀ではない．

- わずかな「楽しみレベル」の嚥下機能であっても患者にとっては大きな喜びである．また，介護者とともに食卓を囲み家庭料理を胃瘻から注入することや，嚥下せずに舐めて味わうだけのことでも本人や介護者の喜びは大きい．

- 高齢者ではさまざまな原因で胃食道逆流を生じやすいため，夜間就寝中に逆流物の誤嚥を防ぐ手立てが必要である．夕食を夜間就寝の少なくとも 2 時間前までに済ませて座位を保っておき，就寝中は上半身を高くした体位を保つ．

- 満腹を避け便通を整えて胃内圧の上昇を避ける必要もある．枕で頸部を軽く前屈させておくことは嚥下運動に有利であるため，夜間の不用意な誤嚥を避けやすくなる．

- 胃瘻造設患者では食道機能の萎縮や嚥下回数の低下などのため胃食道逆流が増悪しやすいので，摂食嚥下訓練によりできる限り嚥下機能を維持するように努める．

- 生活期の摂食嚥下障害を有する患者に対しては，ADL と QOL の維持・向上を目標として，生活の場で介護者や専門職が継続して取り組むリハビリテーション治療を実践し食生活をサポートするように努めることが大切である．

- リハビリテーション科医は診断と治療を行うだけでなく，生活の場において患者や介護者に歩み寄る姿勢を持つこと，そして各専門職と密に連携してコーディネーターとしての役割を果たすことが求められる．

🔊 文献

  1）日本呼吸器学会：医療・介護関連肺炎（NHCAP）診療ガイドライン，メディカルレビュー社，2012

（隅谷　政・田島文博）

10

排尿・排便障害

1 概要

A. 排尿障害

- 排尿機能が正常な場合，尿が 150 mL 程度溜まると尿意を感じ，尿意があっても 300～500 mL の尿を貯めることができる．また，排尿を随意的に開始および中断することができ，50～100 mL 以上の残尿があれば膀胱排出能の低下が疑われる．

- 蓄尿や尿の排出の中枢は，仙髄（S2～4．オヌフ核），胸腰髄（Th11～L2），橋，大脳の前頭葉にある．前頭葉は，排尿を抑えるように抑制的な制御をする．

- 蓄尿には，主に交感神経系（下腹神経）が関与する．β受容体作用で膀胱は弛緩し，α受容体作用で内尿道括約筋が収縮する．尿の排出には，主に副交感神経系（骨盤神経）が関与する．ムスカリン性受容体が作用して膀胱は収縮する．

- 排尿障害は，蓄尿障害と排出障害とに大別される．蓄尿障害では，尿失禁（過活動膀胱を含む）と頻尿が主症状である．

- 尿失禁は，不随意に膀胱が収縮して尿が漏れる"切迫性尿失禁"（過活動膀胱などによる），腹圧上昇に伴い尿が漏れる"腹圧性尿失禁"（骨盤底筋群の筋力低下などによる），移動能力低下や認知機能低下により排尿が間に合わない"機能性尿失禁"，膀胱にある程度の尿が溜まると膀胱が収縮して尿が漏れる"反射性尿失禁"（神経因性膀胱などによる），残尿が多量となり尿が溢れて漏れる"溢流性尿失禁"（前立腺肥大などによる）に分類できる．

- 頻尿の原因には，過活動膀胱，前立腺肥大，膀胱容量の減少，尿路感染症，利尿剤の使用，水分摂取過多，心因性などがある．

- 排出障害（尿閉）の原因は，神経因性膀胱，前立腺肥大，骨盤臓器脱（膀胱脱，子宮脱，直腸脱）などである．前立腺肥大は，60 歳以上のほぼ半数にみられる．骨盤臓器脱は，繰り返しての経腟分娩，肥満，加齢，慢性便秘などが誘因となる．

- 尿路感染症（膀胱炎など），過活動性膀胱，腫瘍などの存在は念頭におくべきである．

B. 排便障害

- 排便障害の主たる症状は，下痢，便失禁，便秘である．

- 排便障害は，全身状態，消化管機能，直腸肛門機能，排便環境という 4 つの要素が誘因となって

生じる．消化管機能としては，腸の消化吸収能と輸送能が重要である．自律神経障害では，消化管機能がしばしば障害される．直腸肛門機能には，肛門括約筋と，"いきみ"をもたらす筋肉が関与する．肛門括約筋には，随意的に動かすことができる外肛門括約筋と，意図的に収縮させることができない内肛門括約筋とがある．腹筋と横隔膜が"いきみ"をもたらすが，この際に骨盤底筋群が弱っていると"いきみ"の力が直腸に十分に届かなくなる．

- 下痢はその原因から，浸透性下痢，滲出性下痢，分泌性下痢，腸管運動異常による下痢の4つに分類することができる．摂取した食物が消化酵素の不足で消化できない場合は，浸透性下痢を呈する．細菌やウイルスを原因とする急性胃腸炎や炎症性腸疾患では，滲出性下痢を呈する．過敏性腸症候群では，腸管運動の亢進および減弱がみられる．

- 便失禁の原因は，激しい急性の下痢によって排便を我慢できなくなった場合と，肛門括約筋の収縮が弱い場合とに大別できる．外肛門括約筋が弱い場合は，「便意があり，我慢しようとしても漏れてしまう」"切迫性便失禁"を呈する．内肛門括約筋が弱い場合は，「便意を感じることなく，便が漏れてしまう」"漏出性便失禁"を呈する．

- 便秘は，弛緩性便秘（腸の蠕動運動が低下している），痙攣性便秘（副交感神経の過緊張により腸が痙攣性に収縮している），直腸性便秘（直腸で便が滞っている）に大別できる．たとえば，長期臥床者においては弛緩性便秘がみられ，精神的ストレスがかかると痙攣性便秘がみられる．便意を我慢する癖がある場合や浣腸を乱用した場合には直腸性便秘が生じる．

- 加齢による変化として，大腸通過時間の遅延（便秘の原因），直腸内の便を排出する排出力の低下（便秘の原因），肛門括約筋の収縮力の低下（便失禁の原因）がみられる．

2 診断

A. 排尿障害

- 排尿障害の診断は，問診・検尿・排尿日誌（**図4-25**）・残尿測定・ウロダイナミクス検査などに基づいて行う．ウロダイナミクス検査では，膀胱内圧・尿道内圧・膀胱-尿道の協調性を測定することができる．

- 生活期のリハビリテーション診療の場においてよく遭遇するのは，脳血管障害・脊髄損傷・糖尿病・Parkinson病による自律神経障害などを原因とする神経因性膀胱による排尿障害である．

- 脳血管障害により前頭葉（抑制性排尿中枢）が障害されると，排尿を抑制することができなくなり蓄尿障害が生じる．橋（排尿反射中枢）が障害されると，排出障害が出現する．

- 仙髄レベルより高位の脊髄損傷では，反射型または痙性膀胱（膀胱の収縮が過剰となる）が多くみられ，仙髄レベルか馬尾レベルの脊髄損傷では，弛緩性膀胱（膀胱の収縮が減少する）が多くみられる．

- 糖尿病性神経障害によって，膀胱に尿が溜まっても尿意がなく，尿の排出ができなくなることがある（糖尿病性無力性膀胱）．

B. 排便障害

- 排便障害の診断においては，排便日誌を記録することが重要である．排便の量と性状，排便時

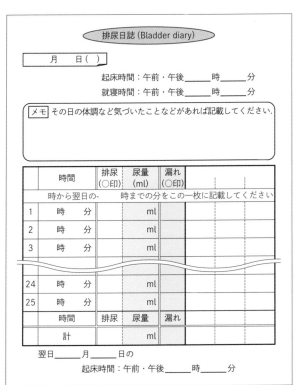

図 4-25　排尿日誌
排尿の時刻・1 回あたりの尿量・尿失禁の時刻・飲水量
などを記載する.

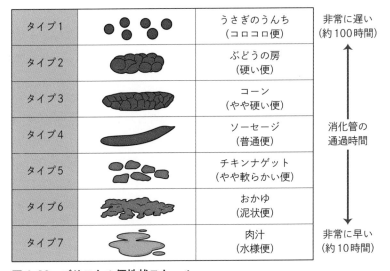

図 4-26　ブリストル便性状スケール
数字が小さいほど硬い，大きいほどで軟らかい便を示唆する.
(O'Donnell LJ, et al：Detection of pseudodiarrhoea by simple clinical assessment of
intestinal transit rate.BMJ 300：439-440, 1990, Longstreth GF, et al：Functional
bowel disorders.Gastroenterology 130：1480-1491, 2006 より)

間，食事内容，腹部症状などを記載する.

- 便の性状は，7 段階のブリストル便性状スケールを用いて評価する（**図 4-26**）．これは特に消化
管機能を反映するスケールであり，Type 4 の便が出ていれば消化管吸収能や輸送能には問題が
ないと考えてもよい.

- 生活期のリハビリテーション診療においては，脳血管障害患者，脊髄損傷患者，神経変性疾患患者の排便障害にしばしば遭遇する．
- 脳血管障害の場合，身体活動性の低下，食事摂取量の減少，"いきみ"をもたらす筋の筋力低下などから便秘を呈することが多い．仙髄よりも高位の脊髄損傷では，外肛門括約筋の過緊張と腸管運動の低下から，便秘が起きやすい．
- 第8胸髄よりも高位の脊髄損傷では，腹筋が障害されることで"いきみ"の力が弱り，便秘となる．第6胸髄よりも高位の脊髄損傷では，便秘を誘因として自律神経過反射が生じることがあるため，注意を要する．
- 自律神経障害を呈する Parkinson 病や多系統萎縮症などの神経変性疾患でも，排便障害は高頻度にみられる．
- 実際の臨床の場においては，薬物性の排便障害も少なくない．

3 治療の実際

A. 排尿障害

◯ 尿失禁に対するもの

- 薬物治療として，膀胱機能が過活動の場合は，抗コリン薬（オキシブチニン塩酸塩，プロピベリン塩酸塩，イミプラミン）を投与する．尿道括約筋の収縮不全の場合は，β_2受容体刺激薬（クレンブテロール塩酸塩）を投与する．
- 切迫性尿失禁や腹圧性尿失禁の場合，骨盤底筋群の筋力を鍛えることによって，症状が軽減されることがある．「肛門や腟の周りの筋肉を締め付けるように力を入れる」骨盤底筋体操（トレーニング）が推奨される．
- 治療に難渋する尿失禁の場合は，オムツもしくはパッドを利用するのがよい．これにはパンツタイプとテープタイプがある．立位や歩行が可能な場合はパンツタイプを用い，事実上寝たきりの場合にはテープタイプを使うとよい．
- 男性の場合，収尿器（コンドームカテーテル）を陰茎に装着して，尿バックへと尿を回収する方法もある．
- 薬物治療で対応できない前立腺肥大に対しては，経尿道的前立腺切除術を行う（前立腺肥大が頻尿，排出障害を呈する場合も同様である）．

◯ 頻尿に対するもの

- 膀胱炎などの尿路感染症，過活動性膀胱，腫瘍などを否定し，原因を診断し，薬物治療を行う．治療薬としては，抗コリン薬，β受容体刺激薬，フラボキサート，漢方薬（八味地黄丸，清心蓮子飲）などがある．利尿剤を内服している場合はその適応・量・投与時間を見直す．水分摂取過多の場合は，飲水制限をする．心因性の場合は，排尿日誌を用いた行動変容療法・心理療法が試みられることもある．

◯ 排出困難に対するもの

- 薬物治療として，膀胱機能が低活動の場合は，コリン作動薬（ベタネコール塩化物）やコリンエ

ステラーゼ阻害薬（ジスチグミン臭化物）などを投与する．尿道括約筋が過活動（もしくは尿道が閉塞）の場合は，α_1受容体遮断薬（タムスロシン塩酸塩，シロドシン，ウラピジル），末梢性筋弛緩薬（ダントロレンナトリウム），PDE5阻害薬（タダラフィル）を投与する．α_1受容体遮断薬を投与する際には，血圧低下に注意する．

- 抵抗性の排尿困難（持続する尿閉，大量の残尿など）に対しては，間欠自己導尿を勧めることがある．特に脊髄損傷の場合では，これが頻用される．自己導尿のポイントは，膀胱容量と1日総尿量に合わせて導尿回数を決めることである．一般的には，1回あたりの導尿量は膀胱容量の1/2〜1/3程度として，1日に5〜6回以上は導尿するようにする．
- 排尿困難が抵抗性で認知機能低下・手指の運動障害・視力障害などにより自己導尿が行えない場合には，尿道留置カテーテルを試みる．
- 近年，膀胱洗浄には，尿路感染症を予防する効果はないと考えられるようになっている．
- 脊髄損傷などによって尿道留置カテーテルの使用が長期にわたる場合には，感染症の危険性などを考慮して膀胱瘻（臍下の皮膚から直接に膀胱に人工的な穴を開ける）を造設するのがよい．膀胱瘻の合併症として膀胱結石の発生があるため，定期的な膀胱洗浄が必要となる．

B. 排便障害

◯ 下痢・便失禁に対するもの

- 内科的疾患（腸管の炎症など）が原因の場合は，その治療を優先する．
- 便失禁を減ずるためには，（たとえ便意がなくとも）定期的に排便を誘導するとよい．切迫性便失禁に対しては，トイレへの移動を迅速に行うように心がけたり，ポータブルトイレを使用するとよい．
- 薬物治療として，ロペラミド，タンニン酸アルブミン，整腸剤（乳酸菌，ビフィズス菌）などを投与する．過敏性腸症候群には，ポリカルボフィル，ラモセトロン塩酸塩，トリメブチンマレイン酸塩などを投与する．
- 骨盤底筋体操によって，便意を我慢しやすくなる場合もある．

◯ 便秘に対するもの

- 直腸内圧を高めることができるように，排便姿勢と"いきみ方"を指導する．骨盤を後傾して軽度前屈する姿勢をとり，両下肢を肩幅程度に開いて足底を完全に接地させて便座に座らせる．息を吸い込んだ状態で"いきむ"と，腹腔内圧がより高くなり排便が促される．
- 直腸内の糞便充塞がみられる場合は，摘便を適宜行う．
- 下剤としては，酸化マグネシウム，ピコスルファートナトリウム，センナ，ルビプロストン，リナクロチド，エロビキシバット水和物，漢方薬（大建中湯，麻子仁丸）などがある．
- 排便によい食品として，食物繊維（ゴボウ，豆類，海藻類など），発酵食品（ヨーグルト，チーズ，乳酸菌飲料など），腸管の蠕動運動を促進する食品（オリーブオイル，タマネギ，ニンニクなど），刺激となる飲み物（冷水，牛乳など）を勧めるとよい．
- 脊髄損傷後の難治性の便秘に対しては，人工肛門や盲腸ポートの造設を行うことがある．

（幸田　剣）

11

がん

1 概要

- わが国においては，2人に1人ががんに罹患し，3人に1人ががんで死亡するとされている．がん患者数の増加とともに，がん治療は日々進歩しており，分子標的薬や免疫チェックポイント阻害薬の導入，高精度放射線治療，低侵襲な手術的治療など，がんの集学的治療は大きく変化してきている．このような中で，がんを抱えながら生活を行う患者が増えてきており，がん生存者（がんサバイバー）のADL・QOL向上はきわめて重要な目標となっている．

- がん治療の低侵襲化は，がんの外来治療への移行を進めることとなった．しかし，外来通院できなければ治療継続が困難である．このため，がん生存者の移動能力の維持・向上は，生命予後をも左右しかねない．また，高額となる医療費のためにがん生存者は就労しなければならない場合もあり，ADLの維持が必要となる．

- 看取りについても在宅移行が進められており，ADLを確保しないと本人そして介護者に多大な負担がかかる．がん患者の高齢化も進んでおり，もともと運動器に障害をもちADLが低下しているがん患者の存在も問題となっている．

- がん生存者はがん治療や緩和医療を受けるだけでなく，自身のADLの維持・向上が治療を継続するための大きな要因となることを知っておかなければならない．がん治療に携る医療関係者も認識する必要がある．

- 2018年に日本整形外科学会は「がんロコモ」という疾患概念を提唱した[1]．これはがんやがん治療による運動器の障害により，移動能力が低下したがん患者，もしくはロコモティブシンドロームががん患者に併発して移動能力が低下した状態を示している．適切な運動器の管理ががん患者にとって必要であることを啓蒙することを目的としている．

- ADLを向上させる最も有用な手段はリハビリテーション治療である．このため外来化学療法中であったり在宅緩和医療を行っている，いわゆる生活期のがん患者にとってリハビリテーション治療に対するニーズは非常に高まっていると考えられる．

2 診断

◉ がんのリハビリテーション治療の時期的分類

- がんはその進行の程度によりいくつかの時期に分けられる．その中でリハビリテーション治療の役割も変化する．Dietzの分類[2]がよく用いられており，予防的，回復的，維持的，緩和的の4

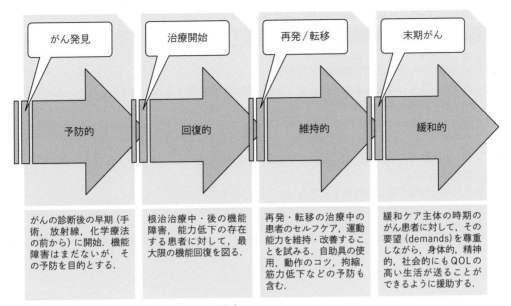

がん発見	治療開始	再発／転移	末期がん
予防的	回復的	維持的	緩和的
がんの診断後の早期（手術，放射線，化学療法の前から）に開始．機能障害はまだないが，その予防を目的とする．	根治治療中・後の機能障害，能力低下の存在する患者に対して，最大限の機能回復を図る．	再発・転移の治療中の患者のセルフケア，運動能力を維持・改善することを試みる．自助具の使用，動作のコツ，拘縮，筋力低下などの予防も含む．	緩和ケア主体の時期のがん患者に対して，その要望（demands）を尊重しながら，身体的，精神的，社会的にもQOLの高い生活が送ることができるように援助する．

図 4-27　がん病期とリハビリテーション診療
本図は，がんのリハビリテーション診療の流れを示すもので，WHO の緩和ケア定義とは異なることに注意（2002 年の WHO の定義では緩和ケアは末期がんに限定されない）．

期に分類される（図 4-27）

- 早期のリハビリテーション治療は，がん治療の開始前からもともとの身体機能を向上させ，治療に伴う合併症を予防し，早期の社会復帰を目指す目的で行われる．開胸，開腹術前の呼吸器のリハビリテーション治療や，化学療法時の運動療法がその例である．
- 回復期のリハビリテーション治療は，一般的な手術後などに行われるもので，脳腫瘍や骨軟部腫瘍の術後のリハビリテーション治療や，乳がん術後の肩関節拘縮，頭頚部がん術後の言語障害・肩甲部の運動障害に対するリハビリテーション治療などがあげられる．
- 生活期のリハビリテーション治療は進行するがんに対して，患者の ADL が低下するのを防ぐ目的で行われ，進行期がんの化学療法におけるリハビリテーション治療や骨転移の放射線治療時のリハビリテーション治療などが相当する．
- 緩和医療におけるリハビリテーション治療は，すでに終末期となっている患者に対して，物理療法や軽度の運動療法，そして心理療法などを行う．患者の ADL をできるだけ最期まで維持するとともに，ADL が低下しても QOL は維持させることを目的として行うものである．
- がんの病期によって必要とされるリハビリテーション治療は異なっており，患者のがんの状況を適切に把握して，リハビリテーション治療の目的やゴール設定を決定する必要がある．ただ，いずれの病期においても，外来通院でがん治療を行っている間は，患者の ADL の維持・向上ががん治療の継続の要となることを理解しておくべきである．

○ **パフォーマンスステータス**
- がん治療を行ううえで，患者の ADL により治療方針が異なることがある．がん治療を担う医療従事者がよく使用するのがパフォーマンスステータス（performance status；PS）であり，ECOGの PS がよく用いられる（表 4-23）[3]．PS2 以下が積極的ながん治療の適応となる場合が多く，外

表 4-23　**ECOG Performance Status（PS）日本語版**

Score	定義
0	全く問題なく活動できる. 発病前と同じ日常生活が制限なく行える.
1	肉体的に激しい活動は制限されるが，歩行可能で，軽作業や座っての作業は行うことができる. 例：軽い家事，事務作業
2	歩行可能で自分の身の回りのことはすべて可能だが作業はできない. 日中の 50％以上はベッド外で過ごす.
3	限られた自分の身の回りのことしかできない．日中の 50％以上をベッドか椅子で過ごす.
4	全く動けない. 自分の身の回りのことは全くできない. 完全にベッドか椅子で過ごす.

（Common Toxicity Criteria, Version2.0 Publish Date April 30, 1999
https://ctep.cancer.gov/protocolDevelopment/electronic_applications/docs/ctcv20_4-30-992.pdf
JCOG ホームページ　http://www.jcog.jp/　より）

来でのがん治療が継続されるためにはこれを目標とする必要がある．他に Karnofsky performance scale などのいくつかの評価方法も用いられている.

● 生命予後の判断

- がん患者に対するリハビリテーション治療を行う上で重要なのは患者の生命予後を把握しておくことである．早期や回復期のリハビリテーション治療の場合，良好な長期予後を期待して，積極的に ADL を向上させ社会での活動を目指す必要がある．一方，生活期や緩和医療におけるリハビリテーション治療では生命予後とのバランスを考える必要がある．また患者と介護者の要望も大切な要素となる.

- 緩和医療の分野では PaP（palliative prognosis）スコアなど[4]が用いられているが，臨床的な予後予測がスコアリングに必要でありがん診療に不慣れな医療従事者には使用しにくい．骨転移を持つ患者の場合，新片桐スコアがよく用いられている（**表 4-24**）[5].

● リスク管理

- 生活期のリハビリテーション医療や緩和医療で問題となるのが骨転移である．骨関連事象（skeletal related events；SRE）と呼ばれる重篤な合併症が発生する場合があり，特に病的骨折と脊髄圧迫による麻痺はきわめて重大な ADL 低下を招く．このため画像評価と運動器に関する疼痛の把握を十分に行い，骨転移の治療担当医と連携し安全なリハビリテーション治療を行う必要がある.

- 脊椎の不安定性の評価として SINS（spinal instability neoplastic score）がよく用いられ（**表 4-25**）[6]，7 点以上から整形外科医へのコンサルトが望ましい.

- 四肢長管骨に関しては骨折リスクの評価として Mirels スコア（**表 4-26**）[7]がよく用いられる．9 点以上で骨折リスクが高いとされている.

表 4-24　新片桐スコア

	予後因子	スコア
原発巣の種類	• slow growth ホルモン治療感受性乳がん，ホルモン治療感受性前立腺がん 甲状腺がん，悪性リンパ腫，多発性骨髄腫	0
	• moderate growth 分子標的薬使用肺がん，ホルモン治療抵抗性乳がん，ホルモン治療抵抗性前立腺がん，腎がん，子宮体がん，卵巣がん，肉腫，二重がん	2
	• rapid growth 分子標的薬非使用肺がん，大腸直腸がん，胃がん，膵がん，頭頚部がん，食道がん，胆嚢がん，肝がん，泌尿器がん，悪性黒色腫，原発不明がん，その他	3
内臓または脳転移	なし	0
	結節性転移	1
	播種性転移	2
血液検査異常	• Normal	0
	• Abnormal（下記のいずれか） LDH＞250 IU/L，CRP＞0.3 mg/dL，Alb≦3.6 g/dL	1
	• Critical（下記のいずれか） 補正後血清 Ca≧10.3 mg/dL，T. bil≧1.4 mg/dL，Plt≦10 万/μL	2
ECOG performance status 3～4		1
過去の化学療法あり		1
多発骨転移		1
合計		＿＿/10

（Katagiri H, et al：New prognostic factors and scoring system for patients with skeletal metastasis. Cancer Med 3：1359–1367, 2014 より）

3　治療の実際

- 医療保険におけるがん患者リハビリテーション料の算定対象者を表 4-27 に示す．ここで留意するべきことは，入院患者のみに算定可能であり外来患者では算定できないことである．このため，生活期で外来治療や在宅治療を行っているがん患者に対しては，運動器疾患リハビリテーション料もしくは廃用症候群リハビリテーション料の算定になることが多い．
- 65 歳以上であれば介護保険によるリハビリテーション治療も考慮される．65 歳未満であっても，がんの末期であれば 40 歳以上であれば特定疾病に該当するので介護保険によるリハビリテーション治療を利用することができる．

◉外来でのリハビリテーション治療を行う場合

- 外来での医療保険によるリハビリテーション治療を行う対象としては，乳がん術後の肩関節拘縮，頭頚部がん頚部郭清術後の肩関節・頚部の拘縮などがあげられる．
- 乳がんでは入院期間が短くリンパ浮腫の発症も想定されるので，その指導も合わせて外来でのリハビリテーション治療に対するニーズは大きい．リンパ浮腫の指導管理料も算定可能となったが，実際に行っている施設はそれほど多くないのが現状であり，自費診療での対応を行っている施設も多い．

表 4-25　脊髄の不安定性に対する SINS スコア

パラメーター	点数
部位	
移行部 (C0〜C2, C7〜T2, T11〜L1, L5〜S1)	3
可動性がある部位 (C3〜C7, L2〜L4)	2
可動性が乏しい部位 (T3〜T10)	1
可動性がない部位 (S2〜S5)	0
痛み	
持続的	3
時折みられる	1
なし	0
骨病変の性状	
溶骨性	2
混合性	1
造骨性	0
X 線上の脊椎アライメント	
亜脱臼/すべり	4
脊椎変形あり (側弯, 後弯)	2
正常	0
椎体の圧潰	
＞50％	3
＜50％	2
圧潰はないが転移が椎体の 50％を超える	1
なし	0
後側方への進展	
両側	3
片側	1
なし	0

Score 0〜6：安定，Score 7〜12：軽度の不安定性，Score 13〜18：不安定.

表 4-26　四肢の骨折リスクを評価する Mirels スコア

点数	1	2	3
場所	上肢	下肢	転子部
疼痛	軽度	中等度	重度
タイプ	造骨性	混合性	溶骨性
大きさ	＜1/3	1/3〜2/3	＞2/3

7 点以下　保存療法
8 点　　　手術療法を考慮
9 点以上　手術療法

○ 介護保険でのリハビリテーション治療

- 骨転移を有する患者に必要となることが多い．骨転移の治療では，放射線・手術・リハビリテーション治療が中心となる．在宅においては，活動性の設定・装具作製に加え，ポータブルトイレや手すりなどの環境調整が大切であり，入浴サービス・通院のための移動手段の確保や在宅医との連携なども必要である．リハビリテーション治療の比重が高い．

- 在宅の環境調整とともに訪問リハビリテーションも活用する．骨関連事象（骨折や麻痺）の発症予防を念頭におきながら ADL の維持を図り，在宅での活動の程度を高めていく．

- 外出を目標に ADL を向上させることが可能な場合は，必要に応じて外来でのリハビリテーション治療や通所リハビリテーションを活用する．

- 活動度の設定を誰が担当するのか，ケアマネジャーや担当専門職との連絡はどのようにするのかを決めておくことが重要で，適切な情報共有も患者の ADL の維持・向上に大切である．

- 在宅での看取りを行う場合においても，がん患者は最期まである程度の ADL が保たれているこ

表 4-27　がん患者リハビリテーション料の算定対象者

がん患者リハビリテーション料の対象となる患者は，入院中のがん患者であって，以下のいずれかに該当する者をいい，医師が個別にがん患者のリハビリテーション治療が必要であると認める者である.

ア　食道がん，肺がん，縦隔腫瘍，胃がん，肝臓がん，胆嚢がん，膵臓がんまたは大腸がんと診断され，当該入院中に閉鎖循環式全身麻酔によりがんの治療のための手術が行われる予定の患者または行われた患者

イ　舌がん，口腔がん，咽頭がん，喉頭がんその他頸部リンパ節郭清を必要とするがんにより入院し，当該入院中に放射線治療もしくは閉鎖循環式全身麻酔による手術が行われる予定の患者または行われた患者

ウ　乳がんにより入院し，当該入院中にリンパ節郭清を伴う乳房切除術が行われる予定の患者または行われた患者で，術後に肩関節の運動障害等を起こす可能性がある患者

エ　骨軟部腫瘍またはがんの骨転移に対して，当該入院中に患肢温存術もしくは切断術，創外固定もしくはピン固定等の固定術，化学療法または放射線治療が行われる予定の患者または行われた患者

オ　原発性脳腫瘍または転移性脳腫瘍の患者であって，当該入院中に手術もしくは放射線治療が行われる予定の患者または行われた患者

カ　血液腫瘍により，当該入院中に化学療法もしくは造血幹細胞移植が行われる予定の患者または行われた患者

キ　当該入院中に骨髄抑制をきたしうる化学療法が行われる予定の患者または行われた患者

ク　在宅において緩和ケア主体で治療を行っている進行がんまたは末期がんの患者であって，症状増悪のため一時的に入院加療を行っており，在宅復帰を目的としたリハビリテーション治療が必要な患者

とが多い．患者の ADL を維持しトイレなどの介護者の負担を軽減させる意味でも，リハビリテーション治療の役割は大きい．看取りを担当する在宅医やケアマネジャーと連携し，どのように患者と介護者の要望に寄り添うかが重要となる.

⬤ 就労支援

• がん患者の 1/3 は就労世代であるといわれており，生活期のがん患者のなかでは就労が必要な患者も多い．特にがん治療の高額化により，賃金を得ないといけない場合も多い.

• がん治療を行っている病院のがん相談室やソーシャルワーカーが対応する場合が多い．国立がん研究センターのホームページ上にがん対策支援ツールがいくつか提示されている[8) ので，それを参考にすることができ，特に「がん治療スタッフ向け治療と職業生活の両立支援ガイドブック」が有用である．職場への配慮や配置転換が必要な状況であれば，産業医との連携や，診断書などを作成する必要があるので，適切に対応する必要がある.

🐢 文献
1) 河野 博隆：【運動器の 10 年「がんとロコモティブシンドローム」】がんとロコモティブシンドローム．がん患者が最期まで「動ける」ことの意義．がんロコモの目指すもの．クリニシアン 65(11-12)：983-987, 2018
2) Dietz JH：Rehabilitation Oncology. John Wiley & Sons, New York, 1981
3) http://www.jcog.jp/doctor/tool/ps.html

4) 特定非営利活動法人日本緩和医療学会緩和医療ガイドライン作成委員会：終末期がん患者の輸液療法に関するガイドライン 2013 年度版. 金原出版, pp4-8, 2013

5) Katagiri H, et al：New prognostic factors and scoring system for patients with skeletal metastasis. Cancer Med 3：1359-1367, 2014

6) Fisher CG, et al：A novel classification system for spinal instability in neoplastic disease：an evidence-based approach and expert consensus from the Spine Oncology Study Group. Spine (Phila Pa 1976) 35：E1221-1229, 2010

7) Mirels H：Metastatic disease in long bone. A proposed scoring system for diagnosing impending pathologic fractures. Clin Orthop Relat Res 249：256-264, 1989

8) 国立がん研究センターがん対策情報センターホームページ：がん患者の就労継続及び職場復帰に資する研究 https://www.ncc.go.jp/jp/cis/divisions/05survivor/05survivor_01.html#5tools(2019 年 12 月閲覧)

（酒井良忠）

12

フレイル・サルコペニア・ロコモティブシンドローム

1 概要

- 高齢者の生活期のリハビリテーション診療においては，個々の臓器別疾患のみならず身体機能の衰えを視野に入れることが重要である．日本老年医学会は2014年，加齢による衰えをフレイルと呼ぶことを提唱し，その可逆性を強調するとともに積極的な予防の重要性を説くステートメントを発表した（図4-28）．
- フレイルと併せて取り上げるサルコペニア，ロコモティブシンドロームもまた加齢に伴う身体機能の低下にかかわる疾患概念である．
- サルコペニアが筋量減少という身体機能障害のみに言及するのに対して，フレイルは身体機能障害のみならず精神心理的障害や社会的障害など他の側面の障害にも言及する概念である．
- ロコモティブシンドロームの診断には後で述べるように移動機能の低下に主眼がおかれている．
- これら3つの疾患は，その診断において固有の臓器障害にかかわるマーカーや検査値などではなく，加齢による握力，歩行速度または身体機能の低下を重視する点が共通の特徴といえる．

◯ フレイル

- フレイルの概念は Rubenstein（1981）や Woodhouse（1988）の "frail elderly" に関する報告をその端緒とし，その後さまざまな変遷を経て，フレイルを機能障害や臓器疾患の蓄積として捉え frail

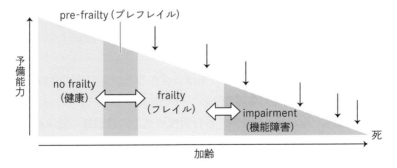

図4-28　フレイルの概念
フレイルは「機能障害の前段階」「要介護状態の前段階」と位置づけることができる．

index を用いて評価する Rockwood（2001）らの障害蓄積モデル，衰えにより表出する徴候を捉える Fried（2001）らの表現型モデルを経て現在に至る．

- いずれを用いても機能障害や生命予後を予測することができるが，Rockwood の障害蓄積モデルが心理的，社会的側面や神経学的所見なども包括するいわゆる総合機能評価であるのに対し，Fried の表現型モデルは身体機能を中心とした 5 つの徴候で評価を行う．
- 現在多くの研究者が Fried の表現型モデルに基づいて研究を行っており，日本老年医学会のフレイル診断基準も本モデルに準じている．

○ サルコペニア

- サルコペニアは Rosenberg（1989）によってギリシャ語の sarx（筋肉）と penia（減少）からの造語を用いて提唱された．
- 筋量の減少により身体機能の低下や入院，死亡リスクが高まること，またこれに伴う握力や歩行速度の低下が臨床上重要であることが明らかとなり，2010 年には EWGSOP（European working group on sarcopenia in older people）がサルコペニアを「進行性かつ全身性の筋量および筋力の低下であり，身体機能障害，QOL 低下，死のリスクを伴うもの」と定義づけるコンセンサスを発表し，筋量，握力，歩行速度を用いた診断手順を示した．
- 2014 年には AWGS（Asian working group on sarcopenia）が本コンセンサスで示された基準をもとに握力と筋量についてアジア人独自の基準を定め（歩行速度は EWGSOP と同じ），これがわが国でも用いられ現在に至っている．

○ ロコモティブシンドローム

- ロコモティブシンドローム（運動器症候群）は日本整形外科学会が 2007 年に提唱した概念で，骨や関節，筋肉など運動器の衰えが原因で「立つ」「歩く」といった機能（移動機能）が低下している状態と定義される．
- 後述するロコモ度テストによりロコモティブシンドロームと判定された場合，運動や医療機関の受診による改善が推奨される．また，定期的なロコモ度テストにより移動機能の状態をチェックすることも合わせて推奨されている．
- 図 4-29 は Fried らによるフレイルサイクルの仮説であるが，このうち下半分の筋力，歩行速度，障害（特に移動能力にかかわる障害）に着目した視座から捉えた病態がロコモティブシンドロームといえるかもしれない．

2 診断

○ フレイルの診断

- フレイルには未だ国際的に統一された診断基準は存在しないが，前述の Fried らの表現型モデルが学術的に広く受け入れられている評価法の 1 つである．
- Fried らは，体重減少，筋力低下，疲労，歩行速度の低下，活動性の低下のうち 3 項目以上該当した場合をフレイル，1〜2 項目に該当した場合をプレフレイルと定義した．個々の項目のカットオフ値は実施されたプロジェクトによりさまざまに設定されている．
- 2016 年度に国立長寿医療研究センターで行われたフレイルの進行にかかわる要因に関する研究

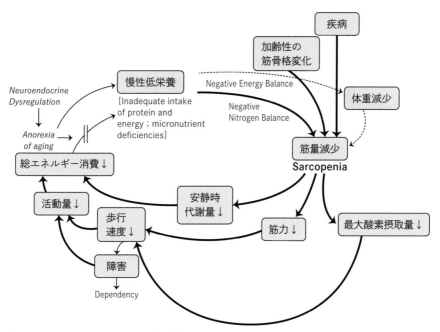

図 4-29　フレイルサイクルの仮説
〔Fried LP, et al：Frailty and failure to thrive. In：Hazzard WR, et al（eds）：Principles of Geriatric Medicine and Gerontology. 4th ed. New York：McGraw Hill；1387-1402, 1998 より改変引用〕

によりフレイル評価基準が以下のように示された（3 項目以上該当：フレイル，1～2 項目該当：プレフレイル，該当なし：健常）.

1) 体重減少：「6 か月間で 2～3 kg 以上の（意図しない）体重減少がありましたか？」に「はい」と回答した場合
2) 倦怠感：「（ここ 2 週間）わけもなく疲れたような感じがする」に「はい」と回答した場合
3) 活動量：「軽い運動・体操（農作業も含む）を 1 週間に何日くらいしていますか？」および「定期的な運動・スポーツ（農作業を含む）を 1 週間に何日くらいしていますか？」の 2 つの問いのいずれにも「運動・体操はしていない」と回答した場合
4) 握力：（利き手における測定）男性 26 kg 未満，女性 18 kg 未満の場合
5) 通常歩行速度：（測定区間の前後に 1 m の助走路を設け，測定区間 5 m の時間を計測する）1 m/秒未満の場合

⬤ サルコペニアの診断

- サルコペニアはフレイルの中核病態と考えられている．フレイルの診断基準には上述のごとく握力と歩行速度が指標として用いられているが，サルコペニアの診断にも同一の項目が含まれる.
- AWGS が提唱するサルコペニア診断基準を次に示す.
  1) 四肢骨格筋指数（インピーダンス法）：男性 7.0 kg/m² 未満，女性 5.7 kg/m² 未満
  2) 通常歩行速度：（測定区間の前後に 1 m の助走路を設け，測定区間 5 m の時間を計測する）0.8 m/秒未満
  3) 握力：（利き手における測定）男性 26 kg 未満，女性 18 kg 未満

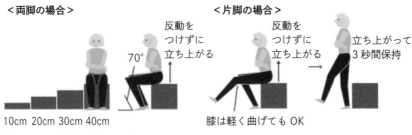

図 4-30　立ち上がりテスト
（ロコモチャレンジ！推進協議会 公式 HP「ロコモ ONLINE」https://locomo-joa.jp/）

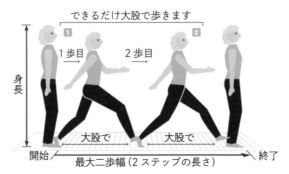

図 4-31　2 ステップテスト
（ロコモチャレンジ！推進協議会 公式 HP「ロコモ
ONLINE」https://locomo-joa.jp）

ロコモティブシンドロームの診断

- ロコモティブシンドロームはロコモ度テストにより判定される．
- ロコモ度テストは立ち上がりテスト，2 ステップテスト，ロコモ 25 の 3 つのテストからなる．1 つでも該当する場合，ロコモティブシンドロームと診断され，その重症度によりロコモ度 1，ロコモ度 2 に分類される．
- 立ち上がりテストは下肢筋力を測るテストである．40 cm，30 cm，20 cm，10 cm の 4 種類の高さの台に両腕を組んで腰掛け，両脚または片脚で反動をつけずに立ち上がり 3 秒間静止する．まず 40 cm の台からの片足での立ち上がりを試み，できない場合は両脚で，できた場合は 10 cm ずつ低い台に移る（図 4-30）．本テストではどちらか一方の片脚で 40 cm の高さから立ち上がれない状態をロコモ度 1，両足で 20 cm の高さから立ち上がれない状態をロコモ度 2 と判定する．
- 2 ステップテストは歩幅の測定によって，下肢筋力，バランス能力，柔軟性などを含めた歩行能力を総合的に判定するテストである．スタートラインからできるだけ大股で 2 歩歩いたのち両足を揃え，2 歩分の歩幅を測定する（図 4-31）．測定した歩幅（cm）を身長（cm）で除した値を 2 ステップ値とし，2 ステップ値が 1.3 未満をロコモ度 1，1.1 未満をロコモ度 2 と判定する．
- ロコモ 25 は身体の状態，生活状況を調べる 25 問からなる質問票である（表 4-28）．直近 1 か月の身体の痛みや日常生活上の困難さに関する項目において 7 点以上をロコモ度 1，16 点以上をロコモ度 2 と判定する．これらロコモ度テストのほか，7 つの質問からなる簡易的なロコチェック（質問票，表 4-29）がある．

表 4-28　ロコモ 25

以下の 25 問について 5 段階（0〜4 点）で集計し総得点で評価する．配点については引用元を参照されたい．

この 1 か月のからだの痛みなどについてお聞きします．

1. 頚・肩・腕・手のどこかに痛み（しびれも含む）がありますか．
2. 背中・腰・お尻のどこかに痛みがありますか．
3. 下肢（脚のつけね，太もも，膝，ふくらはぎ，すね，足首，足）のどこかに痛み（しびれも含む）がありますか．
4. ふだんの生活でからだを動かすのはどの程度つらいと感じますか．

この 1 か月のふだんの生活についてお聞きします．

5. ベッドや寝床から起きたり，横になったりするのはどの程度困難ですか．
6. 腰掛けから立ち上がるのはどの程度困難ですか．
7. 家の中を歩くのはどの程度困難ですか．
8. シャツを着たり脱いだりするのはどの程度困難ですか．
9. ズボンやパンツを着たり脱いだりするのはどの程度困難ですか．
10. トイレで用足しをするのはどの程度困難ですか．
11. お風呂で身体を洗うのはどの程度困難ですか．
12. 階段の昇り降りはどの程度困難ですか．
13. 急ぎ足で歩くのはどの程度困難ですか．
14. 外に出かけるとき，身だしなみを整えるのはどの程度困難ですか．
15. 休まずにどれくらい歩き続けることができますか（もっとも近いものを選んでください）
16. 隣・近所に外出するのはどの程度困難ですか．
17. 2 kg 程度の買い物（1 リットルの牛乳パック 2 個程度）をして持ち帰ることはどの程度困難ですか．
18. 電車やバスを利用して外出するのはどの程度困難ですか．
19. 家の軽い仕事（食事の準備や後始末，簡単なかたづけなど）は，どの程度困難ですか．
20. 家のやや重い仕事（掃除機の使用，ふとんの上げ下ろしなど）は，どの程度困難ですか．
21. スポーツや踊り（ジョギング，水泳，ゲートボール，ダンスなど）は，どの程度困難ですか．
22. 親しい人や友人とのおつき合いを控えていますか．
23. 地域での活動やイベント，行事への参加を控えていますか．
24. 家の中で転ぶのではないかと不安ですか．
25. 先行き歩けなくなるのではないかと不安ですか．

（ロコモチャレンジ！推進協議会 公式 HP「ロコモ ONLINE」https://locomo-joa.jp/）

表 4-29　ロコチェック

7 つの項目 1 つでも当てはまればロコモの心配がある．

1. 片脚立ちで靴下がはけない
2. 家の中でつまずいたりすべったりする
3. 階段を上がるのに手すりが必要である
4. 家のやや重い仕事が困難である（掃除機の使用，布団のあげ下ろしなど）
5. 2 kg 程度の買い物をして持ち帰るのが困難である（1 リットルの牛乳パック 2 個程度）
6. 15 分くらい続けて歩くことができない
7. 横断歩道を青信号で渡りきれない

（ロコモチャレンジ！推進協議会 公式 HP「ロコモ ONLINE」https://locomo-joa.jp/）

外来・訪問診療での診断のしかた

- 外来・訪問診療の際に歩行速度の計測や 2 ステップテストなどの測定を常時行うことは実臨床に沿っているとはいいがたい．
- 本疾患群がいずれも加齢による骨格筋量や身体機能の低下などの病理を共有する点を考えると，握力の測定や指輪っかテスト（図 4-32），ロコチェック，体組成計（インピーダンス法）による測定などの簡易な方法が実際的である．これらの中から各施設の設備・診療機会に行いやすい方法

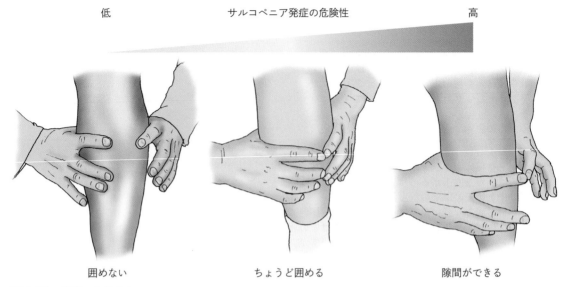

図4-32　指輪っかテスト
椅子に座って膝を90°に曲げて，非利き足側の下腿（ふくらはぎ）の最も太いところを輪っかにした指で囲む．「ちょうど囲める」から危険性が高まる．

で大まかな傾向を捉え，転倒や不動による合併症に繋がるリスクが高いと思われる症例に対して詳細な診断を進めていくのが望ましい．

3 治療の実際

- フレイル・サルコペニア・ロコモティブシンドロームは，加齢に伴う骨格筋量の低下や筋力低下，あるいは移動能力を含む身体機能の低下などによって診断される．これらは，加齢による骨格筋の筋線維の減少や運動ニューロンの減少など多くの病理背景を共有すると考えられる．これらの疾患概念は比較的新しく，重症度に応じた具体的な処方・治療指針は確立されていない．
- 生活期のリハビリテーション診療においては，筋量・筋力低下や移動能力の低下に関与する，加齢に伴う慢性疾患の管理，認知機能低下を含む精神心理面への症例ごとの対応も必須と考えられる．
- 現在，エビデンスレベルの高い報告は多くはみられないが，特にフレイル，サルコペニアを対象としたRCT（randomized controlled trial）の結果から運動療法と栄養管理がリハビリテーション治療の柱であると考えられている．また高齢者においては恒常的な多剤服用が有害事象を引き起こす，いわゆるポリファーマシーによる身体機能の低下にも留意する必要がある．

◯ 運動療法

- フレイル・サルコペニア・ロコモティブシンドロームなどの病態に対して骨格筋量を増やし，筋力や身体機能を改善するためには筋力増強訓練と有酸素運動の複合訓練が効果的とされる．高齢者の易疲労性を考慮すると筋力増強訓練は低負荷，有酸素運動も低強度からの開始が望ましい．
- 移動能力の低下などロコモティブシンドロームを呈する患者に対しては開眼片足起立訓練（バランス訓練），スクワット（下肢筋力訓練），カーフレイズ（同）などの訓練により運動機能の維持

改善を図る. 強度, 頻度は全身状態や基礎疾患, 年齢, 関節疾患や既存の麻痺の有無などにより個別に考慮する必要がある. また自立している患者に対しては訓練時間のみならず毎日の生活の中でウォーキングや筋力増強訓練を習慣づける, いわゆる活動的な生活習慣の獲得を支援する.

- Lopez ら[1] はフレイル患者を対象としたシステマティックレビューを行い, 筋力と運動機能改善に以下の運動様式を推奨している.

1) 筋力増強訓練を週 1〜6 セッション行う.

2) 1 セッションあたり 1RM (1 repetition maximum: 1 回のみ挙上できる最大の重量) の 30〜70% の負荷で 6〜15 回の繰り返しを 1〜3 セットの訓練を実施する.

栄養管理

- 骨格筋量, 筋力, 身体機能の改善には蛋白質の摂取が重要となる. 高齢者は若年者に比べて蛋白質摂取に対する蛋白質合成の反応性が弱くそのため必要量が多くなる. 1 日の骨格筋での蛋白質合成を維持するためには 1.0〜1.2 g/kg/日の蛋白質摂取が必要とされる. また筋力増強訓練を実施している患者の場合にはさらに蛋白質必要量は多くなる (1.2〜1.5 g/kg/日). ただし, 重度の腎機能の低下がみられる高齢者に対しては蛋白質制限が必要な点に留意する.

- Tieland ら[2] はフレイルを呈する高齢者 62 名を対象に RCT を実施し 1 週間に 2 回の筋力増強訓練 (24 週間) を 1 日 2 回 15 g の蛋白質摂取と併用した群とプラセボ群との比較で, 有意な筋肉量の増加を報告している. また Kim[3] はフレイル高齢者 87 名を対象に RCT を実施し, 蛋白質 25 g, 必須アミノ酸 9.4 g を含む 400 kcal の栄養管理を 12 週間実施した群では身体機能低下が抑制されたと報告している.

ポリファーマシー

- 高齢者は加齢とともに複数の病気, 複数の慢性的な症状を呈することが多く, これらに対する治療をすべて行えば自ずと薬剤数が増加する. Kojima らは内服薬が 5 剤以上の高齢者は転倒しやすい[4], また 6 剤以上になると薬物関連有害事象の頻度が増す[5]と報告している.

- 生活期のリハビリテーション治療の実施に際しては, 投薬中止や減薬も視野に既存の処方を見直す必要がある.

文献

1) Lopez P, et al：Benefits of resistance training in physically frail elderly：a systematic review. Aging Clin Exp Res 30：889–899, 2006

2) Tieland M, et al：Protein supplementation increases muscle mass gain during prolonged resistance-type exercise training in frail elderly people：a randomized, double-blind, placebo-controlled trial. J Am Med Dir Assoc 13：713-719, 2012

3) Kim CO, et al：Preventive effect of protein-energy supplementation on the functional decline of frail older adults with low socioeconomic status：a community-based randomized controlled study. J Gerontol A Biol Sci Med Sci 68：309-316, 2013

4) Kojima T, et al：Polypharmacy as a risk for fall occurrence in geriatric outpatients. Geriatr Gerontol Int 12：425-430, 2012

5) Kojima T, et al：High risk of adverse drug reactions in elderly patients taking six or more drugs：analysis of inpatient database. Geriatr Gerontol Int 12：761-762, 2012

（城戸　顕・石田由佳子）

高次脳機能障害・認知症

1 概要

A. 高次脳機能障害

- 広範な脳損傷を原因とする広義の高次脳機能障害と，限局性の大脳皮質病変による古典的高次脳機能障害に大別される．
- 具体的な症状として，前者は記憶障害，注意障害，遂行機能障害および社会的行動障害などがあり，この4つは厚生労働省による行政的な診断基準の症状に該当する．後者は，脳損傷に起因した失語・失行・失認が代表的である．
- 原因疾患として脳血管疾患が約80%，頭部外傷が約10%である．若年者では脳挫傷やびまん性軸索損傷などの頭部外傷（交通事故が最多）を原因とすることが多いのに対し，高齢者では脳血管障害が多い．
- 急性期病院や回復期リハビリテーション病棟のように生活課題の難度の低い入院中にはその存在が明らかにならないことがある．退院して自宅生活を再開した際や復職・復学してから高次脳機能障害が顕在化することもある．

● 記憶障害

- 知識や出来事を覚えることができない，もしくは思い出すことができない状態である．記銘，保持，再生といった記憶のプロセスの一部あるいは全部が障害された状態である．
- 記憶はその保持時間から瞬時記憶・近時記憶・遠隔記憶に分類される．内容による分類では，陳述記憶と非陳述記憶に分けられる．陳述記憶には，過去に経験したことを記憶するエピソード記憶と概念や知識の記憶に相当する意味記憶がある．非陳述記憶は，運動技能や作業に関する記憶で手続き記憶が含まれる．
- 作動記憶は，記憶情報の一時的保持とその処理を行う過程であり，展望記憶は事前に定められた行為を未来に実行するという記憶である．
- 生活期では，同じ過ちを繰り返す，人との約束を守れない，などとして顕在化することがある．

● 注意障害

- 「注意」の明確な定義はない．
- 持続性注意，選択性注意，転換性注意および分配性注意の4つに分類されることが多い．

- 大脳皮質のいずれの部分が障害された場合でも出現する可能性があり，責任病変を局所的に断定することはできない．
- 生活期では，注意散漫で集中できない，反応が鈍く周囲に興味を示さない，課題を終わらせるのに長時間を要する，などとして明らかになることがある．

● 遂行機能障害

- 課題を遂行するための“目標の設定”，“計画の立案”，“目標に向けた計画の実行”および“効果的な行動”という4段階のいずれかが障害された状態である．
- 遂行機能は高次脳機能の階層構造の中で，記憶，知覚，言語など他の要素的認知機能よりも上位の機能として位置付けられる．実行機能とも呼ぶ．
- 生活期では，要点を絞れない，物事の優先順位をつけることができない，段取りが悪い，間違いに気づいて修正することができない，よりよい解決策を選択できない，などとして表面化する．

● 社会的行動障害

- 意欲・発動性の低下，情動コントロールの障害，対人関係の障害，依存的行動，固執などが含まれる．
- 特に内側前頭前野の障害では意欲・発動性の低下が生じ，眼窩前頭野の障害では情動コントロールの障害（脱抑制もしくは衝動性）が出現する．
- 自分自身の障害に気づかず，場合によってはそれを否定する病識の欠如がみられる．この場合，患者は治療や訓練を拒否したり，能力的に不可能なことを行おうとしたりする．
- 生活期では最も問題となる障害であり症状が多彩で対応が難しい．持っているお金をすべて使ってしまう，家にあるお菓子をすべて食べてしまうなどがその例である．

● 半側空間無視

- 損傷大脳半球の反体側の視空間を無視する状態である．半盲との違いは，半盲は眼球を固定したときの視覚の欠損障害であり障害を認識して代償動作を行うことができるのに対し，半側空間無視は眼球運動を制限しないときの視覚の欠如といった空間における障害であり，障害を認識せず代償動作を行わないことを特徴とする．
- 右半球損傷による左半側空間無視が，左半球損傷による右半側空間無視よりも多い．最も高頻度に遭遇するものは，右頭頂葉の下頭頂小葉を責任病巣とする左半側空間無視である．
- 臨床的には，顔や視線が右を向く，移動時に左側の障害物に気づかずにぶつかる，食事を左側だけ残す，などといった症状がみられる．生活期になっても残存することがあり ADL 自立度を低下させる．

● 失認症

- 感覚機能は保持されているが，見たもの，聞いたもの，触ったものが正しく認知できない状態を指す．
- 視覚失認には，対象物が何であるかわからなくなる物体失認，熟知している人物の顔を見ても誰であるかがわからなくなる相貌失認，熟知しているはずの風景を見てもどこの風景かわからなくなる街並失認，話し言葉や書字は問題ないが見た文字が読めない失読がある．

- 聴覚失認は聴覚障害が認められないのに，言語音や環境音を認知できない状態である．言語音のみ認知できない純粋語聾，環境音のみ認知できない環境音失認もある．
- 触覚失認は一側性の頭頂葉病変によって反対側の上肢にみられ，感覚に障害がないのに，触ったものが何なのかわからなくなる状態である．
- 生活期まで残存する場合は，外出時や他人と交流するにあたって，代償方法の獲得・言語化などの工夫や対処が必要である．

失行症

- 運動麻痺や感覚障害がなく（もしくは軽度），行うべき動作や行為がわかっているのに，動作が行えなくなる状態である．肢節運動失行・観念失行・観念運動失行の3つのタイプを中核とすることが多い．
- 肢節運動失行は，手指を順次屈曲させるなどの簡単な動作がぎこちなくなり，運動麻痺では説明できない状態を指す．
- 観念失行は，道具を使う行為の障害である．たとえば，歯を磨く行為や髪を櫛でとく行為ができなくなる．
- 観念運動失行では，病前には行うことができた慣習的行為を言語命令や模倣命令に応じて遂行することができなくなる．たとえば，おいでおいで・バイバイ・ジャンケンのチョキ動作を真似できなくなる．自発的運動ではこれらの動作は保たれる．
- 構成失行では，空間的（二次元もしくは三次元）な形態の構成能力が障害される．構成障害という呼称が一般的になっている．
- 着衣失行では，衣服を上下反対に着たり，裏返しに着たりする．衣服の着脱時のみ失行が起こる．
- 生活期で観念失行が残存している場合は，日常生活に支障をきたすことがある．また，構成障害がある場合，視空間認知能力が低下している可能性がある．自動車運転再開には注意を要する．

失語症

- 脳の言語中枢やその他の関連部位の損傷によって，それまでは正常に機能していた言語機能が低下あるいは障害された状態である．
- 言語中枢として，Broca 野と，Wernicke 野と呼ばれる優位半球（主に左半球）の2領域がある．Broca 失語では発話が努力性で非流暢となり，句の長さは短く音の歪みがみられるようになる．聴覚理解は比較的良好に保たれる．Wernicke 失語では聴覚理解が著しく障害される．発話は流暢ではあるが，錯語が頻発して会話が空疎で内容に乏しくなることがある．
- 全失語は最も重度な失語症のタイプであり，全般的に言語機能が障害される．
- 伝導失語では，復唱が障害される．超皮質性運動失語では復唱は保たれるが発話量が減り，超皮質性感覚失語では復唱は保たれるが聴覚的理解が障害されている状態である．
- 健忘失語では，換語困難がみられる．失名詞失語ともいう．
- 生活期でも残存する重度の失語も存在するが，リハビリテーション治療を継続することにより長い時間をかけて改善していくことも少なくない．

B. 認知症

- いったん正常に発達した知的機能が持続的に低下し，複数の認知機能障害が存在するために社会生活に支障をきたすようになった状態と定義される．
- Alzheimer 型認知症が最も多く，次いで血管性認知症，Lewy 小体型認知症，前頭側頭型認知症があげられる．
- 認知機能障害による症状（中核症状）に，全般性注意障害，健忘，失語，失行，視空間認知障害，遂行機能障害などが含まれる．
- 行動心理症状（behavioral and psychological symptoms of dementia；BPSD）として易刺激性，焦燥・興奮，脱抑制，異常行動，妄想，幻覚，うつ，不安，多幸感，アパシー，夜間行動異常，食行動異常がみられる．
- 軽度認知障害（mild cognitive impairment；MCI）では，主観的な物忘れの訴えがあり，加齢では説明できない記憶力の低下が存在する．しかし，ADL や全般的な認知機能は正常で，認知障害は認めない状態にある．Alzheimer 型認知症の前段階とも考えられている．

2 診断

◯ 高次脳機能障害の評価法

- 記憶障害：視覚性記憶評価として，Rey の複雑図形再生課題（Rey Osterrieth complex figure test；ROCF）や Benton 視覚記銘検査などがある．言語性記憶を評価する検査として，年齢ごとに標準化された標準言語性対連合学習検査（standard verbal paired-associate learning test；S-PA）がある．その他，言語性や視覚性を含め総合的に評価する Wechsler 記憶検査（Wechsler memory scale-revised；WMS-R），日常生活の記憶を評価する Rivermead 行動記憶検査（Rivermead behavioral memory test；RBMT）が用いられる．
- 注意障害：評価法として，PASAT（paced auditory serial addition test），TMT（trail making test），仮名ひろいテストがある．またこれらを含んだ総合的評価法として，標準注意検査法（clinical assessment for attention；CAT）が考案されている．
- 遂行機能障害：評価法としては，BADS（behavioral assessment of dysexecutive syndrome），WCST（Wisconsin card sorting test），FAB（frontal assessment battery），ハノイの塔，tinkertoy test などが用いられる．
- 社会的行動障害：意欲・発動性の評価としてやる気スコア（apathy scale）や標準意欲評価法（clinical assessment for spontaneity；CAS）が，情動コントロールの評価としてギャンブリング課題などがある．しかし，一般的には実際の行動観察に基づいて評価・診断している．
- 半側空間無視：机上課題では線分二等分課題，抹消試験，絵画描画検査などが行われ，総合的な評価として，机上検査と行動検査で構成された行動性無視検査（behavioral inattention test；BIT）が用いられる．
- 失認症：失認がどの感覚に限定されるかは，1 つの物品の認識を視覚，聴覚，触覚のすべての感覚様式で検査する必要がある．視覚性失認に対しては，標準高次視知覚検査（visual perception test for agnosia；VPTA）が用いられる．
- 失行症：評価法としては，WAB（western aphasia battery），標準高次動作性検査（standard perfor-

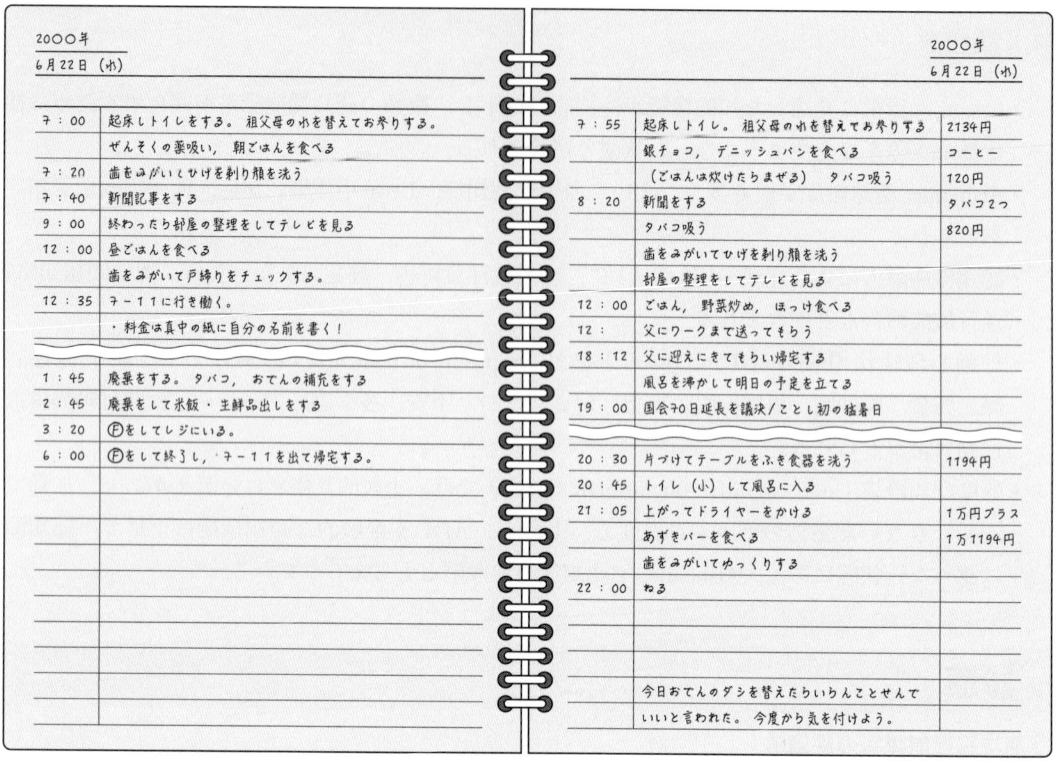

図 4-33　メモリーノート
左ページに翌日の予定を記載する．右ページには当日実施したことを記載する．

mance test for apraxia；SPTA）などが用いられる．WAB では行為に関する下位検査が有用である．

- **失語症**：自発言語，聴覚理解，呼称，復唱，書字，読字などそれぞれの言語機能を評価し，その結果から失語症のタイプ分類が行われる．標準失語症検査（standard language test of aphasia；SLTA）や WAB を用いて評価されることが多い．

認知症の評価法

- DSM-5 では，認知症に関する用語として dementia の代わりに，major neurocognitive disorder が用いられ，診断基準が示されている．
- 長谷川式簡易知能評価スケール改訂版や，MMSE（mini-mental state examination）を用いて評価する．
- MCI の検出のため，MoCA-J（Montreal cognitive assessment）が有用である．

3 治療の実際

高次脳機能障害のリハビリテーション治療の実際

- **記憶障害**：間隔延長法，PQRST（preview 予習，question 質問，read 精読，state 記述，test テスト）法などが用いられる．日常生活の場面で誤って覚えてしまうと手続き記憶として保持され，誤りを繰り返す傾向にあるため，失敗体験の少ない学習（errorless learning）を心がける．メモリーノート（**図 4-33**）も有用である．記憶障害の自覚がない場合，メモを取らない，メモがどこ

にいったかわからないなどの問題が生じることがある．用事が済んだらメモを捨てる，メモがバラバラにならないように整理するなどの工夫が必要である．メモを見る時間を定めてアラームを設定しておくとよい．

- **注意障害**：抹消課題や，視覚探索課題といった訓練法がある．生活上ではうっかりし忘れることを防ぐために手の甲にメモする方法が有効なこともある．テレビを消してドアを閉めるなど刺激を避け，整理整頓された静かな場所で課題を行うなどの環境調整や，簡単なものから1つずつ課題を与えるなどの配慮を行う．課題遂行のためには時間を十分に与える，指示は1つずつ与える，手順を声に出して伝える，などといったようにかかわり方に工夫をする．

- **遂行機能障害**：イベントを効果的に実行するための計画を立てて実行し，うまくできたかどうかを振り返ることや，同時に複数の課題を行わずに1つずつ行うなどの具体的な項目を作定する．自己教示法として，独り言を通じ課題を練習する方法がある．環境調整として，作業の一連の流れを書いたメモを見えるところに貼る工夫をする．復職後に同時に複数の作業ができないことがあるため，1つずつならうまく実行できる患者へは職場への症状説明も重要である．

- **社会的行動障害**：意欲，発動性の低下に対してはするべきことのチェックリストを作ることや，言葉やタイマーで活動開始の合図を出すなどの対応が勧められる．疲労により易怒性が悪化することがあるため，周囲に疲労していることを伝える，疲労している際になるべく刺激を与えないようにするなどの工夫が必要である．易怒性のコントロールのための認知行動療法を意識して気づきを促進するためにメモリーノートを活用したり，行動修正のポイントを明示して適応的行動を練習したり，グループで活動するといった訓練方法がある．

- **半側空間無視**：起立，移乗，更衣動作など一連の動作が決まっているもので，手順を学習するようにして見落としを防ぐ．右を見た後に左を見るなど見渡し習慣をつけることや，左側の食器に気づかないことに対し回転式お盆を用いるといった対処は有効である．また環境調整として，見つけやすい場所に必要な物品を置くこと，移動で危ない箇所にスポンジを貼るなどの対策がある．

- **失認症**：視覚性失認の場合，物品をさまざまな角度から観察し，手にとって触覚性の認知も加えて対象を認知するよう指導を行う．物品の実物を見せて物品名を復唱させる，特徴を列挙させる，物品名を答えさせるといった訓練を行う．環境面の調整として，失読がなければ名札をつけたり，使う物の場所を決めて整理整頓したりする．相貌失認の場合は，患者本人から挨拶をして相手に声を出してもらうことで相手が誰かを判別する，といった残存能力の利用が有用である．聴覚性失認の場合，話し手の口形・表情・ジェスチャー等をヒントにしてコミュニケーションを取るなどの代償的手段が用いられる．

- **失行症**：生活動作を再獲得させるために，errorless learning として，直接手を取り正しい動きを誘導し，徐々に誘導を減らして自分で行うことを繰り返すことが有効である場合がある．

- **失語症**：単純な短い単語や文章で話す，"はい"，"いいえ"で答えられる質問をする，ジェスチャーや指差しを交える，ゆっくりとした口調で話しかけるなどといった工夫をする．**表4-30**に失語症患者への対応の基本を示す．

⬤ 認知症のリハビリテーション治療の実際

- 回想法，認知的アプローチ，音楽療法，運動療法などがある．
- 回想法では患者に思い出を語らせ，共感的に対応することによって情緒の安定，意欲の向上，

表 4-30　失語症患者への対応

1) 短い文でゆっくり話しかける．
2) 病前から使い慣れていた言葉や表現を用いる．
3) 患者が現在関心を持っている具体的な事柄について話しかける．
4) 抑揚豊かに話しかける．身振りを加えたり，実物を見せたり，文字で示したりする．
5) 1 回で理解できないときは，もう 1 回繰り返したり，別の表現に変えてみたりする．
6) 1 つのことが理解されたことを確認して次の話題に移る．話題を唐突に変えない．
7) うまく話せない患者に対して質問を Yes-No で答えられるように工夫する．
8) 患者が慌てずに話せるようゆっくりと聞く．
9) 無理に話させようとしたり，誤りを訂正したりしない．
10) 患者がうまく話せたり理解できた時には，はっきりと褒めたり，一緒に喜ぶなどして励ます．

　　BPSD の軽減，協調性の向上を期待する．

- 認知的治療は，見当識など全般的認知機能に対する認知刺激療法や，注意や記憶など特定の認知機能を向上させる認知訓練，家庭や社会での活動制限を改善するために実生活環境で行うリハビリテーション治療に分けられる．
- 音楽療法ではリラクゼーションや回想音楽療法を目的に用いられる受動的音楽療法と，患者が歌唱や楽器演奏をするなど自身の向上を目的とした積極的音楽療法がある．
- 運動療法は軽度認知障害者に対し認知機能向上や認知機能発症予防に有用とされる．

◉ 復職支援

- 認知機能に障害のある高次脳機能障害患者では病識が乏しい場合が少なからずある．周囲との認識のギャップにより，職場内では孤立する可能性もある．したがって，状況聴取の際は本人だけでなく家族や周囲からみた状況を含めて聞き取る必要がある．
- 自己理解を深めるために一般職業適性検査（general aptitude test battery；GATB）や職業レディネステスト（vocational readiness test；VRT）といった職業評価法が用いられる．
- 脳卒中発症からおよそ 3〜6 か月は障害の有無や程度が比較的予測しやすいため，職場側の状況を正しく理解し，復職するために必要となる本人の障害状況を説明する．事前に本人や家族に職場に伝える内容について確認し納得してもらう必要がある．
- 脳損傷の部位によってはてんかんを起こすリスクがあり，疲労による発症リスクの上昇を避けることが必要になる．就労による疲労軽減を図るため，こまめな休憩時間を設けること，短時間の勤務から徐々に就労時間を延ばしていくこと，慣れた業務から始めること，などの業務負担軽減を勧める．
- 実際に働きながら本人と職場でその都度評価を行い，条件を見直す必要がある．
- ジョブコーチを検討することもよいが，本人の意思や職場との調整が重要である．

◉ 自動車運転

- 高次脳機能障害の運転再開基準は未だ具体的には定められていない．
- 知的機能が保持されていることが前提である．その他，注意機能，視空間認知，記憶，遂行機能，言語機能が運転再開にかかわる．有効な検査として，MMSE，TMT，ROCF，脳卒中ドライバーのスクリーニング評価（stroke drivers screening assessment；SDSA），UFOV（useful field of view）な

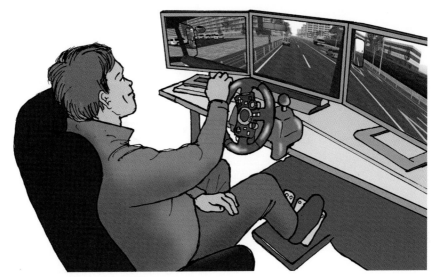

図 4-34　自動車運転シミュレーター

どがあげられ，これらの神経心理学的検査を組み合わせて評価することが推奨される．

- 半側空間無視患者は情報の見落としの可能性があるため，通常運転適性はないと判断する．
- 自動車運転シミュレーター（**図 4-34**）は認知や運転能力を評価し，路上成績を予測する手助けとなる．
- 机上評価で医学的に自動車運転再開が可能と判断される場合は，指定自動車教習所での路上評価で安全運転が可能か判定を受ける．最終的に公安委員会の臨時適性検査を受けて，運転許可がおりる．地域により路上評価の流れや対応が異なる場合がある．

文献
1) 早川裕子，他：失認のアセスメント，リハビリテーション．武田克彦，他（編）：高次脳機能障害 その評価とリハビリテーション，pp84-92，中外医学社，2012
2) 稲葉健太郎：高次脳機能障害者の就労支援—自己理解と他者理解の支援を中心に—．MB Med Reha 220：58-64，2018
3) 加藤徳明，他：高次脳機能障害と自動車運転．MB Med Reha 220：79-85，2018
4) 是木明宏，他：記憶障害をきたす様々な病態．MB Med Reha 223：187-193，2018
5) 古和久朋：認知症の分類と診断．Jpn J Rehabil Med 55：637-642，2018
6) 先崎章：社会的行動障害，情動障害．緑川晶，他（編）：臨床神経心理学，pp181-193，医歯薬出版，2018
7) 田中尚文：認知症リハビリテーションの現状とエビデンス．Jpn J Rehabil Med 55：653-657，2018
8) 種村留美：高次脳機能障害と作業療法．MB Med Reha 220：34-41，2018
9) 上田敬太：社会的行動障害に向けた対応．MB Med Reha 220：23-28，2018

（徳永美月・加藤徳明）

14

複合障害・終末期

1 概要

- 生活期のリハビリテーション診療で対象となる疾患や障害は多岐に及ぶが，わが国では超高齢化の進展に伴い，疾病構造が変化し，介護が必要となる高齢者数が増加している．
- 介護が必要となる原因疾患としては脳卒中・認知症・運動器疾患が多いが，これらを惹起する生活習慣病やロコモティブシンドロームの対策も重要である．また，脳性麻痺児など，幼少年期や若年期から障害を有していた者も，高齢化に伴って，障害が複合することも少なくない．
- わが国ではがん患者数も増加しているが，がん患者では原発巣の進行に加えて，骨転移による病的骨折や脊髄損傷など，さまざまな合併症や複合障害を生じることも多い．
- したがって，生活期ではがん自体の治療に加えて，合併症や複合障害に対する治療も必要となる．
- 生活期では自宅・ケア付き高齢者向け住宅・介護保険施設などでこれらの複合障害に対応することになる．わが国では医療保険制度に加え，介護保険制度や身体障害者総合支援法による給付・事業が整備されており，これらを利用して複合障害を持つ患者の治療や患者・家族の支援を考慮する必要がある．
- 近年，地域包括ケアシステムが構築されつつあり，医療・介護機関が連携し，在宅医療や訪問看護・訪問介護・訪問リハビリテーションなどを積極的に活用するべきである．
- 生活期では医療や介護が必要な状態になっても，可能な限り住み慣れた地域で生活を継続し，人生の最期を迎えることができるようにしていくことが重要である．
- しかし，複合障害を有する者では既に自己の意思を伝えることができないことも多く，生活期ではアドバンス・ケア・プランニング（advance care planning；ACP）を行う必要がある．
- ACP とは患者と家族が医療者や介護者などと一緒に，現在の疾病だけでなく，意思決定能力が低下する場合に備えて，あらかじめ終末期を含めた今後の医療や介護について話し合うことや，本人に代わって意思決定をする人を決めておく手順である．この話し合いは，通院のたびごとに繰り返し行い，その都度，文書として残すことが勧められる．

2 診断

- 生活期のリハビリテーション診療における基本的な診断や評価法は急性期，回復期のリハビリテーション診療と変わりないが，生活の場が主体となるため，他のフェーズ以上に患者背景に至

るまでの包括的な評価が必要である.

- リハビリテーション治療の対象疾患名にとらわれ, 単一臓器の診察にとどまらない姿勢が大切である. 既往症や併存症まで whole body の観点から全身をくまなく診て判断する.

- さらに複合障害を有する患者は生活期において, 介助を要することも少なくない. 介護者, 住環境の調整やそれらを可能とする収入や社会資源の有無などの患者背景を確認する.

- 以上のような健康状態, 機能, 活動および背景因子を評価・診断し, 治療計画を立案するが, 筋力低下など, その改善により活動性の向上が望める場合は, 積極的な入院によるリハビリテーション治療も選択肢のひとつとなる.

- 一方で, 複合疾患・複合障害の根治が困難で機能回復や障害の克服が期待できない場合もある. それでも ACP に基づき, 患者・家族と話し合い, 人生の最期まで活動を育む姿勢が重要である.

3 治療の実際

○ ロコモティブシンドローム, 右上腕骨顆上骨折・右膝蓋骨骨折

【年齢・性別】89 歳, 女性.

【現病歴】脂質異常症, 骨粗鬆症のためかかりつけ医で加療中であった. 腰椎変性側弯症のため, 片足立ちで靴下が履けない・階段を昇り降りするのに手すりが必要であり, ロコモティブシンドロームも指摘されていた. ロコモ度 2 の状態であり, 整形外科受診を勧められていが, 受診していなかった. ○年×月, 自宅の玄関先で転倒して右肘・右膝を受傷した. 同日, 近隣の急性期病院に搬送され, 上記診断にて観血的骨折整復固定術が行われた. 術後リハビリテーション治療にて, 病棟内 Lofstrand 杖歩行が可能となり, 術後 4 週目に自宅退院となった. 退院後は当院でリハビリテーション診療を行うことになった.

【既往歴】脂質異常症, 骨粗鬆症.

【家族歴】特記事項なし.

【社会的背景】独居 (2 階建て), 受傷前 ADL: 自立, 介護認定なし.

【現症・評価】Lofstrand 杖歩行で来院. コミュニケーションと摂食嚥下機能は良好. 右膝の熱感・腫脹あり. 関節可動域 (屈曲/伸展) は腰椎 (10/15), 右肘関節 (100/−30), 右股関節 (90/0), 右膝関節 (90/−30) と低下を認めた. また, MMT も右中殿筋 3, 右腸腰筋 4, 右大腿四頭筋 3, 右ハムストリング 3 と低下していた. さらに 10 m 歩行テストは 17.4 秒, 6 分間歩行距離は 123.7 m と低下していた. FIM は 103 点 (運動項目 70 点, 認知項目 33 点) であった.

【検査所見】右肘単純 X 線像, 上腕骨顆上骨折スクリュー固定後;右膝単純 X 線像膝蓋骨水平骨折テンションバンドワイヤリング後;腰椎単純 X 線像, 右に凸な変性側弯あり, Cobb 角 18°, 椎体変形もあり.

【問題点】右膝蓋骨・右上腕骨顆上骨折後, 腰椎・右肘・右股・右膝関節可動域制限, 右下肢筋力低下, 腰椎アライメント不整, 持久力低下, 歩行能力低下, ADL 低下, 家族, 家屋, 社会資源.

【治療計画】関節可動域訓練, 下肢筋力増強訓練, 持久力 (心肺機能) 訓練, 歩行・階段昇降訓練, 家屋調査と必要な ADL 動作訓練.

【経過・最終結果】当院では理学療法・作業療法を処方し, 上記身体機能訓練・ADL 訓練を行い, 併せて家屋訪問も行った. 家屋訪問では玄関・浴室・階段が問題となり, 玄関と風呂の改修と手すりの追加を提案した. 現在, 当院に通院開始後 3 か月になるが, 関節可動域 (屈曲/伸展) は右肘関

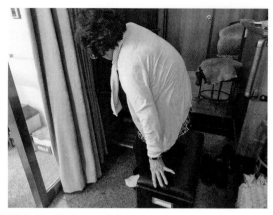

図 4-35　改修後の玄関

節（120/-5），右股関節（120/5），右膝関節（130/-5）と改善し，MMT も右中殿筋 4，右大腿四頭筋 4，右ハムストリング 4 と改善して，屋外 T 字杖歩行も可能となった．さらに 10 m 歩行テストは 12.6 秒，6 分間歩行距離は 210 m と改善し，FIM は 119 点（運動項目 85 点，認知項目 34 点）まで改善した．現在，独居で自立した生活を継続中である．

【考察】本症例はロコモティブシンドロームを有していた高齢女性が転倒し，骨折による身体機能・活動性の低下を複合した 1 例であった．急性期病院から自宅に退院した際には複数の身体機能低下，日常生活機能低下，生活環境の問題が残存しており，独居でありながら，家族の支援が必要な状況であった．外来での積極的な訓練により，身体機能と活動性が改善し，環境調整によって家族の支援も不要となった．

　しかし，ロコモティブシンドロームに加え，骨折に伴う一部の身体機能・活動性低下は残存しており，自宅でのロコトレ継続や定期的な外来診察での運動指導と動作確認が必要である．

【生活の場における活動に関する問題点，指導のポイント】

- 玄関：上り框が高く，手すり・板敷・腰掛いすを設置した（**図 4-35**）．出入りにはこの 3 つを使用するように指導した．
- 浴室：浴槽が深く，手すり，座いす，シャワーチェアを導入した．これらを使用した入浴動作を指導した．

● 左脳出血後遺症（片麻痺），脊髄円錐部損傷

【年齢・性別】81 歳，女性．

【現病歴】○年，左視床出血を発症し，血腫除去術施行．片麻痺が残存したが自宅退院．○＋12 年，自宅で転倒し，近隣の急性期病院を受診．第 1 腰椎粉砕骨折による脊髄損傷と診断され，胸腰椎後方固定術・第 1 腰椎椎体形成術を施行されたが，下肢対麻痺となった．1 か月前より転倒することが多くなり，これまで可能であった杖歩行，歩行器歩行が困難となった．使用していた短下肢装具も合わなくなり，かかりつけ医より当院へ紹介となった．

【既往歴】食道狭窄に対して食道拡張術が施行された．

【家族歴】特記事項なし．

【社会的背景】夫と 2 人暮らし，要介護 2，デイサービス週 2 回（入浴）．

【現症・評価】意識清明，眼球運動：正常，口角下垂：右口角下垂，顔面知覚：右側鈍麻，挺舌：

右偏移，カーテン徴候：なし，関節可動域（右/左）：肘関節；屈曲（100/130），伸展（−10/0），足関節；背屈（0/0），底屈（30/30），内反（30/30），外反（10/10），他に明らかな可動域制限なし，右肘関節 MAS：2，MMT（右/左）：僧帽筋 5/5，上腕二頭筋 3/4，長橈側手根伸筋 3/4，上腕三頭筋 3/4，深指屈筋 3/4，小指外転筋 2/4，腸腰筋 2/4，大腿四頭筋 2/4，前脛骨筋 0/0，長母趾伸筋 0/0．腱反射（右/左）：上腕二頭筋腱±/±，上腕三頭筋腱±/±，腕橈骨筋腱±/±，膝蓋腱±/±，アキレス腱±/±，病的反射（右/左）：Babinski 反射−/−，感覚：右上下肢感覚鈍麻，右 L4 以下感覚消失，肛門括約筋収縮あり，肛門周囲知覚異常なし，排尿：自然排尿，排便：3〜4 日おきに排便もしくは浣腸，歩行：はさみ足歩行，ADL：歩行；車いす移動，排泄；軽介助，入浴；全介助，食事；自立，FIM：61 点．

【検査所見】頭部 CT：左視床に低吸収域を認める．膀胱造影検査：膀胱に仮性憩室がみられ，小川分類で Grade 3 の膀胱変形，右尿管に膀胱尿管逆流を認めた．右腎盂拡大があり，水腎症の所見を認めたが，血液生化学検査では腎機能低下はみられなかった．

【問題点】右片麻痺，右肘痙縮，感覚障害，ROM 障害，歩行障害，膀胱直腸障害，ADL 低下，補装具．

【治療計画】内科的治療，痙縮治療，関節可動域訓練，筋力増強訓練，歩行訓練，ADL 訓練，補装具作製．

【経過・最終結果】両側プラスチック短下肢装具を作製し，歩行訓練を行った．しかし，はさみ足歩行が顕著なため，股関節内転筋群と右上腕二頭筋にボツリヌス治療を行ったところ，はさみ足歩行は改善し，歩行器歩行が可能となった．また，感覚障害があるため弾性包帯を右下肢全体に巻くことで下肢の振り出しも改善された．排尿障害に対しては，訪問看護を導入し，尿路感染予防のために 1 日 2 回の間欠的導尿を開始した．

【考察】本症例は脳卒中後遺症としての片麻痺に，転倒による腰椎椎体骨折・脊髄損傷を複合した 1 例であった．当初，右片麻痺と対麻痺があり歩行訓練に難渋したが，両側プラスチック短下肢装具を使用し，ボツリヌス治療を行うことで歩行器歩行が可能となった．外来での精査で脊髄円錐部損傷による膀胱変形や膀胱尿管逆流が明らかとなり，導尿も導入した．

　本症例では在宅復帰後，複合障害のために活動性が低下していたが，積極的な外来でのリハビリテーション治療によって，活動性は改善し，合併症に対する対応も開始することができた．

【生活の場における活動に関する問題点，指導のポイント】
・歩行時には右下肢に弾性包帯を巻くことを指導した（図 4-36）．
・自宅での股関節内転筋群と右上腕二頭筋のストレッチおよび関節可動域訓練を指導した．
・夫に導尿の器具・方法を説明した．

◯ 前立腺癌，多発性脊椎転移・脊髄損傷

【年齢・性別】83 歳，男性．

【現病歴】◯年，高度の両下肢麻痺が出現したため，某大学病院泌尿器科より同院整形外科を受診．前立腺癌の胸腰椎転移による，両下肢不全麻痺と診断された．脊椎転移巣に放射線治療を行ったが，下肢不全麻痺は残存した．保存的治療の方針となり，回復期リハビリテーション病院に転院して，ADL 訓練を中心としたリハビリテーション治療を約 2 か月間行った．車いすでの生活は概ね自立したため自宅退院し，リハビリテーション治療目的で当院へ紹介となった．

【既往歴】特記事項なし．

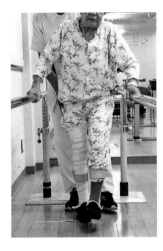

図 4-36　歩行訓練
右下肢に弾性包帯を巻き，両側プラスチック
短下肢装具を装着して歩行訓練を行っている．

【家族歴】特記事項なし．

【社会的背景】妻，娘，孫との 4 人暮らし．自宅は 2 階建ての持ち家であり，1 階リビング横の部屋を居住スペースにされている．居住スペースとリビングの間は車いすでの移動が可能であり，十分な広さがある．

【現症・評価】車いすで来院．意識清明，BP 130/70 mmHg，PR 70 bpm，SpO$_2$ 97%（RA），起立性低血圧（−），MMT（右/左）：僧帽筋 4/4，三角筋 4/4，上腕二頭筋 4/4，橈側手根伸筋 4/4，上腕三頭筋 4/4，深指屈筋 4/4，小指外転筋 4/4，腸腰筋 2/3＋，大腿四頭筋 2/3＋，前脛骨筋 2/4，長母趾伸筋 4/4，下腿三頭筋 2/2，大殿筋 3/3，中殿筋 3/3，ハムストリングス 3/3，関節可動域：明らかな可動域制限なし，表在感覚：右下肢に知覚低下あり，深部腱反射（右/左）：PTR−/±，ATR±/±，右殿部〜大腿後面に疼痛（＋），Lasègue 徴候（右/左）：＋/−．

【検査所見】単純 X 線像：Pedicle Sign：第 10，11 胸椎，第 2，3，4 腰椎で陽性，第 10，11 胸椎，第 1 腰椎に椎体圧壊あり．

【問題点】前立腺がん，多発脊椎転移，病的骨折，下肢神経性疼痛，下肢知覚障害，下肢不全麻痺，歩行障害，ADL 障害，社会資源．

【治療計画】抗がん剤治療，疼痛管理，下肢筋力増強訓練，起立訓練，歩行訓練，移乗動作訓練，家屋調査．

【経過・最終結果】右下肢痛に対しては薬物を変更し，鎮痛が得られた．また，前立腺がんに対する抗がん剤内服治療と骨転移に対する外来点滴治療も継続した．患者の希望により胸腰椎コルセットは除去した．外来での起立動作訓練やスクワットを繰り返すことで約 4 週間後には腸腰筋や大腿四頭筋，下腿三頭筋の筋力は MMT 3 レベルに改善した．

　初診時には起立動作時に全介助が必要であったが，中等度介助で実施することが可能となった．自宅内は車いすで生活することができ，排泄もベッド上からポータブルトイレでの動作が可能となった．原発巣の進行はなく，病的骨折悪化も予防できており，現在も在宅生活を継続中である（図 4-37）．

【考察】本症例はがんの脊椎転移による下肢麻痺の 1 例であった．がんでは原発巣の他に，転移巣による障害を呈することがあり，また，がんの進行によって障害も進行していくことが多い．したがって，生活期では原発巣と転移巣に対する治療および複合障害に対する治療を継続することになる．

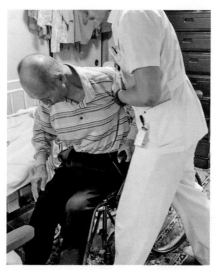

図 4-37　自宅での介助下移乗訓練
自宅内は車いすで生活することができ，胸腰
椎コルセットも除去している．

　本症例ではいずれの病巣もコントロールできており，身体機能と活動性も改善した．しかし，今後はがんの進行に伴って症状や障害が増悪する可能性もあり，介護保険によるサービス導入も念頭においている．また，本症例では患者の希望によりコルセットを除去したが，ACP に基づいて，通院のたびに患者・家族と今後の医療や介護について話し合いを繰り返し，カルテに内容を記載している．

【生活の場における活動に関する問題点，指導のポイント】

・薬物自己管理の徹底．

・脊椎への負荷に対する注意．特に屈曲位を避ける．

文献

1）平成 28 年度診療報酬改定の基本方針．第 92 回厚生労働省社会保障審議会(医療保険部会)．平成 27 年 12 月 7 日．

2）加藤真介，他：その他の重要事項．公益社団法人日本リハビリテーション医学会(監修)：リハビリテーション医学・医療コアテキスト．pp266-281，医学書院，2018

3）人生の最終段階における医療の決定プロセスに関するガイドライン．厚生労働省．平成 30 年 3 月改訂．

（三上幸夫・田島文博）

生活期のリハビリテーション医学・医療便覧

1 関節可動域表示ならびに測定法 （日本整形外科学会，日本リハビリテーション医学会制定）

●上肢測定

部位名	運動方向	参考可動域角度	基本軸	移動軸	測定肢位および注意点	参考図
肩甲帯 shoulder girdle	屈曲 flexion	20	両側の肩峰を結ぶ線	頭頂と肩峰を結ぶ線		
	伸展 extension	20				
	挙上 elevation	20	両側の肩峰を結ぶ線	肩峰と胸骨上緑を結ぶ線	背面から測定する．	
	引き下げ（下制） depression	10				
肩 shoulder （肩甲帯の動きを含む）	屈曲（前方挙上） forward flexion	180	肩峰を通る床への垂直線（立位または座位）	上腕骨	前腕は中間位とする．体幹が動かないように固定する．脊柱が前後屈しないように注意する．	
	伸展（後方挙上） backward extension	50				
	外転（側方挙上） abduction	180	肩峰を通る床への垂直線（立位または座位）	上腕骨	体幹の側屈が起こらないように90°以上になったら前腕を回外することを原則とする． ⇒［その他の検査法］参照	
	内転 adduction	0				
	外旋 external rotation	60	肘を通る前額面への垂直線	尺骨	上腕を体幹に接して，肘関節を前方90°に屈曲した肢位で行う．前腕は中間位とする． ⇒［その他の検査法］参照	
	内旋 internal rotation	80				
	水平屈曲 horizontal flexion (horizontal adduction)	135	肩峰を通る矢状面への垂直線	上腕骨	肩関節を90°外転位とする．	
	水平伸展 horizontal extension (horizontal abduction)	30				

部位名	運動方向	参考可動域角度	基本軸	移動軸	測定肢位および注意点	参考図
肘 elbow	屈曲 flexion	145	上腕骨	橈骨	前腕は回外位とする.	
	伸展 extension	5				
前腕 forearm	回内 pronation	90	上腕骨	手指を伸展した手掌面	肩の回旋が入らないように肘を90°に屈曲する.	
	回外 supination	90				
手 wrist	屈曲（掌屈） flexion (palmar flexion)	90	橈骨	第2中手骨	前腕は中間位とする.	
	伸展（背屈） extension (dorsiflexion)	70				
	橈屈 radial deviation	25	前腕の中央線	第3中手骨	前腕を回内位で行う.	
	尺屈 ulnar deviation	55				

●手指測定

部位名	運動方向	参考可動域角度	基本軸	移動軸	測定肢位および注意点	参考図
母指 thumb	橈側外転 radial abduction	60	示指（橈骨の延長上）	母指	運動は手掌面とする. 以下の手指の運動は, 原則として手指の背側に角度計をあてる.	
	尺側内転 ulnar adduction	0				
	掌側外転 palmar abduction	90			運動は手掌面に直角な面とする.	
	掌側内転 palmar adduction	0				
	屈曲（MCP） flexion	60	第1中手骨	第1基節骨		
	伸展（MCP） extension	10				
	屈曲（IP） flexion	80	第1基節骨	第1末節骨		
	伸展（IP） extension	10				

（前頁よりつづく）

部位名	運動方向	参考可動域角度	基本軸	移動軸	測定肢位および注意点	参考図
指 fingers	屈曲（MCP） flexion	90	第2～5 中手骨	第2～5 基節骨	⇒［その他の検査法］ 参照	
	伸展（MCP） extension	45				
	屈曲（PIP） flexion	100	第2～5 基節骨	第2～5 中節骨		
	伸展（PIP） extension	0				
	屈曲（DIP） flexion	80	第2～5 中節骨	第2～5 末節骨	DIPは10°の過伸展をとりうる.	
	伸展（DIP） extension	0				
	外転 abduction		第3中手骨 延長線	第2, 4, 5 指軸	中指の運動は橈側外転，尺側外転とする. ⇒［その他の検査法］ 参照	
	内転 adduction					

●下肢測定

部位名	運動方向	参考可動域角度	基本軸	移動軸	測定肢位および注意点	参考図
股 hip	屈曲 flexion	125	体幹と平行な線	大腿骨 （大転子と大腿骨外顆の中心を結ぶ線）	骨盤と脊柱を十分に固定する. 屈曲は背臥位，膝屈曲位で行う. 伸展は腹臥位，膝伸展位で行う.	
	伸展 extension	15				
	外転 abduction	45	両側の上前腸骨棘を結ぶ線への垂直線	大腿中央線（上前腸骨棘より膝蓋骨中心を結ぶ線）	背臥位で骨盤を固定する. 下肢は外旋しないようにする. 内転の場合は，反対側の下肢を屈曲挙上してその下を通して内転させる.	
	内転 adduction	20				
	外旋 external rotation	45	膝蓋骨より下ろした垂直線	下腿中央線（膝蓋骨中心より足関節内外果中央を結ぶ線）	背臥位で，股関節と膝関節を90°屈曲位にして行う. 骨盤の代償を少なくする.	
	内旋 internal rotation	45				
膝 knee	屈曲 flexion	130	大腿骨	腓骨（腓骨頭と外果を結ぶ線）	屈曲は股関節を屈曲位で行う.	
	伸展 extension	0				

部位名	運動方向	参考可動域角度	基本軸	移動軸	測定肢位および注意点	参考図
足 ankle	屈曲（底屈）flexion (plantar flexion)	45	腓骨への垂直線	第5中足骨	膝関節を屈曲位で行う.	
	伸展（背屈）extension (dorsiflexion)	20				
足部 foot	外がえし eversion	20	下腿軸への垂直線	足底面	膝関節を屈曲位で行う.	
	内がえし inversion	30				
	外転 abduction	10	第1, 第2中足骨の間の中央線	同左	足底で足の外縁または内縁で行うこともある.	
	内転 adduction	20				
母指（趾）great toe	屈曲（MTP）flexion	35	第1中足骨	第1基節骨		
	伸展（MTP）extension	60				
	屈曲（IP）flexion	60	第1基節骨	第1末節骨		
	伸展（IP）extension	0				
足指 toes	屈曲（MTP）flexion	35	第2〜5中足骨	第2〜5基節骨		
	伸展（MTP）extension	40				
	屈曲（PIP）flexion	35	第2〜5基節骨	第2〜5中節骨		
	伸展（PIP）extension	0				
	屈曲（DIP）flexion	50	第2〜5中節骨	第2〜5末節骨		
	伸展（DIP）extension	0				

●体幹測定

部位名	運動方向	参考可動域角度	基本軸	移動軸	測定肢位および注意点	参考図
頸部 cervical spines	屈曲（前屈）flexion	60	肩峰を通る床への垂直線	外耳孔と頭頂を結ぶ線	頭部体幹の側面で行う. 原則として腰かけ座位とする.	
	伸展（後屈）extension	50				

部位名	運動方向		参考可動域角度	基本軸	移動軸	測定肢位および注意点	参考図
頚部 cervical spines	回旋 rotation	左回旋	60	両側の肩峰を結ぶ線への垂直線	鼻梁と後頭結節を結ぶ線	腰かけ座位で行う.	
		右回旋	60				
	側屈 lateral bending	左側屈	50	第7頚椎棘突起と第1仙椎の棘突起を結ぶ線	頭頂と第7頚椎棘突起を結ぶ線	体幹の背面で行う. 腰かけ座位とする.	
		右側屈	50				
胸腰部 thoracic and lumbar spines	屈曲（前屈） flexion		45	仙骨後面	第1胸椎棘突起と第5腰椎棘突起を結ぶ線	体幹側面より行う. 立位, 腰かけ座位または側臥位で行う. 股関節の運動が入らないように行う. ⇒ [その他の検査法] 　参照	
	伸展（後屈） extension		30				
	回旋 rotation	左回旋	40	両側の後上腸骨棘を結ぶ線	両側の肩峰を結ぶ線	座位で骨盤を固定して行う.	
		右回旋	40				
	側屈 lateral bending	左側屈	50	ヤコビー（Jacoby）線の中点にたてた垂直線	第1胸椎棘突起と第5腰椎棘突起を結ぶ線	体幹の背面で行う. 腰かけ座位または立位で行う.	
		右側屈	50				

●その他の検査法

部位名	運動方向		参考可動域角度	基本軸	移動軸	測定肢位および注意点	参考図
肩 shoulder （肩甲骨の動きを含む）	外旋 external rotation		90	肘を通る前額面への垂直線	尺骨	前腕は中間位とする. 肩関節は90°外転し, かつ肘関節は90°屈曲した肢位で行う.	
	内旋 internal rotation		70				

部位名	運動方向	参考可動域角度	基本軸	移動軸	測定肢位および注意点	参考図
肩 shoulder（肩甲骨の動きを含む）	内転 adduction	75	肩峰を通る床への垂直線	上腕骨	20°または45°肩関節屈曲位で行う．立位で行う．	
母指 thumb	対立 opposition				母指先端と小指基部（または先端）との距離（cm）で表示する．	
指 fingers	外転 abduction		第3中手骨延長線	2，4，5指軸	中指先端と2，4，5指先端との距離（cm）で表示する．	
	内転 adduction					
	屈曲 flexion				指尖と近位手掌皮線（proximal palmar crease）または遠位手掌皮線（distal palmar crease）との距離（cm）で表示する．	
胸腰部 thoracic and lumbar spines	屈曲 flexion				最大屈曲は，指先と床との間の距離（cm）で表示する．	

（日整会誌 69：240–250，1995/リハ医学 32：207–217，1995 より抜粋して掲載）

2 生活期のリハビリテーション診療の評価法

1	関節可動域テスト（range of motion；ROM test）	骨・関節疾患では重要である．解剖学的基本肢位（ほぼ直立姿勢）を0°として，そこからの可動範囲を測定して記載する．身体前・後の運動が屈曲・伸展．内・外の運動が内転・外転．垂直軸周りの運動を内旋・外旋と呼称する．各関節の動かせる範囲を知ることができる．
2	徒手筋力テスト（manual muscle testing；MMT）	筋と神経系の疾患で重要な評価対象である．身体各部位の重量に打ち勝つ筋力を基準にして，0〜5までの6段階に評価する．肩を例にとると，正常を5，中等度の抵抗をかけても屈曲できれば4，肘を伸展位で抵抗をかけない状態でのみ上肢を垂直まで屈曲（挙上）できれば3，重力の影響がない水平方向への運動なら可能な筋力を2，筋の収縮のみ認める状態を1，それもない状態を0と評価する．上肢・下肢の筋力が把握でき，どの筋の筋力低下があるのかが把握できる．

3	ARAT (action research arm test)	脳卒中後の上肢機能評価として広く使用されている．道具を用いた機能評価法で，4つのサブテスト（grasp, grip, pinch, gross movement）と，計19の項目で構成されている．それぞれの動作に対する完遂度とその時間に基づいて採点し，評価時間が短縮できる工夫もされている．評価者間の信頼性は高く，内的一貫性においても良好である．依存的妥当性においては，FIMとの相関性は低いが，STEFとFMAとの相関性は高い．STEFと比較して，ARATは床効果が起こりにくく，重度の麻痺から軽度の麻痺がある患者に対して検査できる．
4	FMA (Fugl-Meyer assessment)	SIASやNIHSSのように脳卒中の機能障害を総合的に評価するものである．特徴として，上肢・下肢機能，バランス，感覚，可動域など運動回復の程度を評価し，高得点になるほど回復段階が高いことを示す．特別な機器を使用せず，評価用紙に沿って検査を進めるだけで評価ができる．また，必要に応じて上肢や下肢のみ，運動機能のみ，など部分的に評価を行うことも可能である．
5	BBS (Berg balance scale)	バランス能力の指標として高齢者や脳卒中患者に使用される評価法である．14項目のテストを実施して判定基準に従い0〜4点の5段階で合計点を算出する．特別な機器も必要なく，よく使用されている評価法である．45点以下であれば転倒リスクがあり，46点以上で病棟内屋内歩行自立レベルと判定される．合計点だけでなく，項目ごとでの点数の変化を経時的に追うことで，どのような動作が改善しているのかを把握することも可能である．
6	修正Borg指数	直接患者が呼吸困難を判定する自覚的運動強度評価法である．特徴はポイント4がポイント2の2倍，ポイント8はポイント4の2倍といった強度評価が可能な点にある．また，電話や口頭での調査も可能なので，VASよりも記録しやすいという利点がある．あてはまる6〜20のポイントに10をかけると，そのときの心拍数に相当している．そのため，6分間歩行試験などの運動負荷試験，運動療法における呼吸困難の評価にも有用とされている．
7	NYHA分類 (New York heart association classification)	心不全の重症度を自覚症状からⅠ〜Ⅳ度に分類したものである．Ⅰ度：心疾患はあるが，身体活動を制限する必要がない．日常の活動で疲労，心悸亢進，息切れ，狭心症状などが生じない．Ⅱ度：心疾患はあるが安静時には無症状である．日常の活動では疲労，心悸亢進，呼吸促迫，狭心症状が生じる．軽度の身体活動制限が必要．Ⅲ度：日常での活動を軽度に制限しても疲労する．心悸亢進，呼吸促迫，狭心症状等が出現する．中等度ないし高度の身体活動制限を要する．Ⅳ度：高度の運動制限をしても心不全や狭心症が起こる．少しでも身体活動を行うと症状が増悪する．
8	6分間歩行テスト (6 minute walk test)	6分間でできるだけ長い距離を歩き，その距離を測定する運動負荷試験である．呼吸器疾患や循環器疾患における在宅酸素療法の有無を検討したり，慢性心不全患者における心機能評価に役立つ．また，日常での活動における重症度を測定するのに適している．慢性心不全・肺高血圧症・慢性閉塞性肺疾患などの肺疾患患者における心血管イベントを予測することが示されている．特に慢性心不全患者における心機能評価に有効で，歩行距離が短いほど生命予後が悪い．
9	WAIS-Ⅲ (Wechsler adult intelligence scale-third edition, ウェクスラー成人知能検査)	全般的知能を測る評価であり，WAIS-Ⅲは16歳0か月〜89歳11か月まで適応される．言語性の7検査，動作性の7検査からなり，言語性IQ (VIQ)，動作性IQ (PIQ)，全検査IQ (FIQ) を求めることができる．
10	三宅式記銘力検査	言語性記憶の簡便な評価法である．対になった言葉の組み合わせ（対語）を10対記憶させ，それをどれくらい再現できるかで評価する．はじめに有関係対語について評価し，次いで無関係対語について評価する．
11	Wechsler記憶検査 (Wechsler memory scale-revised；WMS-R)	国際的に最もよく用いられている総合的な記憶検査である．短期記憶・長期記憶，言語性記憶・非言語性記憶，即時記憶・遅延記憶などさまざまな側面から記憶力を評価する．13の下位項目から構成されている．
12	PASAT (paced auditory serial addition test)	注意機能の評価法である．1〜9の1桁の数字を音声で連続して提示し，前後の数字の和を順次口頭で患者に回答させる．情報処理能力と記憶能力の両者が反映される．

13	TMT (trail making test)	注意障害のスクリーニング検査である．ランダムに配置された数字もしくはかな文字を順番に線で結んでいくように患者に指示し，完遂するまでの所要時間を計測する．
14	遂行機能障害症候群の行動評価 (behavioral assessment of the dysexecutive syndrome；BADS)	遂行機能障害症候群によって生じる日常生活上の問題を評価する検査であり，規則変換カード検査，行為計画検査，鍵探し検査，時間判断検査，動物園地図検査，修正6要素検査の6つの下位検査から構成されている．
15	FAB (frontal assessment battery)	前頭前野機能を総合的に簡便にみる検査である．概念化課題，知的柔軟性課題，行動プログラム (運動系列) 課題，行動プログラム (葛藤指示) 課題，行動プログラム (Go/No-Go) 課題，把握行動の6つの下位項目で構成されている．満点は18点．所要時間は約10分．
16	標準失語症検査 (standard language test of aphasia；SLTA)	わが国で開発された総合的な失語症の検査であり，失語症の有無・重症度・タイプを評価することができる．言語の「話す」「聴く」「読む」「書く」「計算」の5つの側面を26の下位項目で評価する．各項目の成績は原則的に6段階で評価される．結果は，検査プロフィールとして表記される．
17	WAB (Western aphasia battery) 失語症検査日本語版	失語症の鑑別診断に用いられる評価法である．自発語，話し言葉の理解，復唱，呼称，読字，書字，行為，構成・視空間行為・計算の8領域のそれぞれを評価する．言語性検査のみならず非言語性検査も含まれていることが特徴である．
18	BIT (behavioral inattention test，行動性無視検査)	半側空間無視を体系的にかつ標準的に評価する．線分抹消，文字抹消，模写，線分二等分，描画などからなる通常検査と，日常生活を想定した課題からなる行動検査によって構成される．
19	反復唾液嚥下テスト (repetitive saliva swallowing test；RSST)	「嚥下時に喉頭が挙上すること」を触診で観察しながら30秒間に何回嚥下が可能かを測定する．3回以上で正常とする．簡単で安全性の高い評価法であり，誤嚥スクリーニング検査として経過観察に良い方法である．RSSTが2回以下の場合には，嚥下障害の可能性がある．3回以上嚥下が可能ならばテスト食材を用いた摂食嚥下機能検査を検討し，テスト食材の残留を中心に精査を行う．
20	SRQ-D (self-rating questionnaire for depression)	軽症うつ病発見のために行う簡易な評価法である．表にある18項目の該当欄に○印を記入する．計算は「いいえ」が0点，「ときどき」が1点，「しばしば」が2点，「つねに」が3点とする．ただし，質問2，4，6，8，10，12に関しては加点しない．10点以下：ほとんど問題なし，10〜15点：境界，16点以上：軽症うつ病と判定され，簡便に抑うつ的な精神状況となっているのか判断できる．
21	長谷川式認知症スケール (Hasegawa dementia rating scale-revised；HDS-R)	年齢，見当識，3単語の即時記銘と遅延再生，計算，数字の逆唱，物品記銘，言語流暢性の9項目からなる30点満点の認知機能評価法である．HDS-Rは20点以下が認知症疑いで感度93％，特異度86％と報告されている．
22	MMSE (mini mental state examination)	時間の見当識，場所の見当識，3単語の即時再生と遅延再生，計算，物品呼称，文章復唱，3段階の口頭命令，書字命令，文章書字，図形模写の計11項目から構成される30点満点の認知機能の評価法である．MMSEは23点以下が認知症の疑いがある (感度81％，特異度89％)．27点以下は軽度認知障害 (MCI) が疑われる (感度45〜60％，特異度65〜90％)．

23	vitality index	Toba らによって開発された指標で，日常生活での行動を起床・意思疎通・食事・排泄・活動の 5 項目で，高齢者の意欲を客観的に評価するものである．各項目はそれぞれ 0〜2 点まで配点された 3 つの選択肢からなり，満点は 10 点となる．カットオフ値とされる点数は 7 点である．意欲に応じたリハビリテーション治療を提供する判断材料となる．判定上の注意：1）薬剤の影響（睡眠薬など）を除外．起座できない場合は開眼し覚醒していれば 2 点．2）失語の合併がある場合は言語以外の表現でよい．3）器質的消化器疾患を除外．麻痺で食事の介助が必要な場合は介助により摂取意欲があれば 2 点（口まで運んでやった場合も積極的に食べようとすれば 2 点）．4）失禁の有無は問わない．尿意不明の場合は失禁後にいつも不快を伝えることができれば 2 点．5）散歩やレクリエーション，テレビでもよい．寝たきりの場合は受動的理学運動に対する反応で判定する．生活意欲に関しては，認知症患者でも回答の有効性が高いとされている．
24	BI (Barthel index)	食事・移動・整容・トイレ・入浴・歩行・階段・着替え・排便・排尿の 10 項目で構成されている．できる ADL を評価する世界共通の評価法である．身辺動作と移動動作の 2 つの観点から各項目 0〜15 点で点数化し，自立度に従って合計 100 点満点で評価する．それぞれの項目で不能から自立までの 2〜4 段階がある．点数が高いほど自立している．生活するうえでの基本動作能力がわかり，40 点以下の場合はほぼすべての項目に介助を要する．
25	機能的自立度評価法 (functional independence measure；FIM)	「運動項目」と「認知項目」の 2 つに分かれており，どの程度の介助が必要なのか，細かな採点基準が設けられている．総合点数が高いほど ADL が高い（＝介助の必要性が低い）ことを示す．対象年齢は 7 歳以上で，それ未満の小児のためには Wee FIM という評価基準もある．具体的に運動項目では，［セルフケアの 6 項目：食事・整容・清拭・更衣（上半身）・更衣（下半身）・トイレ］［移乗の 3 項目：ベッドや車いす・トイレ・浴槽］［排泄コントロールの 2 項目：排尿・排便］［移動の 2 項目：車いすか歩行・階段昇降］，認知項目では，［コミュニケーションの 2 項目：理解（聴覚・視覚）・表出（音声・非音声）］［社会的認知 3 項目：社会的交流・問題解決・記憶］がある．これらの総合点を算出することで適切な介助レベルがある程度把握でき，介助しすぎによる ADL の低下を防げる．また，広く認知されている評価方法であるため，異なる医療・介護施設で介護をする際の基準とすることも可能である．
26	Katz index	入浴，更衣，トイレの使用，移動，排尿・排便，食事の 6 つの領域の ADL に関して自立・介助の 2 段階評価からなり，自立に関しては，A〜G の 7 段階の指標により階層式に把握できる．6 つの機能が自立ならば A であり，6 つの機能全てが介助レベルの場合は G という判定となる．
27	Lawton の尺度	高齢者を対象としているが，「電話」・「買い物」・「交通手段」・「服薬管理」・「財産管理」・「家事」・「食事の準備」・「洗濯」からなる 8 項目（男性は前から 5 項目）を各項目について 3〜5 段階で評価する．得点が高いほど生活自立度が高いことを示す．
28	老研式活動能力指標	高齢者が対象であるが，「バスや電車の利用」・「買い物」・「食事の用意」・「請求書の支払い」・「預金・貯金の出し入れ」・「書類記入」・「新聞を読む」・「本や雑誌を読む」・「健康についての関心」・「友人宅への訪問」・「相談に乗る」・「お見舞いに行く」・「若い人に話しかける」の 13 項目の質問からなる．はい・いいえで答えて点数が高いほど生活自立度が高いことを示す．また，一部拡大 ADL の評価も含まれている．
29	DASC-21 (dementia assessment sheet for community-based integrated care system-21 items)	導入の A，B 項目と 1〜21 項目からなる地域包括ケアシステムにおける認知症の評価法であり，簡単で短時間に「認知機能」と「生活機能」の障害を評価することができる．暮らしに密着したわかりやすい項目であることから，認知症の疑いがある対象者や家族にも理解しやすく，認知症患者を支援する専門職と家族との共通言語として活用することが可能である．

	30	SF-8		日本でも広く使用されている健康関連 QOL 尺度である，SF-36 と同様に，健康の 8 領域を測定することができる尺度である．質問は 8 項目だけで構成され，ほとんどの人は 1〜2 分で終了することができる．SF-8 は，国勢調査のような大規模調査や，サンプル数の大きい集団レベルでの比較調査において有用である．他の多くの評価項目と一緒に健康関連 QOL を評価したい場合，SF-8 は大いに役立つ．
	31	WHO QOL26		「身体的領域」「心理的領域」「社会的関係」「環境領域」の 26 の質問について，過去 2 週間の生活を振り返って，「どのように感じたか」「どのくらい満足したか」を 5 段階で評価する．病気の有無を測るのではなく，対象者の主観的幸福感から QOL を測定する．点数により回答者の QOL 評価ができる．

（山田尚基・安保雅博）

3 職業リハビリテーション関連機関

	名称	根拠法	機能	対象者
1	公共職業安定所（ハローワーク）	職業安定法	①就職を希望する障害者の求職登録，職業相談，職業紹介，職場適応指導 ②公共職業訓練の斡旋，トライアル雇用，ジョブコーチ支援 ③障害者を雇用している事業主，雇入れを検討している雇用主に対する助言・指導および助成金等の案内 ④雇用率未達成企業に対する指導	就職を希望する障害者（障害者手帳の有無は問わない）
2	障害者職業センター	障害者雇用促進法	独立行政法人高齢・障害者雇用支援機構が運営 ①職業リハビリテーションのサービスの提供 ②職業リハビリテーションの調査・研究，支援法の開発 ③職能評価，職業訓練 ④事業主に対する支援 ⑤ジョブコーチによる支援 ⑥精神障害者総合雇用支援（職場復帰支援，雇用促進，雇用継続支援） ⑦地域関係機関に対する助言・援助 ⑧助成金等	身体・知的・精神障害や難病のある人（障害者手帳の有無は問わない．企業在職の有無も問わない）
3	障害者就業・生活支援センター	障害者雇用促進法	①障害者からの相談に応じ，必要な指導および助言 ②関係機関との連絡調整 ③障害者を雇用する事業主に対する雇用管理に関する助言 ④障害者の職業生活における自立を図るための総合的な支援	身体・知的・精神障害や難病のある人（障害者手帳の有無は問わない．企業在職の有無も問わない）
4	職業能力開発校	職業能力開発促進法	職業訓練を受けることが困難な身体障害者や知的障害者に対して障害状況に配慮した職業訓練を実施	• ハローワークに求職登録している障害者手帳の所持者 • 精神障害や発達障害，高次脳機能障害，てんかんなどの診断のある人 • 職業に必要な知識・技術・技能を習得して職業に就こうという意思があり，集団での訓練に適応可能で症状が安定している人（年齢規定なし）

	名称	根拠法	機能	対象者
5	就労移行支援事業	障害者総合支援法	①利用者と企業などとの間に立つ中間的環境の提供 ②職業適性などの評価 ③自己認識促進と就労意欲の向上 ④適職選定の支援 ⑤フォローアップ機能	・身体・知的・精神障害や難病のある人 ・原則障害者手帳を所持している18歳以上65歳未満の人 ・手帳がなくても医師の診断書・意見書等で利用可能なことあり
6	就労継続支援事業A型（雇用型）	障害者総合支援法	通常の事業所に雇用されることが困難であって，雇用契約に基づく就労が可能である者に対して行う雇用契約の締結等による就労の機会の提供，および生産活動の機会の提供，その他の就労に必要な知識および能力の向上のために必要な訓練その他の必要な支援	・身体・知的・精神障害や難病のある人 ・原則障害者手帳を所持している18歳以上65歳未満の人 ・手帳がなくても医師の診断書・意見書等で利用可能なことあり
7	就労継続支援事業B型（非雇用型）	障害者総合支援法	通常の事業所に雇用されることが困難であり，雇用契約に基づく就労が困難である者に対して，就労の機会の提供，および生産活動の機会の提供，その他の就労に必要な知識および能力の向上のために必要な訓練その他の必要な支援	・身体・知的・精神障害や難病のある人 ・原則障害者手帳を所持している18歳以上65歳未満の人 ・手帳がなくても医師の診断書・意見書等で利用可能なことあり
8	地域活動支援センター（小規模作業所型）	障害者総合支援法	地域において自立した日常生活または社会生活を営むことができるよう支援 ・創作的活動または生産活動の機会の提供 ・社会との交流の促進 ・日常生活に必要な便宜の供与	身体・知的・精神障害や難病のある人（障害者手帳の有無は問わない）

（高岡　徹）

4 生活期のリハビリテーション診療に役立つ漢方薬の知識

症状と対応する漢方薬の例　これらは一例であり，詳細は漢方医学の書物にあたっていただきたい

症状	使用の目安	漢方薬	備考
関節痛	腫脹熱感あり	越婢加朮湯	麻黄を含むため虚弱な人は胃もたれ，動悸などで飲めないことがある．
	冷えると痛くなる（温めると楽）	桂枝加朮附湯	成分の附子が強く温める作用を持つ．熱感が強い場合は避ける．
	膝関節症など	防已黄耆湯	水分が多いぽっちゃりとした婦人のイメージ
関節腫脹	整形・形成外科手術後や打撲後の腫脹，片麻痺の手指の腫脹	桂枝茯苓丸，治打撲一方	片麻痺の手指の腫脹で熱感が強い場合は越婢加朮湯もよい．
筋肉痛	こむら返り，ぎっくり腰，椎間板ヘルニア急性期などの筋スパズム	芍薬甘草湯	甘草の含有量が大変多いので頓用やごく少量の投与もしくは短期投与とするほうがよい．
下肢の痛み・しびれ	坐骨神経痛様の痛み，下肢の筋力低下	牛車腎気丸	成分の地黄が胃にもたれて服用できない人もいる．
意欲低下	脳血管障害や脳外傷の後遺症，元気なく易疲労もある．	補中益気湯，人参養栄湯	十全大補湯などもよい．
集中力低下・不眠	そわそわしている．怒りっぽい．興奮気味で眠れない．	抑肝散	怒りは抑肝散投与の目安となる．
誤嚥性肺炎	再発予防	半夏厚朴湯，補中益気湯	脱水時は半夏厚朴湯は要注意．補中益気湯は免疫力強化としてもよい．
便秘症	動作能力が低い場合の機能性便秘	大建中湯	温める作用あり．腸の動きが悪い場合に用いる

気・血・水の概念と症状との結びつき　対応する漢方薬の例

	概念	過不足など	自覚・他覚所見	対応	生薬や方剤の例
気	生命エネルギーのこと．消耗されたり補充できたりする．活動を推進し，血や水を巡らせる．体を温め，防御作用をもつ．	産生低下や消耗による不足（気虚）	無気力，易疲労，食欲不振，易感染性，内臓の機能低下など	気の補充（補気）	人参，黄耆，白朮，蒼朮，六君子湯，補中益気湯，人参養栄湯，十全大補湯
		気の滞り（気滞，気うつ）	抑うつ，不安感，のどや胸のつかえ感，腹部膨満感など	気を巡らせる	半夏，厚朴，蘇葉，枳実，半夏厚朴湯，柴朴湯，香蘇散
		気の逆行（気逆）	のぼせ，焦燥，イライラ，驚きやすい，発作性の動悸や頭痛など	気を下げる	桂枝，桂枝湯，苓桂朮甘湯，抑肝散
血	現在の血液に似ている．	血の不足（血虚）	皮膚乾燥，髪が抜ける，爪がもろい，こむらがえり，月経過少など	血を補う	当帰，川芎，芍薬，地黄，四物湯，十全大補湯，人参養栄湯
		血のうっ滞や途絶．微小循環障害．瘀血（おけつ）	下腹部痛，便秘，月経異常，目の周りや舌や口唇の暗赤色化，下腹部圧痛，打撲による血腫，皮下の細かい静脈瘤	瘀血を取り除く（駆瘀血）	牡丹皮，桃仁，桂枝茯苓丸，治打撲一方，桃核承気湯，当帰芍薬散
水	唾液，鼻汁，消化液，汗，組織液など	水が滞り，偏在している状態（水滞）	むくみ，頭重感，頭痛，めまい，耳鳴り，関節腫脹	利尿とは異なり，水の偏在をただす（利水）	茯苓，沢瀉，白朮，蒼朮，猪苓，麻黄，五苓散

患者の体質（虚実）を考慮するとよい

虚	筋肉量が少ない，体力がなくすぐに食べられなくなる，麻黄製剤が飲めない，冷えを伴いやすい
実	筋肉量が多い，体力がありいろいろあっても食べられる，附子などで動悸やのぼせ症状が出やすい

〔森　雄材：図説 漢方処方の構成と適用—エキス剤による中医診療．第2版，医歯薬出版，1998 をもとに作成〕

（巷野昌子・安保雅博）

索引　ページ数の太字は主要説明箇所を示す

記号・欧文

α_1 受容体遮断薬　181
β_2 受容体刺激薬　180

数

6 minute walk test（6MWT，6 分間
　歩行テスト）　33

A

A 型ボツリヌス毒素　39, 120
ADL 訓練　81
advance care planning（ACP）
　20, 204
ALS functional rating scale
　（ALSFRS-R）　139
Alzheimer 型認知症　70, 199
American spinal injury association
　impairment scale（ASIA 分類）
　131
amyotrophic lateral sclerosis（ALS）
　139, 141
anaerobic threshold（AT）　160, 164
apathy scale　199
Asperger 症候群　149
assessment of motor and process skills
　（AMPS）　152
attension-defisit hyperactivity disorder
　（ADHD）　150
autism spectrum disorder（ASD）
　149
autonomic dysreflexia　136

B

Barthel index（BI）　132, 139
basic life support（BLS）　113
behavioral and psychological
　symptoms of dementia（BPSD）
　199
behavioral assessment of dysexecutive
　syndrome（BADS）　199
behavioral inattention test（BIT）
　199
Benton 視覚記銘検査　199
Berg balance scale　139

Borg Scale　164
Braden スケール　87
Broca 失語　198

C

calf circumference（CC）　106
Canadian occupational performance
　measure（COPM）　152
Charcot-Marie-Tooth 病（CMT）
　143
CHASE（Care, HeAlth Status &
　Events）　47
chronic inflammatory demyelinating
　polyneuropathy（CIPD）　143
chronic obstructive pulmonary disease
　（COPD）　157, 159
clean intermittent（self）
　catheterization（CIC）　135
clinical assessment for attention
　（CAT）　199
clinical assessment for spontaneity
　（CAS）　199
clinical disease activity index（CDAI）
　152
complex physical therapy（CPT）　42
constraint-induced movement therapy
　（CI 療法）　119
COPD アセスメントテスト（CAT）
　160
cueing　40

D

deep tissue injury（DTI）　134
DESIGN　87
diffusion weighted image（DWI）
　147
direct oral anticoagulant（DOAC）
　122
disease activity score（DAS）-28　152
Dubowitz 評価　145
Duchenne muscular dystrophy
　（DMD，Duchenne 型筋ジストロ
　フィー）　42, 65, 140, 143

E

exercise　92
expanded disability status scale
　（EDSS）　139

F

face pain scale（FPS）　134
fluid-attenuated inversion recovery
　（FLAIR）　146
Frankel 分類　131
freezing　141
Frenchay activities index（FAI,
　Frenchay 拡大 ADL 尺度）　33
frontal assessment battery（FAB）
　199
functional electrical stimulation（FES）
　77
functional independence measure
　（FIM）　132, 139

G

general aptitude test battery（GATB）
　202
geriatric nutritional risk index
　（GNRI）　106
global leadership initiative on
　malnutrition（GLIM）criteria　107
Gowers 徴候　65
gross motor function classification
　system（GMFCS）　145, 147
Guillain-Barré 症候群（GBS）
　41, 139, 143

H

HAQ　152
Hasegawa dementia rating scale-
　revised（HDS-R，改訂長谷川式簡
　易知能評価スケール）　33, 70, 200
Hoehn & Yahr 分類　139
Hoffer 分類　145, 148
Hughes の functional grade　140

I

idiopathic interstitial pneumonias
　(IIPs)　158
idiopathic pulmonary fibrosis (IPF)
　　158, 159
illness trajectory　19
international classification of
　functioning, disability and health
　(ICF)　4
international classification of
　impairments, disabilities and
　handicaps (ICIDH)　4
international standards for
　neurological classification of spinal
　cord injury (ISNCSCI)　131
intrathecal baclofen (ITB) 療法
　　120, 133, 148

J, K

Japan stroke scale (JSS)　63
JOA スコア　126
Karnofsky performance scale　184

L

learning disability (LD)　149
Lewy 小体型認知症　70, 199
life-space assessment (LSA)　33
Lofstrand 杖　97

M

manual muscle testing (MMT)
　　125, 145
mechanical insufflation-exsufflation
　(MI-E)　137, 142
mild cognitive impairment (MCI)
　　199
mini-mental state examination
　(MMSE)　33, 70, 200
mini nutritional assessment-short
　form (MNA-SF)　106
Mirels スコア　184
modified HAQ (mHAQ)　152
modified water swallowing test
　(MWST)　139
Montreal cognitive assessment
　(MoCA-J)　200
motor cortex stimulation (MCS)
　　122
MRA　117
multiple sclerosis (MS)　139, 142

multiple system atrophy (MSA)
　　139, 142

N

national institute of health stroke scale
　(NIHSS)　63, 117
NBAS〔neonatal behavioral assessment
　scale (Brazelton)〕　145
New York heart association (NYHA)
　心機能分類　67, 158
NHCAP 診療ガイドライン　172
non-invasive positive pressure
　ventilation (NPPV)　42, 142
numerical rating scale (NRS)　134
nursing and healthcare associated
　pneumonia (NHCAP)　171

P

paced auditory serial addition test
　(PASAT)　199
Parkinson 病　40, 65, 139, **141**
Parkinson 病関連疾患　75, 139
PDE5 阻害薬　181
pediatric evaluation of disability
　inventory (PEDI)　145
performance status (PS)　183
pervasive developmental disorders
　(PDD)　149
physical activity　92
promoting aphasics' communicative
　effectiveness (PACE 法)　74

R

repetitive saliva swallowing test
　(RSST)　139
repetitive transcranial magnetic
　stimulation (rTMS)　119, 122
Rett 症候群　149
Rey Osterrieth complex figure test
　(ROCF，Rey の複雑図形再生課
　題)　199
Rivermead behavioral memory test
　(RBMT，Rivermead 行動記憶検
　査)　199

S

scale for the assessment and rating of
　ataxia (SARA)　139

schedule for the evaluation of
　individual quality of life
　(SEIQoL-DW)　139
SF-36　139
Sharrard 分類　145, 148
simplified disease activity index
　(SDAI)　152
S・P・D・C・A サイクル　23
spinal cord stimulation (SCS)　122
spinal instability neoplastic score
　(SINS)　184
SpO_2 低下　112
standard language test of aphasia
　(SLTA)　200
standard performance test for apraxia
　(SPTA)　199
standard verbal paired-associate
　learning test (S-PA)　199
Stanford health assessment
　questionnaire (HAQ)　152
strengthening and stretching for
　rheumatoid arthritis of the hand
　(SARAH)　156
stroke care unit (SCU)　116
stroke impairment assessment set
　(SIAS)　63
subjective global assessment (SGA)
　　106

T

T2 強調像　146
T 字杖　97
timed up and go test (TUG)　33
tinkertoy test　199
tissue-plasminogen activator (t-PA)
　　116
total hip arthroplasty (THA)　127
total knee arthroplasty (TKA)　127
trail making test (TMT)　199
treat to target (T2T)　151

U

unified Parkinson's disease rating scale
　(UPDRS)　139
usual interstitial pneumonia (UIP)
　　160

V

verbal rating scale (VRS)　134
vesicoureteral reflux (VUR)　135

videoendoscopic evaluation of swallowing (VE) 68, 172
videofluoroscopic examination of swallowing (VF) 68, 172
VISIT (monitoring & eValuation for rehabIlitation ServIce for long Term care) 46
visual analogue scale (VAS) 134
visual perception test for agnosia (VPTA) 199
vocational readiness test (VRT) 202

Ⓦ, Ⓩ

WAIS-R (Wechsler 成人知能検査［改訂版］) 70
Wechsler memory scale-revised (WMS-R, Wechsler 記憶検査) 70, 199
Wernicke-Mann 肢位 119
Wernicke 失語 198
western aphasia battery (WAB) 199
Wisconsin card sorting test (WCST) 199
women of child-bearing age (WoCBA) 153
Zancolli 分類 132

和文

ⓐ

アウトカム評価 46
アキレス腱断裂 40
握力 107
朝のこわばり 66
アジア・サルコペニア・ワーキンググループ 110
足継手 97
アテローム血栓性脳梗塞 116
アドバンス・ケア・プランニング 204
アパシー 121, 141
安静時エネルギー消費量 108
安定期狭心症 157

ⓘ

意識レベル低下 112
異所性骨化 137
一般職業適性検査 202
溢流性尿失禁 177
移動 26

移動訓練 40, 77, 80
移動用リフト 100
医療ソーシャルワーカー 25
医療保険 48, 53, 73, 97
医療・介護関連肺炎 171
胃瘻 142, 176
インフォームドコンセント 26
インフルエンザワクチン 174

ⓤ

うつ 121, 141
運動 92
運動器疾患リハビリテーション料 185
運動器疾患 124
運動失調 139
運動療法 164, 166, 168, 169, 194, 202

ⓔ

栄養管理 106, 126, 195
栄養状態の評価法 106
エクササイズ 164
エネルギー消費量 108
遠隔記憶 196
嚥下訓練
　──, 間接 121
　──, 直接 121
嚥下造影検査 68, 139, 172
嚥下内視鏡検査 68, 139, 172
遠城寺式乳幼児分析的発達検査 145

ⓞ

屋外歩行訓練 81
おでこ体操 174
オーラル・ディアドコカイネシス 174
音楽療法 78, 202

ⓚ

絵画描画検査 199
開眼片足起立訓練 194
介護医療院 17
介護給付 54
介護福祉士 25
介護保険 11, 21, 24, 38, 48, 53, 73
介護予防 11, 93
介護予防訪問リハビリテーション 16

介護予防訪問リハビリテーション費 50
介護老人福祉施設 17
介護老人保健施設 32
回想法 201
改訂長谷川式簡易知能評価スケール 33, 70, 200
改訂水飲みテスト 68, 139
外尿道括約筋切開術 135
外反母趾 153
外来でのリハビリテーション診療 14, **38**, 73
過活動膀胱 177
かかりつけ医 13, 20, **22**
拡散強調像 147
学習障害 66, 149
下肢筋力増強訓練 40, 118
下肢装具 55, 97
下腿三頭筋訓練 40
下腿周囲長 106
肩関節周囲炎 64, 124, 127
肩手症候群 122
カナダ作業遂行測定 152
仮名ひろいテスト 199
過敏性腸症候群 181
カーフレイズ 194
がん 68, **182**
簡易栄養状態評価表 106
感覚統合療法 150
がん患者 42
がん患者リハビリテーション料 42, 69, 185
環境音失認 198
環境整備 154
間欠自己導尿 181
看護師 25
がんサバイバー（生存者） 63, 182
間質性肺炎 158
間接嚥下訓練 121
関節可動域訓練 76, 80, 126
関節可動域測定 145
関節拘縮 87
関節リウマチ 66, 151
乾癬性関節炎 151
がん対策基本法 68
観念運動失行 198
観念失行 198
カンファレンス 36
管理栄養士 25
がんリハビリテーション 68
がんロコモ 182
緩和医療 183

き

記憶
——, 遠隔　196
——, 近時　196
——, 作動　196
——, 瞬時　196
——, 陳述　196
——, 展望　196
——, 非陳述　196
記憶障害　39, 120, 196, 200
基幹相談支援センター　54
起居動作訓練　80
義肢装具士　25, 97
基礎エネルギー消費量　108
義足　55
機能性尿失禁　177
機能的脊髄後根切断術　120
機能的電気刺激　77
ギャンブリング課題　199
急性冠症候群　112, 113, 157
急性心筋梗塞　42, 157
球麻痺症状　142
教育　24
教育リハビリテーション　57
胸痛　112
虚血性心疾患　157
虚血性心臓性突然死　157
居住型施設　17
居宅　43
居宅サービス　11, 103
居宅訪問型児童発達支援　50
起立性低血圧　135, 141
筋萎縮性側索硬化症
　　　　40, 65, 75, 139, **141**
筋解離術　120
禁忌事項　27
近時記憶　196
筋ジストロフィー　65, 139, **143**
——, Duchenne 型　42, 140
筋力増強訓練
　　　77, 80, 118, 124, 126, 194

く

くも膜下出血　63, 116
グラウンドゴルフ　56
車いす　55, 100
——, 手押し型　100
——, 普通型　100
——, リクライニング式　100

け

ケアプラン　53, 74
ケアマネジャー　53
経口筋弛緩薬　119
経口抗痙縮薬　133
痙縮　39, 75, 119, 133
頚髄損傷　64
頚椎症　64
経頭蓋磁気刺激（TMS）　75
経頭蓋直流電気刺激（tDCS）
　　　　　　　　　　　75, 119
軽度認知障害　199
経尿道的前立腺切除術　180
痙攣性便秘　178
血圧コントロール　123
血圧低下　112
血管炎　151
血管性認知症　199
血管内治療　116
血腫除去術　116
結晶誘発性関節症（炎）　151
血糖コントロール　166
下痢　177, 181
ゲル化剤　108
腱延長術　120
幻覚　141
嫌気性代謝閾値　160, 164
言語聴覚士　25
健忘失語　198

こ

コイル塞栓術　116
公共交通機関　58
抗菌薬治療　174
口腔ケア　85, 174
抗血小板剤　122
抗コリン薬　180
高次脳機能障害　69, 74, 120, **196**
拘縮　75
構成障害（失行）　198
更生相談所　97, 104
更生用装具　97
拘束性換気障害　137, 160
行動援護　56
行動性無視検査　199
行動療法　168
公認心理師　24
広汎性発達障害　66, 149
高分解能 CT　159
肛門括約筋　178
高齢者の身体活動ガイドライン　93
誤嚥　84

誤嚥性肺炎　84, 121, 141, 171
股関節脱臼　127
呼吸器疾患　63, 66
呼吸障害　137
呼吸理学療法　137, 142, 143
国際障害分類　4
国際生活機能分類　4
五十肩　64
固縮　141
骨切り術　127
骨系統疾患　146
骨粗鬆症　90, 125, 129, 137
骨転移　184
骨盤臓器脱　177
骨盤底筋体操　180, 181
骨密度測定　91
固定式リフト　103
子どものための機能的自立度評価法
　　　　（WeeFIM）　145
子どもの能力低下評価法　145
個別訓練　76
個別リハビリテーション　44
コリンエステラーゼ阻害薬　180
コリン作動薬　180

さ

災害補償　103
最大酸素摂取量　164
在宅　72
在宅医療　19
在宅患者訪問リハビリテーション指
　　　導管理料　49
在宅生活　12
在宅療養支援診療所（病院）制度
　　　　　　　　　　　　　　20
座位保持装置　100
——, シート張り調節型　100
——, 平面形状型　100
——, モールド型　100
作業療法士　25
作動記憶　196
サービス　27
サービス担当者会議　37
サービス等利用計画　53
サルコペニア　69, 85, 110, **190**

し

視覚失認　197
視覚探索課題　201
自覚的運動強度　164
弛緩性便秘　178
子宮脱　177

持久力（心肺機能）訓練　118
自主訓練　73
姿勢反射障害　141
肢節運動失行　198
施設サービス　11
疾患別リハビリテーション　38
疾患別リハビリテーション料　53
失語（症）　39, 74, 120, 198, 201
——, Broca　198
——, Wernicke　198
——, 健忘　198
——, 全　198
——, 超皮質性運動　198
——, 超皮質性感覚　198
——, 伝導　198
失行（症）　198, 201
——, 観念　198
——, 観念運動　198
——, 構成　198
——, 肢節運動　198
——, 着衣　198
膝前十字靭帯損傷　40
失読　197
失認（症）　197, 201
——, 環境音　198
——, 視覚　197
——, 触覚　198
——, 相貌　197
——, 聴覚　198
——, 物体　197
——, 街並　197
シーティング　100
自動車運転　58, 123, 202
自動車運転シミュレーター　203
児童発達支援　56
児童発達支援センター　56
児童福祉法　53, 56
シート張り調節型座位保持装置
　　　　　　　　　　　　　　100
自閉症スペクトラム症　149
社会参加支援加算要件　46
社会生活技術訓練　54
社会的行動障害　39, 197, 201
社会的背景　26
社会福祉　103
社会リハビリテーション　57
就学支援　42
集学的治療　134
重症筋無力症　139
住宅改修　55, 133
集団訓練　44, 76
集団でのリハビリテーション治療
　　　　　　　　　　　　　　78
収尿器　180

就労移行事業　54
就労支援　24, 42, 56, 59, 75, 187
主観的な包括評価　106
主治医意見書　53
手段的 ADL　33
手段的 ADL 訓練　81
趣味活動　44
循環器疾患　63, 66
瞬時記憶　196
障害児　10, 56
障害児通所支援　75
障害者更生相談所　55
障害者雇用　59
障害者支援施設　58
障がい者スポーツ　60
障害者総合支援法　24, 53, 97, 103
障害者手帳　56
障害児（者）リハビリテーション料
　　　　　　　　　　　　39, 75
障害福祉サービス　57
償還払い方式　103
上肢運動訓練　39
上肢リンパ浮腫　42
情動コントロール　197
衝動性　197
小児　24
小児疾患　63, 75
上腕筋周囲長　106
上腕筋面積　106
上腕三頭筋皮下脂肪厚　106
職業リハビリテーション　33, 57
職業レディネステスト　202
食事　26
食事療法　166, 168, 169
褥瘡　86, 109, 123, 134
徐呼吸　112
触覚失認　198
ショートステイ　14
ジョブコーチ　59
徐脈　112
自立訓練事業（機能訓練）　57
自立支援給付　54
自立支援協議会　54
自律神経過反射　136
腎盂腎炎　86
侵害受容性疼痛　133
新片桐スコア　184
心筋梗塞, 陳旧性　158
心筋シンチグラフィー　158
神経因性膀胱　68, 122, 177, 178
神経・筋疾患　65, **138**
神経障害性疼痛　133
神経難病　10
神経難病患者　62

心原性脳塞栓症　116
人工股関節全置換術　40, 127
人工呼吸器　142
進行性核上麻痺　139
人工膝関節全置換術　40, 127
人生会議　20
振戦　141
心臓カテーテル検査　158
心臓超音波ドプラ法　158
身体活動　92
身体活動ガイドライン, 高齢者の
　　　　　　　　　　　　　　93
身体障害者更生相談所　103
身体障害者手帳　53
身体障害者補助犬　55
心肺機能低下　89
新版 K 式発達検査　145
心不全　157

す

髄腔内バクロフェン投与　148
遂行機能障害　197, 201
水分摂取過多　177
据置式リフト　103
すくみ足　40, 141
スクワット　194
スパイロメトリー　158

せ

生活機能向上連携加算　16
生活行為向上リハビリテーション
　　　　　　　　　　　　　　94
生活行為向上リハビリテーション実
　施加算　46
生活習慣病　164
生活自立　24
生活の場　72
清潔間欠（自己）導尿　135
正常圧水頭症　121
精神保健福祉手帳　56
声帯外転筋麻痺　142
生物学的製剤　151
咳介助　137
脊髄小脳変性症　40, 65, 139, **142**
脊髄髄膜瘤　148
脊髄損傷　42, 64, **130**
脊髄電気刺激療法　122
脊柱管狭窄症　129
脊椎関節炎　151
摂食嚥下訓練　77, 83
摂食嚥下障害　63, 68, 121, **171**
切迫性尿失禁　177

切迫性便失禁　178
セルフマネジメント教育　162
全失語　198
全身性自己免疫疾患　151
選択的痙性コントロール手術　120
選択的セロトニン再取り込み阻害薬　121
選択的末梢神経縮小術　120
先天性多発性関節拘縮症　146
前頭側頭型認知症　199
線分二等分課題　199
前立腺肥大　177

そ

早期離床　116
早期療育　75
装具
　——，更生用　97
　——，治療用　97, 103
装具療法　133
総合事業　54
相談支援専門員　53
相貌失認　197
促通法　41
側弯症　143
組織プラスミノーゲンアクチベーター　116
粗大運動能力評価　145, 147

た

体位変換　134
退院前カンファレンス　36
体温調整障害　136
代償運動　126
大腿骨近位部骨折　32, 125, 129
大腿骨頚部骨折　64
大腿骨転子部骨折　64
大動脈解離　113
大動脈弁狭窄症　113
大動脈瘤破裂　113
大脳皮質基底核変性症　139
大脳皮質電気刺激療法　122
多脚杖　97
多系統萎縮症（MSA）　75, 139, **142**
脱抑制　197
多点杖　97
多発性筋炎　143
多発性硬化症　139, **142**
短下肢装具　97, 118
短期集中リハビリテーション　44
弾性ストッキング　136

ち

地域ケア会議　54
地域生活支援事業　54
地域包括ケアシステム　9, 11, 22, **28**, 72
地域包括支援センター　21, 54
地域リハビリテーション　7, 29
地域連携支援クリティカルパス　27
蓄尿障害　86, 122, 177
窒息　114
チームアプローチ　24, **36**
着衣失行　198
注意欠陥多動性障害　42, 66, 150
注意障害　121, 196, 201
中枢性疼痛　122
聴覚失認　198
長下肢装具　97
超皮質性運動失語　198
超皮質性感覚失語　198
直接嚥下訓練　121
直腸性便秘　178
直腸脱　177
治療用装具　97, 103
陳旧性心筋梗塞　157, 158
陳述記憶　196

つ

通院が困難な利用者　17
通所介護　15, 43
通所リハビリテーション　11, 15, 32, **43**, 62, 73, 76, 124
杖　97
月形しん　154
槌趾（ハンマートゥ）変形　153

て

低栄養　89
デイケア　15, 43, 121
デイサービス　15, 43, 121
手押し型車いす　100
摘便　181
電気刺激　133
天井走行式リフト　103
転倒　114
電動車いす　100
伝導失語　198
転倒予防　91, 92
展望記憶　196

と

凍結肩　64
等尺性運動　77
等速性運動　77
等張性運動　77
疼痛　122, 126, 133
　——，侵害受容性　133
　——，神経障害性　133
　——，中枢性　122
導尿　135
糖尿病　67, 166
登攀性起立　65
透明アクリル文字板　142
特定疾病　139
特定福祉用具　103
特発性間質性肺炎　158, 159
特発性肺線維症　158
特別支援教育　56
特別養護老人ホーム　17
徒手筋力テスト　125
トーマステスト　126
トレッドミル　77

な

内臓脂肪型肥満　167
内分泌代謝性疾患　67
難病　40, 75
難病患者リハビリテーション料　39, 75
難病相談支援センター　56
難病法　53, 56

に

二重課題訓練　79
二重課題歩行　118
日常生活用具　96
日常生活用具給付等事業　55
二分脊椎　66, 75, 148
日本語版 MoCA-J（Montreal Cognitive Assessment）　70
日本版 CHS（cardiovascular health study）基準　69
日本版デンバー式発達スクリーニング検査　145
乳がん　42
入浴　26
ニューヨーク心臓協会（NYHA）心機能分類　67, 158
尿失禁　177, 180
　——, 溢流性　177
　——, 機能性　177

——，切迫性　177
——，反射性　177
——，腹圧性　177
尿道留置カテーテル　181
尿閉　177
尿路合併症　135
尿路感染症　85, 122, 177
妊娠出産育児年齢の女性　153
認知機能訓練　74, 79
認知行動療法　150
認知症　70, 79, **199**, 201
——，Alzheimer 型　70, 199
——，Lewy 小体型　70, 199
——，血管性　199
——，前頭側頭型　199
——，脳血管性　70

の

脳血管障害　63, **116**
脳血管障害後てんかん　123
脳血管性認知症　70
脳血栓回収術　116
脳梗塞　63, 116
脳出血　63, 116
脳性麻痺　41, 65, 75, **146**
脳卒中　32
脳卒中ケアユニット　116
脳動脈瘤頚部クリッピング術　116

は

肺炎　84
——，誤嚥性　84
肺炎球菌ワクチン　85, 174
バイオフィードバック　133
肺血栓塞栓症　113
排出困難　180
排出障害　86, 122, 177
排泄　26
バイタルサイン　112
排痰介助法　142
排痰機器　142
排尿管理　135
排尿障害　68, 85, 122, 141, 177
排尿日誌　86
排便障害　68
廃用症候群リハビリテーション料
　　　　　　　　　　　　185
肺理学療法　82
ハイリスク患者　112
バクロフェン髄腔内投与
　　　　　　　　120, 133, 148

長谷川式簡易知能評価スケール改訂
　　版　33, 70, 200
発達障害　42, 66
ハノイの塔　199
パフォーマンスステータス　183
半固形化経腸栄養剤　108
反射性尿失禁　177
半側空間無視　120, 197, 201
反復性経頭蓋磁気刺激　119
反復唾液嚥下テスト　68, 139, 172

ひ

皮下脂肪型肥満　167
非骨傷性脊髄損傷　64
膝継手　97
肘杖　97
非侵襲的陽圧換気療法　42, 142
ビスフォスフォネート　91, 137
非陳述記憶　196
ビデオウロダイナミックス検査　68
皮膚筋炎　143
肥満（症）　67, 167
——，内臓脂肪型　167
——，皮下脂肪型　167
標準意欲評価法　199
標準言語性対連合学習検査　199
標準高次視知覚検査　199
標準高次動作性検査　199
標準失語症検査　200
標準注意検査法　199
頻呼吸　112
頻尿　177, 180
頻脈　112

ふ

不安定狭心症　157
フェノールブロック　120, 133
腹圧性尿失禁　177
復学　39
復学支援　42
複合的理学療法　42
福祉用具　55, 103
復職　39, 59, 123
復職支援　202
腹部圧迫帯　136
不顕性誤嚥　141
普通型車いす　100
普通型電動車いす　100
プッシュアップ　134
物体失認　197
物理療法　75, 77, 80, 133
フライングディスク　56

ブリストル便性状スケール　179
フレイル　69, 109, **189**
プレガバリン　122
プロセス評価　46
分娩麻痺　146

へ

閉塞性動脈硬化症　67
平面形状型座位保持装置　100
変形性関節症　151
変形性股関節症　64, 124, 127
変形性膝関節症　64, 124
変形性脊椎症　124, 129
便失禁　177, 181
——，切迫性　178
——，漏出性　178
便秘　68, 141, 177, 181
——，痙攣性　178
——，弛緩性　178
——，直腸性　178
片麻痺　39, 118

ほ

保育所等訪問支援　56
放課後等デイサービス　56
膀胱脱　177
膀胱尿管逆流現象　135
膀胱容量　177
膀胱瘻　181
訪問栄養指導　176
訪問看護　17, 19
訪問看護基本療養費　50
訪問看護師　25
訪問看護指示書　50
訪問看護ステーション　50
訪問診療　19, 49
訪問リハビリテーション
　　　　11, 16, 32, **48**, 57, 62, 73, 79
訪問リハビリテーション指示書　49
訪問リハビリテーション費　50
保健師　24
歩行器　97
歩行（移動）訓練　40, 77, 80
歩行補助具（杖・歩行器）　97, 127
ポジショニング　133
歩数計　163
補装具　55, 96
——，給付制度　103
ボッチャ　56
ボツリヌス療法　122, 133
ホームプログラム　144, 147
ポリファーマシー　195

ま

街並失認　197
抹消課題　201
抹消試験　199
末梢神経障害　143
末梢性筋弛緩薬　181
松葉杖　97
慢性炎症性脱髄性多発根ニューロパチー　143
慢性心不全　42, 67
慢性腎不全　67
慢性閉塞性肺疾患　42, 67, 157
慢性腰痛　129

み, む

水飲みテスト　172
無動　141

め

メタボリックシンドローム　68, 164, 169
メッツ　164
メトトレキサート　151
メモリーノート　74, 200

も

モーターポイントブロック　120
モールド型座位保持装置　100

や

薬物療法　168
やる気スコア　121, 199

ゆ

有酸素運動　93, 126, 160, 164, 168, 169, 194
指輪っかテスト　106, 193

よ

要介護被保険者　14
腰痛診療ガイドライン　124
腰部脊柱管狭窄症　64, 124
余暇活動　60
予後予測　57
予測最大心拍数　164
予防給付　54
四脚杖　97

ら, り

ラクナ梗塞　116
リウマチ性疾患　66, 151
理学療法士　25
リクライニング式車いす　100
リスク管理　111
立位歩行訓練　116
利尿剤　177
リハビリテーションアプローチ　11, 29, 37
リハビリテーション医療チーム　3, 13
リハビリテーション科医　22, 25, 95
リハビリテーション会議　35, 37, 52
リハビリテーション実施計画　37
リハビリテーション処方　73
リハビリテーション診断　3, 5, 38
リハビリテーションチーム　57

リハビリテーション治療　3, 5, 38
　――, 集団での　78
リハビリテーション治療計画　44
リハビリテーションマネジメント　8, 11, 21, 38
リハビリテーションマネジメント加算　46, 52
リフト　55
　――, 固定式　103
　――, 据置式　103
　――, 天井走行式　103
療育　24
療育手帳　56
療養型病床　32
療養費払い　103
臨床工学士　25
臨床心理士　25

れ

レクリエーション　44
レスパイト入院　14

ろ

漏出性便失禁　178
ロコチェック　192
ロコモーショントレーニング　91
ロコモティブシンドローム　69, 155, 182, **190**
ロコモ度テスト　192

わ

ワルファリン　122